接触皮膚炎と
パッチテスト

監修　松永佳世子 藤田医科大学医学部アレルギー疾患対策医療学
編集　伊藤　明子 ながたクリニック
　　　関東　裕美 東邦大学医療センター大森病院皮膚科
　　　鈴木加余子 藤田医科大学ばんたね病院総合アレルギー科

秀潤社

監修

松永 佳世子	藤田医科大学医学部アレルギー疾患対策医療学

編集

伊藤 明子	ながたクリニック
関東 裕美	東邦大学医療センター大森病院皮膚科
鈴木 加余子	藤田医科大学ばんたね病院総合アレルギー科

執筆者 (執筆順)

相場 節也	東北大学大学院医学系研究科皮膚科学教室
松永 佳世子	藤田医科大学医学部アレルギー疾患対策医療学
伊藤 明子	ながたクリニック
鈴木 加余子	藤田医科大学ばんたね病院総合アレルギー科
佐々木 和実	独立行政法人製品評価技術基盤機構 バイオテクノロジーセンター
井上 恭子	株式会社コーセー 安全性・分析研究室
有松 牧恵	資生堂グローバルイノベーションセンター
鷲崎 久美子	大森町皮ふ科 / 東邦大学医療センター大森病院皮膚科
齋藤 健太	藤田医科大学医学部皮膚科
伊藤 崇	東邦大学医療センター大森病院皮膚科
小林 束	藤田医科大学医学部皮膚科
足立 厚子	兵庫県立加古川医療センター皮膚科
関東 裕美	東邦大学医療センター大森病院皮膚科
鶴田 京子	社会医療法人宏潤会大同病院皮膚科
安部 千佳	あべ皮フ科クリニック
峠岡 理沙	京都府立医科大学大学院医学研究科 皮膚科学
永井 晶代	藤田医科大学医学部皮膚科
岩田 洋平	藤田医科大学医学部皮膚科
西岡 和恵	ジョイ皮ふ科クリニック
高山 かおる	埼玉県済生会川口総合病院皮膚科
沼田 茂樹	藤田医科大学医学部皮膚科
大迫 順子	大阪市立大学大学院医学研究科皮膚病態学
清水 奈美	大阪市立大学大学院医学研究科皮膚病態学
鶴田 大輔	大阪市立大学大学院医学研究科皮膚病態学
五十嵐 良明	国立医薬品衛生研究所 生活衛生化学部
河上 強志	国立医薬品衛生研究所 生活衛生化学部

序 文

　私は，1977年，恩師の早川律子先生，上田 宏先生，そして，須貝哲郎先生にはじめてパッチテストの薫陶を受けて42年になります．ご指導いただきました今は亡き3人の恩師に，この「接触皮膚炎とパッチテスト」の教科書を捧げたいと思います．

　皮膚は外界と接する体を守る免疫最前線の人体最大の臓器です．また，肌は触れ合うことで，言語を超えたコミュニケーションの媒体になります．顔や手，そして身体に治りにくい皮膚炎が続く患者の痒みの苦しさや，握手できない苛立ち，人に会えない恥ずかしさ，辛さを患者さんと共有してきました．そして，早く，きれいに，親切に治したいという思いで接触皮膚炎の臨床と研究を続けてきました．

　接触皮膚炎は原因を明らかにし，除去することで完治が可能な疾患です．したがって，この原因を明らかにせず，漫然と皮膚炎が続いていることは，医師としてあまりにも非力だと思います．原因を明らかにするには，パッチテストが現在もゴールデンスタンダードです．

　接触皮膚炎の原因物質は，人々の生活や社会の変化に応じて，日々に変化しており，その健康被害は時代を映す鏡ともいえます．さらに，接触皮膚炎の発症や経過には，原因物質に問題がある場合，原因物質の製品への配合濃度や処方に問題がある場合，そして，原因物質が含まれる商品の使い方や販売方法に問題がある場合などさまざまあり，どのような範囲にどの程度の量が付いたのか，そして，使用する個人のバリア機能やアレルギーになりやすさなどの特性により，臨床像も多彩になります．正しい診断には，鋭い観察力と粘り強い推理力，原因究明のパッチテスト力が必要です．

　新しい化学物質が，利便性に優れている，ファッションとして魅力を生むものである場合，情報がグローバル化している現代では地球規模で流行することになり，一気に使用頻度が増し，接触皮膚炎が多発するリスクもあります．新規の化学物質や製品が，これまで未知のアレルゲンである場合は，製品の中に残留している化学物質を分析し，原因アレルゲンを同定していくことが必要になります．もし，新規のアレルゲンが多くの症例の発生を示唆するものであるなら，企業，国レベルでの対策も必要となります．

　そのような観点から，本教科書は，接触皮膚炎の基本的な知識をきちんと習得できるように企画しました．接触皮膚炎の病態，臨床分類，診断のアルゴリズム，パッチテスト方法，ジャパニーズスタンダードアレルゲンと症例，含まれる製品，さらに原因物質の見分け方，化学分析方法，アトピー性皮膚炎のパッチテスト，金属のパッチテストなど，日々の臨床ですぐに活用できる情報が満載です．

　この教科書が患者さんの原因究明に真に役立つことを願ってやみません．すべては，患者さんのために！

　なお，今後のシリーズでは，原因製品別，アレルゲン別の症例および化学物質の特徴や用途，パッチテスト方法などを企画しています．

　最後になりましたが，本書を編集いただきました関東裕美先生，伊藤明子先生，鈴木加余子先生，執筆いただきました著者の皆様，そして最後まで，私を励ましてくださり魅力的な教科書に作り上げていただきました学研メディカル秀潤社の松塚 愛氏に，心より御礼申し上げます．

2019年2月吉日

寒風にもゆったり揺れる水仙を眺めながら

藤田医科大学医学部 アレルギー疾患対策医療学

松永 佳世子

目次

序文 005

第1章：接触皮膚炎とは

1. 接触皮膚炎の定義・分類とその病態 .... 相場　節也　012
2. 接触皮膚炎の臨床像と疑うべき原因物質 .... 松永　佳世子　018

第2章：接触皮膚炎診断のアルゴリズム

1. 接触皮膚炎診断のアルゴリズム .... 松永　佳世子　040

第3章：パッチテストの方法

1. パッチテスト（PT）施行時に留意すべき患者側の要因 .... 松永　佳世子　052
2. これだけはおさえておきたいパッチテストの基本手技 .... 伊藤　明子, 鈴木　加余子　054

第4章：経験のない物質や製品を調べる時は？

1. 経験のない物質や製品を調べる時は？　化学物質について ..... 佐々木　和実　070
2. 経験のない物質や製品を調べる時は？　化粧品・薬用化粧品について .... 井上　恭子, 有松　牧恵　078

第5章：判定

1. パッチテストを正しく判定するには .... 鈴木　加余子　090

第6章：Japanese standard allergens とその活用法

1. ジャパニーズスタンダードアレルゲンとは ……………………………… 鈴木　加余子, 伊藤　明子　098
2. 硫酸ニッケル ………………………………………………………………… 伊藤　明子　102
3. ラノリンアルコール ………………………………………………………… 鷲崎　久美子　106
4. フラジオマイシン硫酸塩 …………………………………………… 松永　佳世子, 齋藤　健太　110
5. 重クロム酸カリウム ………………………………………………………… 伊藤　崇　114
6. カインミックス ……………………………………………………………… 伊藤　明子　118
7. 香料ミックス ………………………………………………………… 小林　束, 松永　佳世子　122
8. ロジン ………………………………………………………………………… 足立　厚子　126
9. パラベンミックス …………………………………………………… 鈴木　加余子, 松永　佳世子　130
10. ペルーバルサム ……………………………………………………………… 関東　裕美　134
11. 金チオ硫酸ナトリウム ……………………………………………………… 鶴田　京子　138
12. 塩化コバルト ………………………………………………………………… 足立　厚子　142
13. *p-tert-* ブチルフェノール - ホルムアルデヒド樹脂
　　　　………………………………… 鈴木　加余子, 伊藤　明子, 安部　千佳, 松永　佳世子　146
14. エポキシ樹脂 ………………………………………………… 松永　佳世子, 永井　晶代　150
15. カルバミックス ……………………………………………………………… 峠岡　理沙　154
16. 黒色ゴムミックス ………………………………… 永井　晶代, 岩田　洋平, 松永　佳世子　158
17. イソチアゾリノンミックス ………………………………………………… 西岡　和恵　162
18. メルカプトベンゾチアゾール / メルカプトミックス …………………… 高山　かおる　166
19. パラフェニレンジアミン …………………………………………………… 伊藤　明子　170
20. ホルムアルデヒド ………………………………… 沼田　茂樹, 岩田　洋平, 松永　佳世子　174
21. チメロサール ………………………………………………………………… 関東　裕美　178
22. チウラムミックス …………………………………………………………… 鷲崎　久美子　182
23. ウルシオール ……………………………… 大迫　順子, 清水　奈美, 松永　佳世子, 鶴田　大輔　186
24. 塩化第二水銀 ………………………………………………………………… 鶴田　京子　190

第7章：化学分析を要する場合とその方法

1. 化学分析を要する場合とその方法？家庭用品 ……………………………… 佐々木　和実　196
2. 化学分析を要する場合とその方法？医療機器, 化粧品等 …………… 五十嵐　良明, 河上　強志　208

第8章：パッチテストの結果と症状の因果関係の確認および生活指導

1. パッチテストの結果と症状の因果関係の確認および生活指導 …………………………… 関東　裕美　220

第9章：金属，歯科金属アレルギーが疑われる患者へのパッチテスト

1. 金属，歯科金属アレルギーが疑われる患者へのパッチテスト ……………………………… 関東　裕美　228

第10章：アトピー性皮膚炎患者へのパッチテスト

1. アトピー性皮膚炎患者へのパッチテスト ……………………………………………………… 関東　裕美　236

付　録：反応を正しく理解しよう ……………………………………………………………………… 鈴木　加余子　242

こんな時どうする？1　背部が毛深い場合／ユニット除去後テープ皮膚炎があり，反応がよくわからない場合
　……………………………………………………………………………………………………… 鈴木　加余子　037
こんな時どうする？2　パッチテスト（PT）をする時，こんな質問にはこう答えています …… 松永　佳世子　049
こんな時どうする？3　患者さんにパッチテスト（PT）検査を説明するときに必要なものは？・伊藤　明子　068

索引 ……… 250

本書に記載されている内容は，出版時の最新情報に基づくとともに，臨床例をもとに正確かつ普遍化すべく，著者，編者，監修者，編集委員ならびに出版社それぞれが最善の努力をしております．しかし，本書の記載内容によりトラブルや損害，不測の事故等が生じた場合，著者，編者，監修者，編集委員ならびに出版社は，その責を負いかねます．
また，本書に記載されている医薬品や機器等の使用にあたっては，常に最新の各々の添付文書や取り扱い説明書を参照のうえ，適応や使用方法等をご確認ください．

株式会社 学研メディカル秀潤社

第1章

接触皮膚炎とは

第1章 接触皮膚炎とは

1 接触皮膚炎の定義・分類とその病態

相場 節也

1. 接触皮膚炎の定義

　接触皮膚炎とは，外部から皮膚に接触した物質によりひきおこされる皮膚炎の総称である．接触皮膚炎は，その成因により刺激性接触皮膚炎とアレルギー性接触皮膚炎に大別される．前者は化学物質それ自身の細胞毒性あるいは組織障害性により生じる皮膚炎であり，後者は経表皮的に侵入した抗原に対して，ランゲルハンス細胞をはじめとした皮膚に存在する樹状細胞が抗原提示細胞として働き，T細胞を刺激することにより生じる細胞性免疫反応である．さらに刺激性接触皮膚炎，アレルギー性接触皮膚炎には，発症に日光曝露が必要なものと必要でないものとが存在する．
　臨床的には，いわゆる湿疹とよばれる症状を呈する．湿疹とは，皮疹の主たる構成要素（個疹）が痒みを伴い，組織学的に海綿状態を呈する漿液性丘疹からなる炎症反応である．漿液性丘疹は，まずは紅斑，小丘疹から始まり，海綿状態の進行とともに表皮内に小水疱を含むようになる．こういった皮疹の性質から掻破により容易にびらんとなり，病変部は湿潤化を招き，結果として痂皮を形成する．また，病勢が治まるとともに表面に落屑を生じる．したがって湿疹のもう一つの特徴として，時間的な経過を追えばきわめて多彩な皮疹を呈する点があげられる．

2. 接触皮膚炎の分類

　上述したように，接触皮膚炎はアレルギー性接触皮膚炎と刺激性接触皮膚炎に大別される．加えて，皮膚炎の発症に紫外線曝露が必要な光接触皮膚炎が存在し，さらにそれは光アレルギー性接触皮膚炎と光毒性接触皮膚炎に分類される．また，それ以外に湿疹反応ではなく蕁麻疹の症状を呈する接触蕁麻疹が存在し，それもIgE抗体が発症に関与する免疫性接触蕁麻疹と関与しない非免疫性接触蕁麻疹とに分類される（表1）．

　これら以外の特殊な病型（非湿疹型接触皮膚炎）として，①炎症症状に乏しくスレート色の色素沈着を残す色素沈着型接触皮膚炎 pigmented contact dermatitis，②湿疹反応ではなく多形紅斑様皮疹を呈する多形紅斑様接触皮膚炎，③紫斑を混じる紫斑型接触皮膚炎，④海綿状態ではなく苔癬化型組織反応を示す苔癬型接触皮膚炎，⑤組織学的にリンパ腫と鑑別が必要になるほどの稠密なリンパ球浸潤を伴うリンパ腫様接触皮膚炎，の5つが知られている（表2）．また，接触アレルゲンに感作されている人がそのアレルゲンを吸入したり注射されたりした後に，全身に中毒疹に似た反応を来す全身性接触皮膚炎 systemic contact dermatitis，くり返し生じるアレルギー性接触皮膚炎に続いて，アレルゲンとの接触部位以外に貨幣状湿疹や瘙痒性毛包性紅色丘疹，稀に多形紅斑や血管炎なども生じる接触皮膚炎症候群などが存在する．

表1　接触皮膚炎の分類

非免疫性	免疫性
刺激性接触皮膚炎	アレルギー性接触皮膚炎
光毒性接触皮膚炎	光アレルギー性接触皮膚炎
非免疫性接触蕁麻疹	免疫性接触蕁麻疹

表2　非湿疹型接触皮膚炎

非湿疹型接触皮膚炎
色素沈着型接触皮膚炎
多形紅斑様接触皮膚炎
紫斑型接触皮膚炎
苔癬型接触皮膚炎
リンパ腫様接触皮膚炎

3. 接触皮膚炎の病態

(1) アレルギー性接触皮膚炎
①感作相

アレルギー性接触皮膚炎は，ハプテンとよばれる低分子親電子性物質によりひきおこされる免疫反応で，感作反応と惹起反応の2相性の反応である．一般にハプテンはその親電子性という物理化学的性質により，タンパク質を構成するシステイン，リジン，ヒスチジンなどのアミノ酸と共有結合する[1]．そのメカニズムの詳細は必ずしも明らかではないが，細胞内に活性酸素（reactive oxygen species：ROS）を産生する．

まず経表皮的に皮膚に侵入したハプテンは，ランゲルハンス細胞や真皮樹状細胞などの抗原提示細胞表面の組織適合性抗原に結合した自己ペプチドに含まれるシステイン，リジン，ヒスチジンと求核反応により共有結合し，T細胞エピトープ（抗原決定基）を形成する．また，システインとの反応性は，抗原決定基の形成に大きく関わるだけでなく，細胞内のredox balanceに作用しNF-κB，IκB，Keap1，protein tyrosine phosphatase，mitogen activated protein kinase（MAPK）など多くの細胞内シグナル関連分子の機能を修飾し，ハプテンによる表皮細胞からのdanger signalの放出と樹状細胞活性化の一翼を担っている[2]（図1）．

ランゲルハンス細胞をはじめとする樹状細胞が強力な抗原提示細胞であることはよく知られているが，意外なことに表皮内に存在する未刺激ランゲルハンス細胞の抗原提示活性はきわめて弱い．ハプテンが皮膚に侵入すると以下に述べるような機序により樹状細胞は成熟・活性化し，所属リンパ節へ遊走して未感作T細胞を刺激する．

最近ハプテンによる樹状細胞活性化のメカニズムに関して，ROS産生に着目した2つの説が報告されている．その一つは，ハプテンがITAM（DAP12）-Syk-CARD9/Bcl10シグナル経路を活性化してpro-IL-1産生を誘導し，同時にITAM（DAP12）-Syk経路を介してROSを産生する．さらにROSはNLRP3 inflammasomeを活性化し，pro-IL-1をIL-1に変換して樹状細胞を活性化するという説である[3]（図2）．もう一つは，ハプテンが作用して表皮細胞や樹状細胞からROSが産生され，それによりヒアルロン酸分解酵素が活性化し，ヒアルロン酸が断片化してそれらが樹状細胞のTLR2ないしTLR4を刺激し樹状細胞を活性化するという説である[4,5]（図3）．どちらが正しいのか，それとも両者が協調しているのかは今後の課題である．いずれにしても活性化したランゲルハンス細胞や樹状細胞は，CCR7[6,7]やCXCR4[8]の発現を介してリンパ管やリンパ節が発現するSCL/CCL12，ELC/CCL19，CXCL12の作用で所属リンパ節に遊走する．

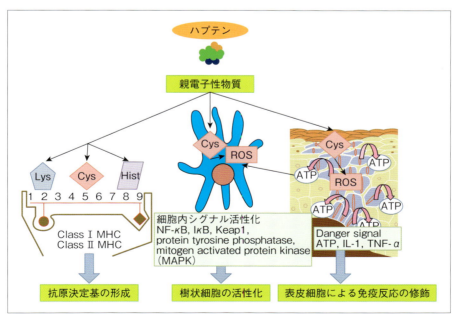

図1　ハプテンの免疫系への作用メカニズム

所属リンパ節においては，樹状細胞により未感作ナイーブT細胞が刺激される．その際に樹状細胞は，副刺激分子の発現量，産生サイトカインの種類を変化させることにより，免疫反応の on/off や Th1/Th2/Th17 response などの免疫反応の質も決定する．実際，ハプテンの種類や溶剤により誘導される免疫反応が，Th1型（dinitrochlorobenzene，dinitrofluorobenzene など）あるいは Th2型（trimellitic anhydride，toluene-2,4-diisocyanate，phthalic anhydride など）に決まる[9〜11]．また，IL-17欠損マウスでは接触皮膚炎反応が減弱することから，接触皮膚炎の惹起反応における IL-17 の重要性が明らかになっている[12]．

②惹起相

　リンパ節で樹状細胞により感作されたT細胞は，皮膚の血管内皮細胞が発現している E-セレクチンとT細胞上に発現される E-セレクチンリガンドとの interaction とケモカインの作用により皮膚に浸潤する[13]．その際に，とくに皮膚の血管内皮細胞の発現する CCL17 に対するT細胞上の CCR4 との反応がT細胞の皮膚への浸潤に重要な役割を果たしていると考えられている．

　接触皮膚炎においては，T細胞が産生する IFN-γ 刺激により，表皮細胞が産生する CXCL9 や CXCL10 などの Th1 ケモカインがT細胞による炎症反応の惹起に重要な役割を果たしていることが最近明らかとなった[14]．

　皮膚においては，主に $CD8^+$ T細胞が effector 細胞として働き，$CD4^+$ T細胞はむしろその反応を抑制する調節細胞として働くと考えられている．したがって，effector phase におけるT細胞，とりわけ $CD8^+$ 細胞に対する抗原提示細胞は，必ずしも class II MHC 分子を発現した樹状細胞である必要はなく，ケラチノサイトが抗原提示細胞となりうる．また，接触皮膚炎の発症に NK（ナチュラルキラー）細胞や NKT 細胞が関与するとの報告も存在する[15,16]．最近，病変部には NKT 細胞や NK 細胞が浸潤し，表皮細胞にアポトーシスを誘導し，接触皮膚炎の病態を形成している可能性が示唆された．一方，接触皮膚炎では，制御性T細胞（Treg）が存在することが明らかにされ，Treg を消失させることにより接触皮膚炎の反応が増強することが示されている[17]．

　海綿状態は，浸潤リンパ球による表皮細胞のアポトーシスの誘導[18,19]と，Th1，Th2 サイトカインに刺激された表皮細胞により産生されたヒアルロン酸が周囲の水分を吸収し膨潤するとともに，同じくサイトカインの影響で表皮細胞の E-カドヘリン発現が低下すること[20]で細胞間接着が減弱することにより形成される（図4）．

以上をまとめると図5のようになる．

(2) 刺激性接触皮膚炎

　刺激性接触皮膚炎は，物質そのものが有する化学的特性により，角層や表皮細胞がなんらかの障害を受けることにより生じる皮膚炎である．具体的には，ラウリル硫酸ナトリウム（sodium lauryl sulfate：SLS）などの界面活性剤

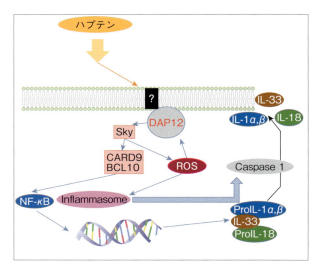

図2　ハプテンによる樹状細胞活性化メカニズム（1）

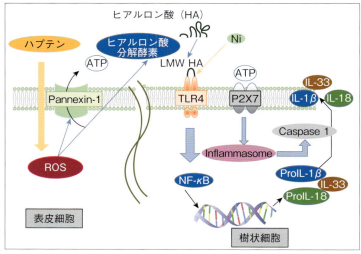

図3　ハプテンによる樹状細胞活性化メカニズム（2）

は，多かれ少なかれ表皮細胞に対して毒性を有している．また，アセトンなどの有機溶剤は，角層間脂質を溶出することにより角層バリアを破壊する．このような刺激が慢性的に続くと，表皮細胞からATPやIL-1α，IL-1β，IL-6，IL-8，TNF-αなどのサイトカインが放出される．これらの刺激は，自然免疫系を活性化し，炎症反応を惹起する[21]（図6）．

(3) 光接触皮膚炎

光アレルギー性接触皮膚炎は，紫外線照射なしではハプテンとしての活性を有しない化学物質が，紫外線，とくに

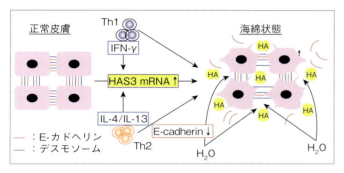

図4　海綿状態形成機序

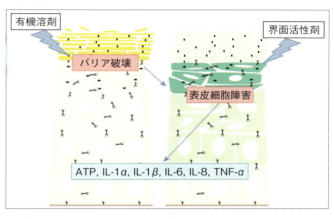

図6　刺激性接触皮膚炎のメカニズム

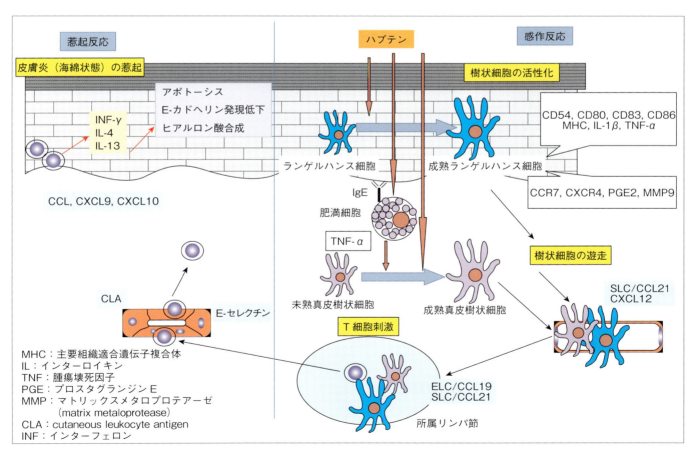

図5　アレルギー性接触皮膚炎のメカニズム

ultraviolet-Aの照射によりハプテンとしての活性を獲得し，アレルギー性接触皮膚炎を惹起する反応である．一方，光毒性接触皮膚炎は，紫外線の影響で化学物質が皮膚障害性を有するようになり発症する．

(4) 接触蕁麻疹

接触蕁麻疹は，化学物質が皮膚に接触した際に，接触部位に一致して通常の湿疹型の反応ではなく膨疹を生じるタイプの皮膚炎である．上述したようにIgE抗体が関与するもの（immunological contact urticaria：ICU）と関与しないもの（non-immunological contact urticaria：NICU）とに分類される．

ICUは症状が激しくなるとアナフィラキシーなどの全身症状を呈するようになる．ICUの病態について，①低分子化学物質が樹状細胞や自然免疫細胞に作用しTh2型の免疫反応を誘導するものと，②角層のバリア機能破壊によりタンパク質抗原が表皮内へ侵入し，表皮細胞が産生するTSLPに刺激されたランゲルハンス細胞が抗原提示細胞として働いてTh2型の免疫反応を誘導するものとが存在する．NICUに関しては，現時点で機序は不明で，化学物質自身の血管内皮細胞やその他皮膚構成細胞に対する直接作用と考えられている．

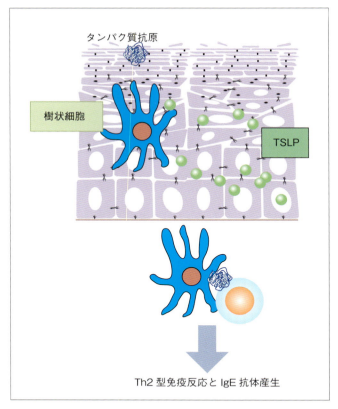

図7　接触蕁麻疹のメカニズム

引用・参考文献

1) Gerberick GF et al: Toxicol Sci 97: 417, 2007
2) Rudolph TK, Freeman BA: Sci Signal 2: re7, 2009
3) Yasukawa S et al: Nat Commun 5: 3755, 2014
4) Martin SF et al: J Exp Med 205: 2151, 2008
5) Esser PR et al: PloS One 7: e41340, 2012
6) Förster R et al: Cell 99: 23, 1999
7) Boislève F et al: J Invest Dermatol 123: 494, 2004
8) Kabashima K et al: Am J Pathol 171: 1249, 2007
9) Guo TL et al: J Appl Toxicol 22: 397, 2002
10) Hopkins JE et al: Chem Res Toxicol 18: 375, 2005
11) Schuepbach-Mallepell S et al: J Allergy Clin Immunol 132: 1348, 2013
12) Larsen JM et al: J Allergy Clin Immunol 123: 486, 2009
13) Takahashi R et al: J Immunol 171: 5769, 2003
14) Meller S et al: J Allergy Clin Immunol 119: 1470, 2007
15) O'Leary JG et al: Nat Immunol 7: 507, 2006
16) Shimizuhira C et al: J Invest Dermatol 134: 2709, 2014
17) Tomura M et al: J Clin Invest 120: 883, 2010
18) Trautmann A et al: J Clin Invest 106: 25, 2000
19) Trautmann A et al: J Invest Dermatol 117: 927, 2001
20) Ohtani T et al: J Invest Dermatol 129: 1412, 2009
21) Bains SN, Nash P, Fonacier L: Clin Rev Allergy Immunol 2018 doi: 10.1007/s12016-018-8713-0[Epub ahead of print]

Memo

第1章 接触皮膚炎とは

2 | 接触皮膚炎の臨床像と疑うべき原因物質

松永　佳世子

はじめに

接触皮膚炎は，外部から皮膚に接触した物質によりひきおこされる皮膚炎の総称であり[1]，原因を明らかにし除去することで完治が可能な疾患である．接触皮膚炎診断の第一歩は，臨床所見から接触皮膚炎を疑うこと，そして，原因物質を考えることにある．

International Contact Dermatitis Research Group（ICDRG：国際接触皮膚炎研究班）は接触皮膚炎についての理解を促進させるために1966年に設立された歴史ある研究班である．筆者も，故 早川律子先生の後を継いで日本の代表として班員を務めている．ICDRG の役割はパッチテストの標準化と定期的な学会の開催にあり，接触皮膚炎とパッチテストの教育のために世界の皮膚科学会と共催し，年に3回程 ICDRG 接触皮膚炎教育コースを開催している[2]．ICDRG は接触皮膚炎に関する書物を刊行しており，Patch Testing and Prick Testing：A Practical Guide Official Publication of the ICDRG，2012年改訂の第3版[3] Patch Testing Tips[4] は目から鱗の必読の書である．

また，本項は日本皮膚科学会の接触皮膚炎診療ガイドライン[1]，European Society of Contact Dermatitis（ESCD）guideline for diagnostic patch testing-recommendations on best practice[5]，Contact Dermatitis 5th ed[6] も参考にした．ESCD は雑誌 Contact Dermatitis を学会誌としており，ここには世界中から接触皮膚炎の論文が掲載されている．

さて，ICDRG は2016年に Proposed ICDRG classification of the clinical presentation of contact allergy[7] を発表しているが，日本では，まだ馴染みがないものと思う．この分類は，原因物質を見逃さないために，接触アレルギーの特徴的な臨床像から分類を行い，その原因物質をリストによる形式で示している．今回，著者の一人として，この分類に沿って接触皮膚炎の臨床像とその原因物質を解説した．また，前述した国際的にも広く認められている文献の内容にも準拠しつつ，日本の文化や生活に根ざした接触皮膚炎の症例を呈示することを目指した．

1. 接触アレルギーの臨床像 ICDRG 分類

1）直接曝露／接触皮膚炎（direct exposure/contact dermatitis）

この型は，日常もっともよく遭遇するものであり，原因を推定しやすい（図1〜4）．

診断には以下の3つの条件が必要である．

1) 原因となるアレルゲンに直接触れた病歴がある．
2) その物質にパッチテスト陽性である．
3) 一致する部位に皮膚炎の病歴がある．

> **具体例**
> - 頸部や手首に付けた香料によるアレルギー性接触皮膚炎（allergic contact dermatitis：ACD）
> - 保湿剤や眼周囲の化粧品のようなスキンケア製品に含まれる外用薬による ACD
> - ニッケルやコバルトによるイヤリング，ネックレス，指輪，バックルによる ACD
> - ゴムの化学物質による ACD や皮革に含まれるクロムによる手袋皮膚炎
> - ゴム，クロム，および *p-tertiary*-butylphenol-formaldehyde resin による靴皮膚炎の ACD
> - ロジンによる絆創膏による ACD
> - ヘアダイによる ACD
> - 口紅に含まれるラノリンによる口唇炎の ACD
> - 医薬品の外用薬による ACD

2. 接触皮膚炎の臨床像と疑うべき原因物質

1章 接触皮膚炎とは

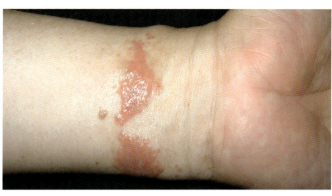
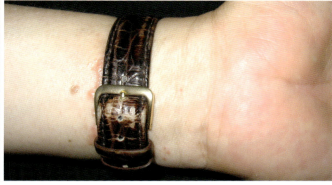

図1 32歳，男性．直接曝露／接触皮膚炎
夏になり時計の皮革の部位に一致して紅斑・小水疱を認める．重クロム酸カリウムに陽性．

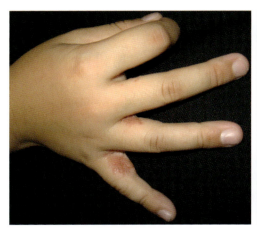
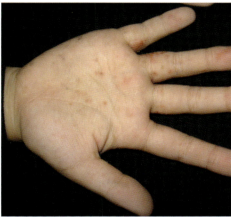

図2 8歳，男児
直接曝露／接触皮膚炎
メダル落としのゲームをした2日後に右手に痒みを伴う丘疹が出現．パッチテストで硫酸ニッケルに陽性．メダルにはニッケルが含有されていた．触れないようにして改善した．

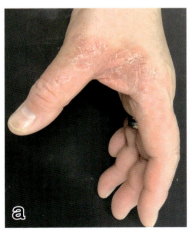
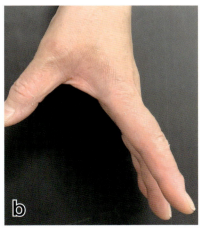
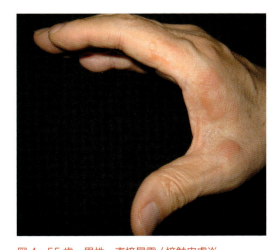

図3 54歳，女性．直接曝露／接触皮膚炎
スーパーでニンジンを袋詰めする仕事に従事している．（a）初診時，ニンジンが皮膚に触れる左第1指と2指の間に痒みの強い紅斑・鱗屑・苔癬化を認めた．パッチテストでニンジン陽性．プリックテストは陰性．（b）手袋を装着して作業し，ニンジンとの直接接触を避けることで，改善した．

図4 55歳，男性．直接暴露／接触皮膚炎
漆塗りの箸を使い始めた2日後から強い痒みを伴う紅斑，丘疹，小水疱が出現．1年前に漆の木にかぶれた既往がある．ウルシオール陽性．

2) 既存の湿疹疑似あるいは増悪（mimicking or exacerbation of pre-existing eczema）ACD

　ACDは既存の湿疹に擬似，あるいは，これを増悪させ得る．時としてこの二つを区別することは困難である．このような患者は通常，治療が困難であるか，増悪をくり返す発疹として受診する（図5～8）．

・ACDは脂漏性パターン，あるいは，悪化する脂漏性皮膚炎を示すことがある．例：メチルイソチアゾリノン（MI），イソチアゾリノン系抗菌薬，メチルジブロモグルタロニトリル，*Parthenium*，マニキュアによるACD，プロピレングリコールによるACD．

・脂漏性皮膚炎の悪化を主訴としたステロイド外用薬によるACD．

・ウエットティシュのMIに感作された小児がアパートの壁を新しくしたとき，塗料に含まれるMIが空気伝播し，一見アトピー性皮膚炎皮膚炎が悪化したようにみえた．同様の症例も報告されている．

・アトピー性皮膚炎様の皮疹が職業性の刺激物質やACDにより誘発あるいは増悪した報告がある．

・外用薬アレルギーはしばしば治療中に皮膚炎を悪化させ，治療に抵抗性の皮膚炎になることがある．

　円板状湿疹（discoid eczema）は貨幣状湿疹と同じものを指すが，慢性のACDで生じる．皮革やセメントのクロムのACDはdiscoid eczemaになる．貨幣状湿疹の50％はパッチテスト陽性である．したがって，慢性再発性貨幣状湿疹discoid eczemaの患者はすべてパッチテストすることが推奨される．

　もっともよくあるアレルゲンは硫酸ニッケル，重クロム酸カリウム，塩化コバルト，コロフォニー，硫酸ネオマイシン（フラジオマイシン），ゴム化学物質，フォルムアルデヒドである．

3) ACDを含む多因子皮膚炎（multifactorial dermatitis including ACD）

　手湿疹はACDを一因子とする以下の多因子の結果といえる（図9～11）．

・美容師の手湿疹はしばしば多因子から生じる．すなわち，アトピー背景のある人にACD（ヘアダイ，パーマ液などによる）と刺激性皮膚炎が合併する．

・機能性フィラグリン遺伝子の欠損はアトピー性皮膚炎を発症しやすくするばかりでなく，刺激性皮膚炎とACDもある程度発症しやすくする．その結果，刺激性，ACDおよびアトピー性手湿疹の合併を生じやすくする．

・複数の関連した接触アレルギーは多因子性ACDとなることがある．例えば，下腿潰瘍患者は数種類の医薬アレルゲン（抗菌薬，外用ステロイド），基剤（セトステアリルアルコール），弾性包帯のゴム化学物質，そして，創傷被覆材の成分に同時に接触アレルギーを有することがある．

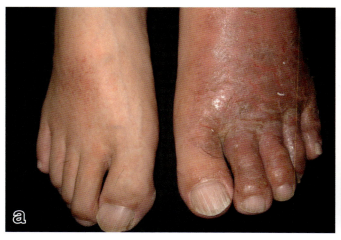 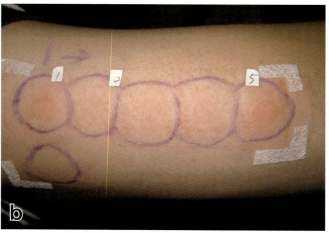

図5　62歳，男性．既存の湿疹の増悪ACD　足白癬と自己判断し抗真菌薬を塗布
(a) 足白癬と思い，市販の抗真菌外用薬を塗布していたが，2週間後から滲出液を伴う紅斑・浮腫となり受診．パッチテストで抗真菌薬に強陽性．成分のクロタミトンに陽性．接触皮膚炎を治療後，白癬菌は認めていない．
(b) パッチテスト：72時間後．「5」が使用した抗真菌薬，「1」はクロタミトンが主薬のクリーム．

2. 接触皮膚炎の臨床像と疑うべき原因物質

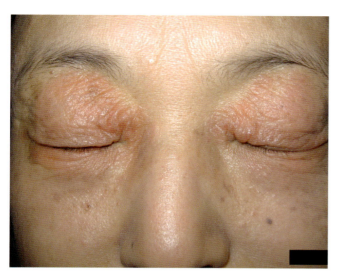

図6 68歳，女性．既存の湿疹の増悪　直接暴露／接触皮膚炎
眼瞼の痒みがあり，3カ月前からフラジオマイシン硫酸塩含有ステロイド眼軟膏を塗布しているが，改善しない．両側上下眼瞼に紅斑と苔癬化がみられる．パッチテストでフラジオマイシン硫酸塩に陽性．

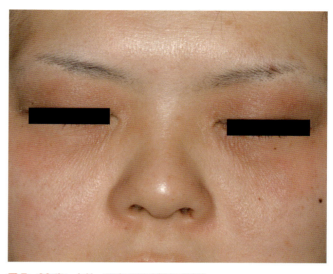

図7 29歳，女性．既存の湿疹擬似ACD
両眼瞼周囲に痒みと軽度の痛みを伴う紅斑，丘疹，落屑，苔癬化を認めた．ネオメドロール®EE軟膏による接触皮膚炎を疑ったが，香料，セタノールによるACDとわかった．

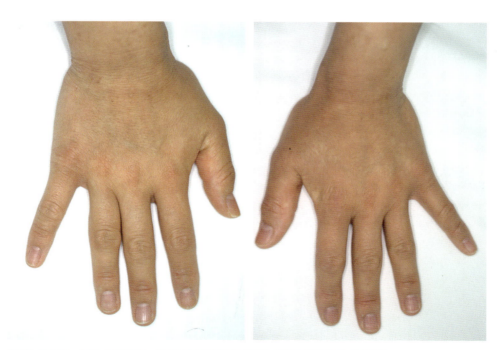

図8 21歳，女性（美容師）．既存の湿疹の増悪ACD　界面活性剤によるACD
花粉症とアトピーがある．両前腕および全身にも，紅斑と丘疹が分布．

第1章 接触皮膚炎とは

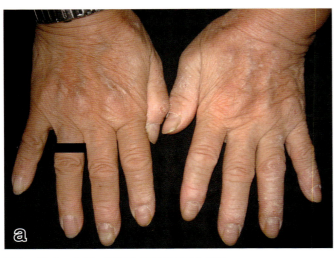
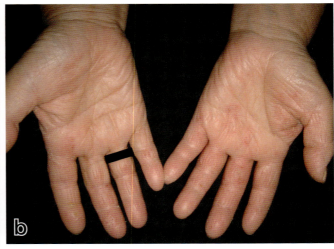

図9 73歳，女性．ACDを含む多因子皮膚炎
（a）3年前から両手に痒みの強い紅斑と丘疹があり，ステロイド外用によっても改善しないと受診．パッチテストの結果，フラグランスミックスに陽性．3年前に夫を亡くし毎日線香を焚いていた．（b）これを中止したところ，1週後には皮疹は著明に改善し，3週後にはほぼ完治．保湿剤の外用のみで再発なし．

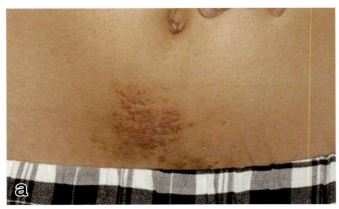
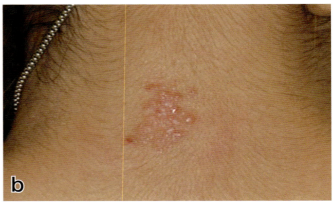

図10 22歳，女性．既存の湿疹擬似あるいは増悪ACD円板状（貨幣状）湿疹
2年前から痒い皮疹が続く．（a）ベルトのバックルと（b）ネックレスに含まれたニッケルにパッチテスト陽性．

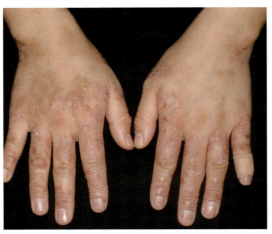
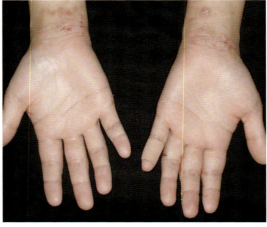

図11 21歳，女性．（美容師）ACDを含む多因子皮膚炎
美容師の研修を始めて，手荒れが出現．ヘアカラーを担当するようになり痒みと湿疹が出現した．両手手背と手首に紅斑，丘疹，浮腫を認める．ヘアカラーとゴム手袋に感作されていた．

4）代理人（By proxy）ACD

By proxy（代理人）ACD，または，consort（同僚の），connubial（夫婦の）dermatitis は，他の人を通して曝露されるアレルゲンに対する接触皮膚炎のことである（図12）．他人と直接接触，空気伝播，あるいは汚染された衣類とベッドも曝露経路となる．エポキシ樹脂が付いた作業着のような職業性の原因も時として報告されている．By proxy ACD の患者は，通常その原因物質に強く感作されている．臨床像は非典型的な場合もある．湿疹，貨幣状湿疹，偽リンパ腫様発疹，そして局面が報告されている．病変は奇妙なパターンを示し，全身性のことも，片側性の場合もある．

原因として考えられる原因物質を以下にあげる．

- ・香料
- ・化粧品成分防腐剤
- ・化粧品の成分となる植物製品
- ・ヘアダイ
- ・医薬品
- ・外陰部に塗布する化学製品

5）血管浮腫疑似（mimicking angioedema）ACD

重度の顔面の ACD は血管浮腫に似る．両疾患は，曝露後短時間で発症し，特徴的な初期症状として顔面浮腫を呈する．しかしながら，重度の顔面の ACD は消褪するまでにより長くかかり，通常，落屑などの表皮変化がある．パッチテスト陽性で，プリックテストと血清中のIgE値が正常であれば，血管浮腫類似の病変は即時型過敏反応（I型過敏症）よりむしろ ACD が原因である．患者は直接曝露，空気伝播，または，吸入曝露に晒された可能性がある（図13）．報告されている原因物質を以下にあげる．

- ・パラフェニレンジアミン（PPD）
- ・メチルイソチアゾリノン（MI）
- ・ブデソニド吸入剤
- ・ヒマシ油
- ・過酸化ベンゾイル
- ・ジシクロプロペノン
- ・シナモン
- ・アクリル樹脂

6）空気伝播性接触皮膚炎（airborne contact dermatitis）

空気伝播性接触皮膚炎は空気中の接触アレルゲンや刺激物によって生じる，よくみる接触皮膚炎である．原因物質は繊維，粉塵，スプレー，蒸気あるいはガスの形で存在する．植物アレルゲンは，例えば，キク科植物および *Parthenium* のような空気伝播性 ACD としてよくみられる原因である．皮膚反応として湿疹，痤瘡，剥脱性皮膚炎，

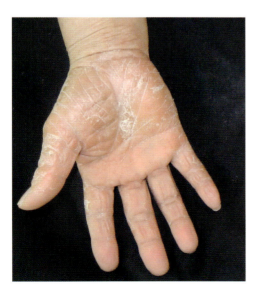

図12　62歳，女性（職業はパートで野菜栽培）
犬に使用していたゲンタマイシンで ACD 発症．

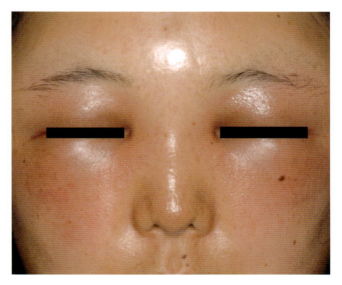

図13　43歳，女性（元美容師）．血管浮腫擬似 ACD
2日前に美容院で染毛した．数時間後より眼瞼が腫れ2日後，開眼不能となり入院．PPD 陽性．

固定薬疹，色素沈着，色素脱失，苔癬型皮膚炎，リンパ腫様接触皮膚炎，ペラグラ様接触皮膚炎，紫斑，膿疱反応，毛細血管拡張症，多形紅斑，紅皮症，光接触蕁麻疹，光毒性および光アレルギー性接触皮膚炎などが報告されている．皮疹の分布は通常左右対称性である．眼周囲，顔面と頸部，あるいは露出部すべてが侵される．眼瞼がとくに感受性が高く，唯一の罹患部位である場合がある．しかしながら，アレルゲンは汗に捕らえられて衣服の下に反応をおこすことがある．すなわち，皮膚病変は稀に，露出部と被覆部の両方にみられる．

空気伝播性皮膚炎の主なアレルゲンは以下のものが報告されている．

- 香料
- 防腐剤（例：イソチアゾリノン系防腐剤）
- 植物（例：セスキテルペンラクトン）
- 木材
- エポキシ樹脂
- 薬剤（例：コルチコステロイド）

非常によくある診断の落とし穴は，空気伝播性刺激性接触皮膚炎である．これは，空気伝播性 ACD と誤解され，鑑別がむずかしい場合がある．

7）光誘発性接触皮膚炎 (photoinduced contact dermatitis)
A. 光アレルギー性接触皮膚炎 (photoallergic contact dermatitis)

光アレルギー性接触皮膚炎患者では通常境界明瞭で左右対称性の湿疹病変が日光曝露部位にみられる．光の当たらない部位，眼瞼，耳介後部，下顎部に皮疹がないことが空気伝播性接触皮膚炎との鑑別に重要な手掛かりとなる．片側だけの皮疹も光アレルゲンが片側だけに塗布されていたり，光に片側だけ照射されたり，あるいは，By proxy の場合はおこりうる．他の臨床像は，多形紅斑用反応，白斑黒皮症，苔癬型光過敏性皮膚炎，蕁麻疹および紫斑が報告されている．発熱，倦怠感，下痢および肝機能異常がみられることがある．光アレルギー性接触皮膚炎患者のなかには持続性光反応を続発することがある（図14〜15）．

接触光アレルゲンは以下のようなものが報告されている．

- サンスクリーン：パラアミノ安息香酸，サリチル酸誘導体，シンナメート，ベンゾフェノン，ジベンゾイルメタン，樟脳誘導体，フェニルベンズイミダゾールスルホン酸．
- 非ステロイド系抗炎症薬：ケトプロフェン，イブプロフェン，スプロフェン，チアプロフェン酸，ジクロフェナク，エトフェナメート，ピロキシカム，インドメタシン，フェプラジノール，フルフェナム酸，エトフェナメート，ベンジダミン．
- 農薬：マンネブ，フェニトロチオン，マンゼブ，テトラクロロイソフタロニトリル
- カドミウム（タトゥー）
- シンコカイン
- ハロゲン化サリチルアニリド
- 香料：ムスクアンブレットと 6-メチルクマリン

B. 光増悪性接触皮膚炎 (photoaggravated contact dermatitis)

光増悪性 ACD は紫外線で悪化する皮膚炎の病歴とパッチテストと光パッチテスト陽性で，照射された部位により強い反応を認めることが証拠となる．

重要な原因物質は以下のとおりである．

- メチルクロロイソチアゾリノン（MCI）/ MI
- ローズマリー
- チアベンダゾール
- ケトプロフェン
- エポキシ樹脂

さらに，慢性日光性皮膚炎の人は複数の接触および光接触アレルギー（おもに日焼け止めによる）をおこす危険性がある．

8）全身性接触皮膚炎 (systemic contact dermatitis)

感作された人が，その特定のアレルゲンに全身曝露されると，「全身性接触皮膚炎」として知られる反応をおこす可能性がある（図16〜20）．

原因となるアレルゲンによるさまざまな臨床症状には以下のものが含まれる．

2. 接触皮膚炎の臨床像と疑うべき原因物質

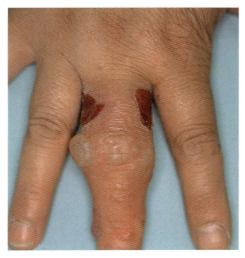

図14　54歳，女性（交通指導員）．光アレルギー性接触皮膚炎
初夏に関節痛のためケトプロフェン含有湿布薬を貼付し紅斑，水疱が出現．ケトプロフェンに光パッチテスト陽性．

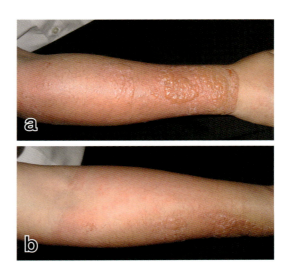

図15　45歳，男性．光アレルギー性接触皮膚炎　光増悪性アレルギー性接触皮膚炎
（a）テニスで筋肉痛のためにケトプロフェン含有湿布薬を使用後，紫外線に曝露されたところ，日光曝露部位に紅斑，小水疱，浮腫が出現．（b）非露出部にも紅斑と浮腫が分布．

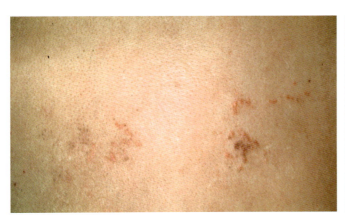

図16　63歳，女性．全身性接触皮膚炎／扁平苔癬
口腔内には多数の歯科金属が存在し，歯列に挟まれた両側頬粘膜に白色レース様粘膜疹が認められた．金チオ硫酸ナトリウム陽性．金銀パラジウムの合金の歯冠を除去し，口腔内，背部，前額部の扁平苔癬は消褪した．

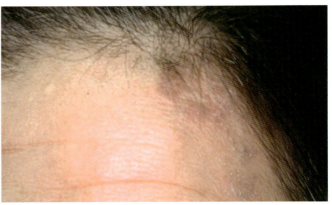

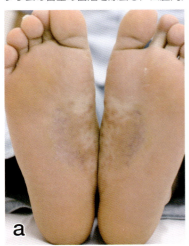
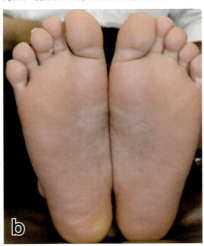

図17　40歳，男性．全身性接触皮膚炎：扁平苔癬
3カ月前に足底の皮疹に気づいた．（a）初診時，口腔内にレース状の白色粘膜疹と舌側縁の痛みがあり，手首に紫紅色の丘疹，足底に紫紅色の丘疹が集簇していた．パッチテストで硫酸ニッケル陽性．（b）針灸治療をやめ，ニッケルを含む食品の除去5カ月後に完治し，以降再発なし．

第1章 接触皮膚炎とは

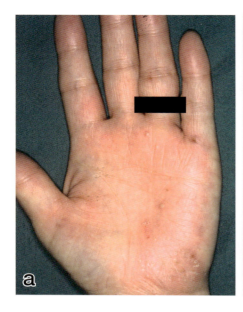
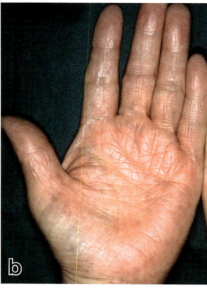

図18 54歳，女性．全身性接触皮膚炎：掌蹠膿疱症
（a）初診の5～6年前より，両手掌および両足底に軽度の瘙痒感を伴う小膿疱が出現．パッチテストは金チオ硫酸ナトリウム陽性．（b）金銀パラジウム合金を除去し治癒．

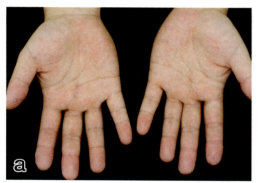
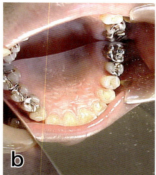
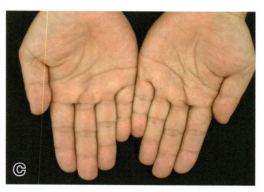

図19 30歳，男性．全身性接触皮膚炎：難治性水疱性手湿疹
（a）手掌指先に小水疱を認める．パッチテストでパラジウム陽性．（b）金銀パラジウム合金を除去し，コンポジットレジン充填・およびインレー修復，ハイブリットセラミックなどに置換した．（c）歯科治療後2カ月経過した時点での皮膚所見．皮疹は完治し，現在皮膚科への通院は終診．

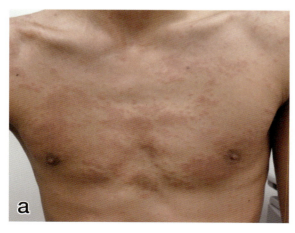
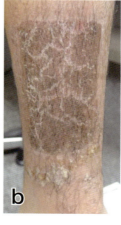

図20 17歳，男性（バスケットボール部）．
光アレルギー性接触皮膚炎および接触皮膚炎症候群
（a）3日前から体幹に強い痒みを伴う紅斑出現し，近医で抗アレルギー薬，ステロイド外用薬をもらったが，軽快せず，痒みのため体調不良となり，救急外来を受診．発症前も受診時も内服薬はなし．ケトプロフェン含有テープによる接触皮膚炎から生じた自家感作性皮膚炎．（b）バスケット部の監督から当テープをもらい，下腿に貼付していたところ，1カ月前にかぶれた．湿布薬を中止したが，医療機関に受診せず，治療していなかった．

- 難治性水疱性手皮膚炎（例：ニッケル，コバルト，クロム，ホルムアルデヒド，ニンニク，ペルーバルサム，食品保存料）．
- 「ヒヒ症候群」（例：Myroxylon pereirae［ペルーバルサムの木］）．
- 肘および／または膝の伸側部位の痒みを伴う丘疹（例：食事で摂取する金属，プロピレングリコール）．
- 肢端および肛門性器性紅斑（例：薬物，Myroxylon pereirae含有食品）．
- 全身性ピロ亜硫酸ナトリウムアレルギーによる鼠径部皮膚炎．
- 金アレルギー患者が金を含むホメオパシック療法を受けた後発症した．悪寒と微熱を伴う，前腕内側，上眼瞼，肛門周囲の痒みを伴う丘疹，紅斑，小水疱．
- 以前にACDがあった部位，パッチテスト陽性であった部位の再燃現象（例：セスキテルペンラクトン，吸入ブデソニド，ニッケル，金）．・広範囲湿疹（例：歯科材料のロジン）
- 紅皮症（例：健康食品のウルシオール／ウルシ）
- 扁平苔癬（例：鍼治療によるニッケルアレルギー）
- 掌蹠膿疱症（GST（＋））

- 金属
- ラテックス
- 消毒剤
- 防腐剤
- 乳化剤
- 香料
- 着色剤
- ニッケル
- アルミ
- エポキシ樹脂
- イソシアネート
- 加水分解小麦蛋白質
- 魚のパルブアルブミン
- 加水分解コラーゲン
- 加水分解カラスムギ蛋白質

9）非湿疹性接触皮膚炎（non-eczematous contact dermatitis）

ACDはいくつかの臨床パターンを呈することがある（図21～28）．

表1に湿疹性病変以外臨床像と原因物質を示す．これらの中で筆者が経験した症例を提示する．

10）接触蕁麻疹（contact urticaria）

接触蕁麻疹は外来性物質への曝露後30分以内におこる膨疹と紅斑を呈する．接触蕁麻疹は非免疫学的および免疫学的接触蕁麻疹があり，両方をひきおこす桂皮などの物質もある．病変は数時間以内に完全に消褪する（図29～30）．

全身症状を伴う場合は「接触蕁麻疹症候群」と呼ばれ，鼻結膜炎，喘息発作，口腔咽頭炎および胃腸症状を伴う．アナフィラキシーとアナフィラキシー様反応は，重症例で稀に認められる．

以下のアレルゲンが接触蕁麻疹の原因として報告されている．

11）蛋白質接触皮膚炎（protein contact dermatitis）

蛋白質接触皮膚の臨床像は高分子量蛋白質，おもに動物や植物の蛋白質に接触後数分後に生じる痒みを伴う膨疹と発赤を呈する．接触蕁麻疹とは対照的に，膨疹皮疹の有無にかかわらず湿疹病変呈する症例がある．小水疱や異汗性湿疹が臨床所見のことがある．パッチテストはしばしば陰性で，スクラッチテストとプリックテストが陽性である．蛋白質接触皮膚炎の約半数はアトピー性皮膚炎を合併する．職業性蛋白質接触皮膚炎は食品取扱者の間で報告されている．患者は慢性の再発性手湿疹が単独ないしは前腕湿疹の症状がある．

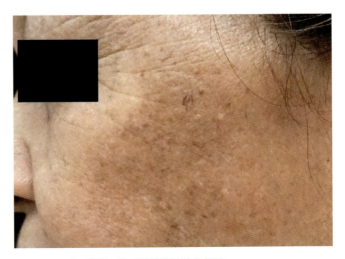

図21　71歳，女性．色素沈着性接触皮膚炎
2カ月前にヘナで染毛し，1カ月前から紫褐色の色素沈着が出現．8カ月後の臨床所見．紅斑は消褪し，色素沈着も改善

第1章　接触皮膚炎とは

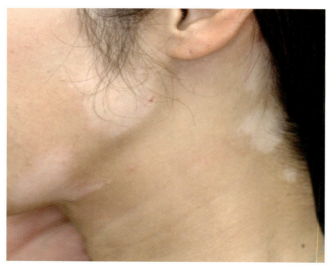

図22　42歳，女性．非湿疹性接触皮膚炎　脱色素性ACD
ロドデノール配合化粧品使用していたところ，激しい痒みの紅斑丘疹が出現後，色素脱失が生じた．使用していたロドデノール配合化粧品と，ロドデノール2%ワセリンに陽性．使用を中止し，8カ月で著明改善した．

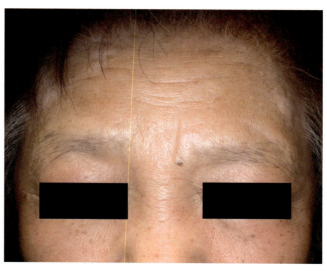

図23　50歳台，女性（専業主婦）．非湿疹性接触皮膚炎／脱色素斑
3カ月前から生え際の色素脱失に気付き受診．美白剤が原因ではないかと考えていた．長年にわたり染毛剤を使用していた．（PPD＋）．

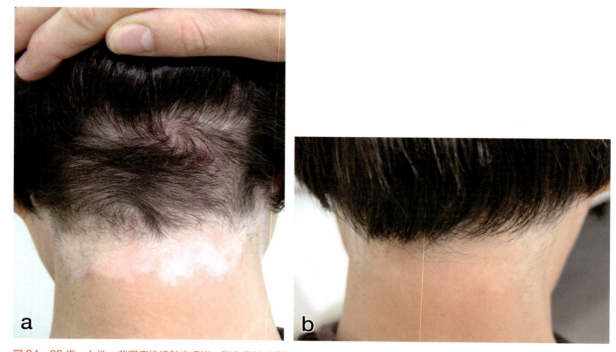

図24　69歳，女性．非湿疹性接触皮膚炎　脱色素性ACD
（a）毛染めの後に痒みはなく色素脱失，（b）非ジアミン系染毛剤に変更後改善．

2. 接触皮膚炎の臨床像と疑うべき原因物質

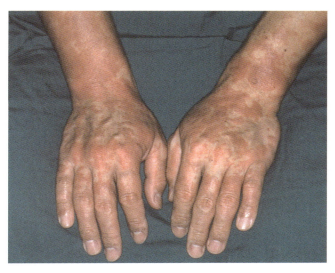

図25　28歳，男性（化学薬品製造）．非湿疹性接触皮膚炎の多形紅斑類似型
1カ月前から仕事でビスフェノールF型エポキシ樹脂とシリカゲルを混合する作業を行った．初診の8日前から前腕，下腿に皮疹が出現し，初診時には，両側前腕から両手に，痒みの強い多形紅斑様の皮疹が分布していた．

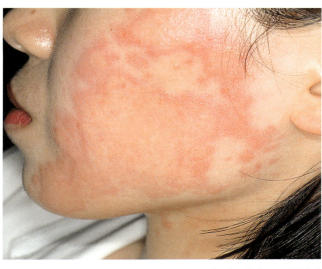

図26　19歳，女性　ブデソニドによる多形紅斑に類似した接触皮膚炎
両頬部から頸部にかけて多形紅斑に類似した痒みを伴う，辺縁に浸潤を触れる浮腫状の紅斑を認めた．頸部リンパ節は触知せず，発熱などの全身症状は認めなかった．

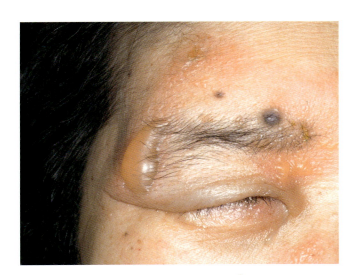

図27　53歳，女性．右眼周囲に生じたイソジン®液による接触皮膚炎
受診5日前に比較的境界明瞭なガーゼ部分と一致した紅斑と泡丘疹および水疱をみとめる．

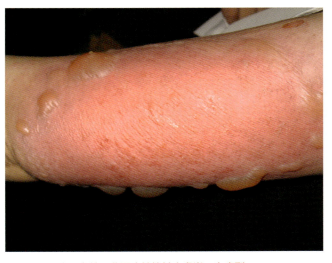

図28　29歳，女性．非湿疹性接触皮膚炎　水疱型
ネットで購入した外国製美白クリームを15日前から両側上腕に1日1回夜塗布，1週間後両側の胸部にも塗布開始した5日後に塗布部分が真っ赤になり使用を中止．初診時，両上腕・乳房部に紅斑と大水疱があり，美白クリームと，その成分のハイドロキノンにパッチテスト陽性．

表1 非湿疹性接触皮膚炎のさまざまな臨床症状と報告されている原因となるアレルゲン[7]

臨床症状	アレルゲン
色素沈着性 Pigmented	アゾ染料，ナフトール AS，香料，不溶性切削油，PPD，およびハイドロキノン
脱色素性 Depigmented	染毛剤（PPD，4-フェニレンジアミン塩基，4-アミノフェノール，没食子酸プロピル，ジメチルフマレート，プリミン，アゾ染料，エポキシ樹脂，パラブチルブチルフェノール，アンドチウラム，メルカプトベンゾチアゾール
紫斑性 Purpuric	染料，エポキシ樹脂，クロム，PPD，医薬品
苔癬型 Lichenoid	皮膚：染毛剤中の PPD，色の顕色剤（PPD 由来の化学薬品），プリムラ，エポキシ樹脂，ニッケル，アミノグリコシド，およびメタクリル酸エステル 口腔粘膜： 　歯科用金属：銅，亜鉛，水銀，金，ベリリウム，コバルト，クロム，ニッケル，パラジウム，銀，および錫 　歯科用接着剤：アクリレート化合物およびオイゲノール 　その他の歯科修復材料：コンポジット，グラス，アイオノマー，および磁器 食品香料：ペルーバルサム，シナモン，桂皮アルデヒド，メントール，ペパーミント，およびバニリン経口 皮膚および性器苔癬化反応：金属
多形紅斑 Erythema multiforme	ニッケル，コバルト，エチレンジアミン，PPD（ローカルおよび遠位），木材，植物，ウルシオール，局所用医薬品（ネオマイシン，ピロールニトリン，スルホンアミド，プロメタジン，メフェニドアセテート，メフェネシン，非ステロイド性抗炎症薬物（フェニルブタゾン，ブフェキサマク，モフェブタゾン），コルチコステロイド（ブデソニド，トリアムシノロンアセトニド），およびエポキシ樹脂
偽性リンパ腫様皮膚炎 Pseudolymphomatous dermatitis	PPD，p-tert-ブチルフェノール-ホルムアルデヒド樹脂，金，エチレンジアミン，ニッケル，およびメチルイソチアゾリノン
肉芽腫様 Granulomatous	金属：パラジウム，ベリリウム，ジルコニウム，チタン，ニッケル，水銀，クロム，コバルト，アルミニウム
膿疱性 Pustular	ニトロフラゾン，ブラックラバー，ミノキシジル，およびフレグランス
好中球性および好酸球性皮膚炎 Neutrophilic and eosinophilic dermatitis	PPD
水疱性 Bullous	PPD，ベタジン，アクリレート，コロホニウム，および Critonia aromatisans（キク科）
強皮症様 Sclerodermoid	エポキシ樹脂とビタミン K_1
肉芽腫性口唇炎 Granulomatous cheilitis	安息香酸エステル，シナモン，オクチルガレート，ドデシルガレート，メタ重亜硫酸ナトリウム

文献 7 を元に作成，一部改変

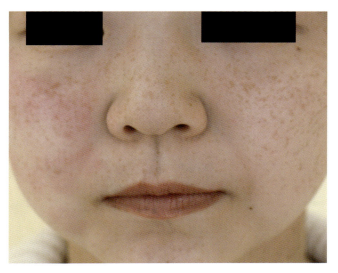

図29　30歳，女性．接触蕁麻疹
数年前から，顔面を中心とする皮疹があり，寛解と増悪をくり返していた．4～5年前から梅雨の時期と秋に眼が痒くなるようになった．今回はシルクの粉の入った化粧品を使用したところ約3分後に顔面に蕁麻疹が出現した．今までもこの化粧品を使用すると痒くなることがあった．

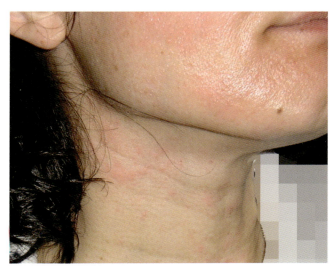

図30　47歳，女性．接触蕁麻疹
旧「茶のしずく石鹸」使用後に生じた接触蕁麻疹．3年間当該石鹸を使用し，コムギ製品摂取後アナフィラキシーを生じて4回救急搬送されている．グルパール19Sにプリックテスト陽性．特異的IgE抗体陽性．

12）呼吸器と粘膜症状（respiratory/mucosal symptoms）

　ある特定のアレルゲンの接触感作は気道過敏性を生じることがある．
・美容師のアクリル樹脂アレルギーに合併したアレルギー性喘息が多数例報告されている．また，フラグランスミックス，ミント，ニッケル，イソシアネート，ヘナ染毛剤によるもの．
・黒色ヘナヘアダイによるACDとMIによるACDは呼吸器障害を来す重度の反応をおこす可能性がある．
・美容師の過硫酸アンモニウムに対する空気伝播性ACDは鼻炎と気管支喘息を伴うことがある．

13）口腔内接触皮膚炎（oral contact dermatitis）

　口腔内接触アレルギーの臨床症状は，粘膜を含めて多彩である（図31～32）．
　粘膜乾燥，口腔炎（burning mouth），口周囲皮膚炎，口唇炎，口内炎，苔癬型反応，口腔顔面肉芽腫症，さらに，蕁麻疹，鼻漏等が報告されている．喉頭腫脹などの生命を脅かす状態，アナフィラキシーや心不整脈がおこることもある．アレルゲンおよびそれらの臨床症状を表2に示す．

14）紅皮症／剥脱性皮膚炎（erythroderma/exfoliative dermatitis）

　紅皮症／剥離性皮膚炎は，直接曝露／接触皮膚炎，空気伝播性接触皮膚炎，全身性接触皮膚炎臨床症状となりうる（表3）．

15）数の少ない臨床型（minor forms of presentation）

　（図39）これらには，脱毛，発毛の増加，黄色腫，刺青反応がある．さらに，ACDは基底細胞癌，結節性痒疹，光線性痒疹，乾癬，光沢苔癬，1-hand-2-feet syndrome，禿髪性毛包炎，紅斑性狼瘡，薬疹，皮膚感染症（再発性癤および膿瘍）に似るとの報告がある（図33）．
　ある強感作物質は，スーパー接触アレルゲン（super contact allergens）と呼ぶことが提唱されている．スーパー抗原1回の曝露で感作するものをいう．患者はこれに接触後14～28日の遅発性の反応を示す．報告されているスーパー接触アレルゲンを以下に示す．

・MCI/MI
・エポキシ樹脂
・アクリル樹脂
・一時的な刺青（temporary tattoo）の黒色ヘナ染料に含まれるPPD

16）皮膚以外／粘膜以外の症状（non-dermatological/nonmucosal manifestations）

　ACDは皮膚と粘膜以外の徴候を示すことがある（表4）．

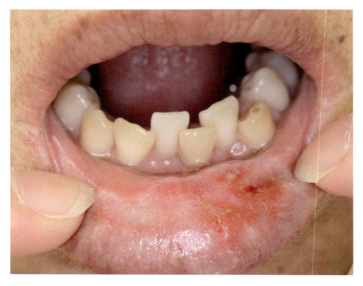

図31　62歳，女性．口腔内接触皮膚炎
下口唇全体に白苔を認め，中央部にはびらんを伴っており，ヒリヒリとした痛みを自覚している．パッチテストで硫酸ニッケルが陽性．金属製の箸を使用中止にし治癒．

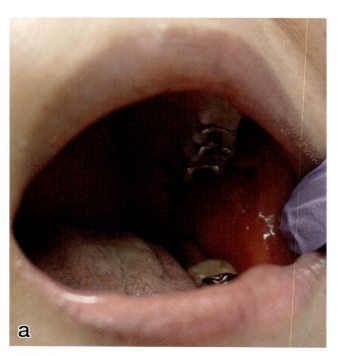
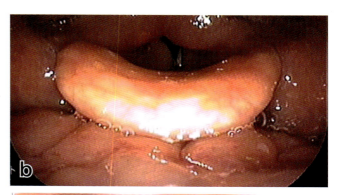
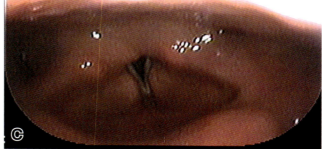

図32　50歳，女性．口腔内接触皮膚炎
2週間前に歯科でレジンを用いて治療を受けた．1週間前に夕食後に右頬粘膜が赤く腫れた．初診時，軟口蓋から口蓋垂まで発赤があり，耳鼻科に依頼．咽頭鏡で咽頭披裂部，仮声帯の腫脹があった．メタクリル樹脂にパッチテスト陽性．

表2　口腔内接触アレルギーの報告アレルゲンとその臨床像[7]

アレルゲン	臨床像
キク科	口腔苔癬反応
アクリレート	口内炎
亀裂シーラント，シーラントに含まれたビスフェノールA-グリシジルメタクリレート	喘息，蕁麻疹
金属	口腔，皮膚，および性器の苔癬型反応
水銀（アマルガム）	顔面，頸部，口腔粘膜の痒み，赤い病変，口腔苔癬型反応
ニッケル	灼熱感，歯肉過形成，舌側のしびれ，および全身性アレルギー性接触皮膚炎
チタン*	蕁麻疹，湿疹，粘膜の紅斑，顔面湿疹，および好酸球増多および全身性症状症候群を伴う発疹
ホルムアルデヒド	手と顔の湿疹，全身性蕁麻疹，アナフィラキシー反応/shock
オイゲノール	歯肉炎と口内炎
次亜塩素酸ナトリウム*	即時型粘膜腫脹，灼熱感，気道障害，および皮膚試験により1型アレルギーが示唆される
ラテックス（手袋はラテックスの曝露源）	口内炎，気道障害，および血管神経性浮腫
パラジウム	下顎神経の領域における接触口内炎，および線状扁平苔癬
ハイドロキノン	口唇炎および口内炎

*チタンと次亜塩素酸ナトリウムは本来のアレルゲンではないとの意見もある．

文献7を元に作成，一部改変

表3　紅皮症状／剥離性皮膚炎を呈することがあるアレルギー性接触皮膚炎の臨床症状の3カテゴリーおよびその原因アレルゲン[7]

種類	アレルゲン
直接曝露／接触皮膚炎 Direct exposure/contact dermatitis	フェニレフリンに対する接触感作を有する患者におけるプソイドエフェドリン曝露後の全身性紅皮症反応 抗酸化剤，ノルジヒドログレイン酸 ココボロの木 衣服分散染料 フマル酸ジメチル エチレンジアミンによる剥脱性皮膚炎 valiya narayana thailam（アロマテラピーに使用されるアーユルヴェーダオイル）の剥脱性皮膚炎
空気伝播性接触皮膚炎 Airborne contact dermatitis	ブタクサからの空中キク科皮膚炎およびパルテニウム皮膚炎
全身性接触皮膚炎 Systemic contact dermatitis	健康食品に含まれるウルシオール/ラッカー

文献7を元に作成，一部改変

第1章 接触皮膚炎とは

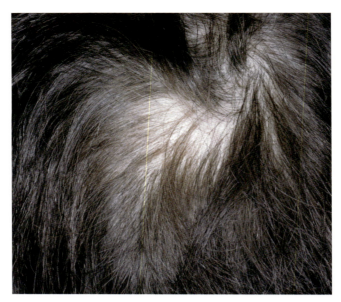

図33 50歳台，女性　脱毛を来したACD
頭部にびまん性の脱毛がみられた．染毛剤による接触皮膚炎を疑い，パッチテストを行った．PPD陽性．染毛剤中止4カ月でほぼ治癒．

表4　接触アレルギーの皮膚以外の症状とその報告されているアレルゲン

皮膚以外の症状	手技	アレルゲン
無菌リンパ球性血管炎関連病変	股関節形成術	金属
偽腫瘍	股関節または膝関節形成術	金属
無菌インプラント緩み	股関節全置換術	骨セメント中のN,N-ジメチルパラトルイジン
インプラントの故障	関節形成術インプラント	金属
ステント内再狭窄	血管および心臓インプラント	ステンレス鋼ステント：ニッケル，クロメート，マンガン，モリブデン 金コーティングステント：金
一般的な痛み，とくに左の頬*	金チオリンゴ酸ナトリウムの筋肉内投与による全身性金誘発試験	金
腹痛と下痢*		
体温変化*		
微熱に伴う一般的な倦怠感*	経口ホメオパシー薬	

関節合併症に関係しているかは議論のあるところだ．
* 皮膚以外の症状は発疹を伴っていたと報告されている．

文献7を元に作成，一部改変

2. 刺激性接触皮膚炎の臨床像

刺激性接触皮膚炎（irritant contact dermatitis：ICD）は急性刺激性反応からACDと形態的鑑別ができない慢性型まで幅があり，多数の外因・内因がその病態に関与している（図34〜36）．主な刺激物質は水，洗浄剤，酸性およびアルカリ性のさまざまな物質である．機械的な，また，温度の影響が補助因子となる．敏感肌はしばしばアトピー性皮膚炎の既往と関連する．慢性ICDは診断がむずかしく，環境アレルゲンに二次的に感作されることで複雑化している[7]．ICDの臨床像と原因物質を表5に示す．

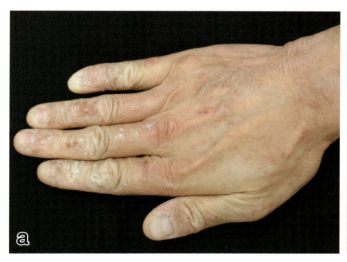
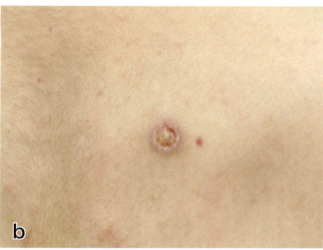

図34　42歳，男性．アルカリ性洗剤による職業性刺激性接触皮膚炎
（a）アルカリ洗浄剤に直接触れて右手に紅斑と浮腫，亀裂を生じた．（b）背部は潰瘍を形成．

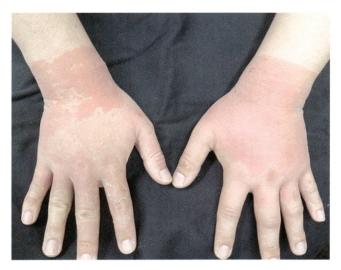

図35　23歳，男性．灯油による職業性刺激性接触皮膚炎
ゴム手袋は取り替えていたが，灯油がしみ込んだ軍手は替えずに作業したためヒリヒリし，以後赤くなって軽快しないため受診．軍手の装着部位に一致して紅斑と浮腫，水疱が生じている．

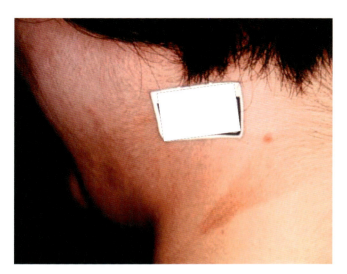

図36　30歳，女性．光毒性接触皮膚炎
ベルガモット油の入った香水を付けて紫外線に当たった．

第1章 接触皮膚炎とは

表5 刺激性接触皮膚炎の臨床像と原因物質[6]

臨床像	原因物質
潰瘍	強酸（クロム酸，フッ化水素酸，硝酸，塩酸，硫酸）
	強アルカリ（とくに酸化カルシウム，水酸化カルシウム，水酸化ナトリウム，水酸化カリウム，メタケイ酸ナトリウム，ケイ酸ナトリウム，シアン化カリウム，リン酸三ナトリウム）
	塩（三酸化ヒ素，重クロム酸塩）
	溶剤（アクリロニトリル，二硫化炭素）
	ガス（エチレンオキシド，アクリロニトリル）
毛囊炎と痤瘡様病変	三酸化ヒ素，ガラス繊維，オイルとグリース，タール，アスファルト，塩素化ナフタレン，ポリハロゲン化ビフェニル
稗粒腫	被覆材，絆創膏，塩化アルミニウム
色素沈着	刺激物質（とくにソラレン，タール，アスファルトなどの光毒性物質）
	金属（無機ヒ素，銀，金，ビスマス，水銀）
色素脱失	$p\text{-}tert\text{-}$アミルフェノール $p\text{-}tert\text{-}$ブチルフェノール ハイドロキノン ハイドロキノンモノベンジルエーテル $p\text{-}tert\text{-}$カテコール 3-ヒドロキシアニソール 1-$tert$-ブチル-3,4-カテコール ロドデンドロール（ロドデノール）
脱毛	ホウ砂，クロロプレン二量体
蕁麻疹	化学薬品（ジメチルスルホキシド） 化粧品（ソルビン酸） 動物 食物 植物 織物 木材
肉芽腫	シリカ，ベリリウム，タルク

文献6を元に作成，一部改変

引用・参考文献

1) 高山かおるほか：日皮会誌 119: 1757, 2009
2) ICDRG: International Contact Dermatitis Research Group（http://www.icdrg.org）
3) Lachapelle JM et al: Patch Testing and Prick Testing: A Practical Guide Official Publication of the ICDRG 3rd ed, Springer-Verlag, Berlin Heidelberg, 2012
4) Lachapelle JM et al: Patch Testing Tips, Springer-Verlag, Berlin Heidelberg, 2014
5) Johansen JD et al: Contact Dermatitis 73: 195, 2015
6) Johansen JE et al: Contact Dermatitis 5th ed, Springer-Verlag, Berlin Heidelberg, 2011
7) Pongpairoj K et al: Dermatitis 27: 248, 2016

こんな時どうする？1

鈴木　加余子

● 背部が毛深い場合

日本人では少ないが，背部が毛深い場合には試料の貼付が不十分になることが予想されること，ユニット除去時に毛が抜けて痛みを伴うことが予想されることから，貼付前に剃毛する．剃毛はなるべく表皮が傷つかないように，電気カミソリを使用するのがよい．

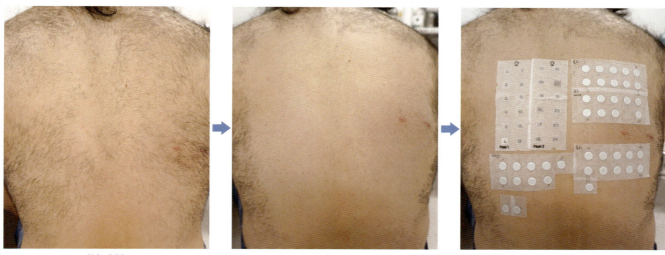

剃毛前　　　　　　　　　剃毛後　　　　　　　　　試料貼付後

● ユニット除去後テープ皮膚炎があり，反応がよくわからない場合

当日は判る範囲で判定し，日にちをあけて再度判定する．D7時にも判定が困難な場合には，ユニットを変更して再度パッチテストすることを考慮する．

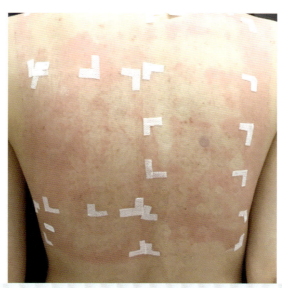

第2章

接触皮膚炎診断のアルゴリズム

第2章 接触皮膚炎診断のアルゴリズム

1 接触皮膚炎診断のアルゴリズム

松永 佳世子

1．接触皮膚炎の診断に必要な3条件

接触皮膚炎と診断するためには，以下の3つの条件が必要である[1〜3]．
① 刺激物質あるいは接触アレルゲンが，皮膚に付いた事実がある．
② 刺激物質が付いた部位に皮膚炎がある，接触アレルゲンが付いた部位に湿疹病変あるいはその他の接触アレルギーの臨床症状がある．
③ パッチテストで接触アレルギーを証明する，ないしは，パッチテストで接触アレルギーがなく，接触した物質の刺激性を推測できるデータがある．光毒性，光アレルギー性，光増悪性の場合は，紫外線照射があった事実と，光パッチテストによる光接触アレルゲンの証明が必要になる．

接触皮膚炎であること，その病態分類に即した診断名に至るアルゴリズムを図1に示す．

2．合併する皮膚疾患の診断と鑑別の必要性

接触皮膚炎は，足白癬，脂漏性皮膚炎，アトピー性皮膚炎，痤瘡などの既存の皮膚炎に合併し増悪させることもあり，また，擬似する場合もある[4]．そこで，これらの疾患を診断ないしは，鑑別する必要がある．

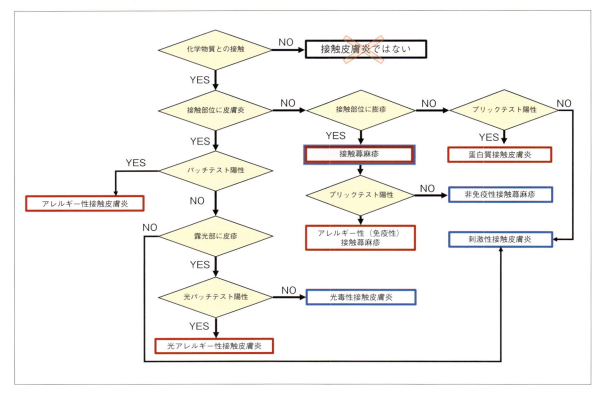

図1 接触皮膚炎診断に至るアルゴリズム

3. 接触皮膚炎の原因物質を特定する手順

接触皮膚炎の原因物質を特定するには，皮疹をみる観察力，原因を推測する知識と洞察力，そして，これを確定するパッチテストをはじめ皮膚テストができる臨床技術が必要である．

接触皮膚炎診断の手順が，日本皮膚科学会接触皮膚炎診療ガイドラインに提案されている[4]．常に参考にして診療にあたることを勧める．

原因物質を特定する手順を図2に示す．筆者は診察室に入ってきた患者の全身を拝見し，その後，皮膚所見をとりながら，患者の訴えを傾聴する．自覚症状を確認し，皮疹を観察し，皮膚以外の身体所見をとり，合併する皮膚疾患，全身疾患を把握する．これらの情報から原因物質を想定し，正しく皮膚テストを行い，原因物質を特定して確定診断する．刺激性接触皮膚炎の場合は，アレルギー性接触皮膚炎ではないことをパッチテストで除外診断する[5]．

(1) 臨床症状を把握する

臨床症状では痒みと痛みの有無がアレルギー性接触皮膚炎（allergic contact dermatitis：ACD）と刺激性接触皮膚炎（irritant contact dermatitis：ICD）の鑑別に重要となる．痛みが主な自覚症状の場合は，急性のICDを考える．光毒性接触皮膚炎も痛みを伴う．慢性の経過をとる刺激性接触皮膚炎では，痒みを伴うことが多く，自覚症状および臨床症状ともにACDと類似するため両者の鑑別がむずかしくなる．したがって，慢性のICDはパッチテストを行い，接触アレルギーを除外して確定することになる．

ACD，光アレルギー性接触皮膚炎，接触蕁麻疹は痒みを伴う．

◆皮疹の分布と部位

皮疹の部位と原因物質を表1にまとめた．以下に，部位別の注意点や落とし穴を紹介する．

① 露光部に一致

光毒性，光ACDを疑う．光増悪性接触皮膚炎では，通常の接触皮膚炎と光ACDを合併していることがあり，露光部により重度の皮疹があるが，非露光部にも皮疹が分布する（例：原因がケトプロフェンなど）．空気伝播性接触皮膚炎との鑑別は，下顎部に皮疹がないことがポイントとなる．落とし穴としては，ケトプロフェンによる光接触皮膚炎は，湿布薬を貼付したあと2カ月は皮膚に残存しており，紫外線照射で光感作も生じ，また，光感作した人ではいったん皮疹が消褪した後も，数カ月にわたって紫外線

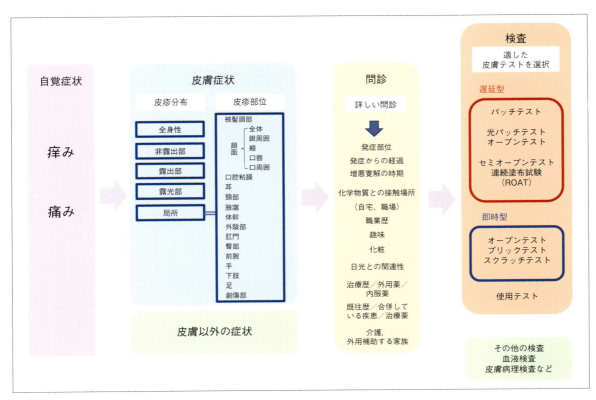

図2 原因物質の特定する手順

第2章 接触皮膚炎診断のアルゴリズム

表1 接触皮膚炎の皮疹の部位と原因物質

皮疹部位		原因物質
被髪頭部		染毛剤，シャンプー，リンス，ヘアケア製品，帽子，外用薬（抗真菌外用薬など）
顔面		
	全体	シャンプー，石鹸，化粧水，乳液，美容液，ファンデーション，クリーム，サンスクリーンクリーム，植物（花など），線香，外用薬（非ステロイド外用薬，ステロイド外用薬ほか），スギ花粉
	眼周囲	ビューラー，ゴーグル，アイシャドー，アイライナー，マスカラ，消毒薬，外用薬（点眼液，眼軟膏など），消毒液，洗眼液，コンタクトレンズ関連製品，アイマスク，ネイルエナメル，花，スギ花粉，ジェルネイルアクリル樹脂
	頬	頬紅，外用薬（抗菌外用薬，非ステロイド外用薬，ステロイド外用薬など），ジェルネイルアクリル樹脂
	口唇	口紅，リップクリーム，リップグロス，食物，外用薬（ステロイド外用薬，非ステロイド外用薬など），ジェルネイルアクリル樹脂，金属の箸，漆の箸
	口周囲	風船ガム，歯磨，シュノーケル，マスク，食物（マンゴーなど），外用薬，煙草
口腔粘膜		歯科金属，歯科用樹脂，消毒薬，外用薬
耳		イヤリング，ピアス，イヤーバンド，イヤーホーン，補聴器，眼鏡のフレーム，染毛剤，外用薬（非ステロイド外用薬，ステロイド外用薬など）
頸部		ネックレス，ペンダント，衣類，シャンプー，リンス，染毛剤，線香，外用薬（非ステロイド外用薬，ステロイド外用薬など），ジェルネイルアクリル樹脂
腋窩		制汗剤，剃毛・脱毛関連製品，衣類，冷却シート，外用薬（抗真菌外用薬など）
体幹		衣類，ブラジャー，バックル，柔軟仕上げ剤，蛍光増白剤，植物，石鹸，ボディソープ，外用薬（非ステロイド外用薬，ステロイド外用薬など），下着のゴム，ベルトの金属，疼痛抑制貼付剤，体表用除細動電極パッド，冷却ゲル，寝具，入浴剤，血糖値測定センサーアクリル樹脂
外陰部		コンドーム，生理用品，外用薬（非ステロイド外用薬，抗菌外用薬など），性パートナーが使用する化粧品他
肛門周囲		下剤，坐剤，外用薬，性パートナーが使用する化粧品他
臀部		衣類，便座，家具加工剤，おむつ，外用薬（抗真菌外用薬），水銀疹
前腕		時計，腕輪，植物，サンスクリーン剤，染毛剤，剃毛関連製品，ハンドバック，衣類，職業上接触する物質，外用薬（非ステロイド外用薬など）
手		洗剤，手袋，植物，食物，染毛剤，土，砂，セメント，接着剤，インク，印刷物，マニキュア製品，スポーツ用品，ウエットティッシュ，職業上接触する物質，ハンドル，楽器，外用薬（非ステロイド外用薬など）
下肢		パンティストッキング，靴下止め，衣類，剃毛関連製品，レガーズ，職業上接触する物質，椅子，外用薬（潰瘍治療薬，抗菌外用薬など）
足		靴，靴下，職業上接触する物質，外用薬（抗真菌外用薬など）
創傷部		消毒薬（イソジン®液，ヒビテン®液ほか），外用薬（ゲンタシン®軟膏，バラマイシン®軟膏など），貼付剤，創傷被覆材など

照射部位に皮疹の再燃をみることである．

② 露出部に一致

非露光部を含む露出部に皮疹がある場合は，空気伝播性接触皮膚炎を考える．アレルゲンの感作の強度により，多彩な臨床症状を呈する．第1章2項（p.18）を参照．

③ 全身に分布

全身性に皮疹が分布するACDをLachapelle JMらはACD症候群（allergic contact dermatitis syndrome：ACDS）という概念を提案し，そのステージ3に，全身性接触皮膚炎と須貝の提唱した接触皮膚炎症候群を包含している[1]．ステージ1は接触アレルゲンが直接付いた部位に限局する場合，ステージ2は接触アレルゲンが直接付いた部位から所属リンパ節を介して局所で拡大した場合，ステージ3は遠位のアレルギー性接触皮膚炎が血液を介して全身に播種した場合，あるいは，アレルギー性接触皮膚炎が全身性に再燃した場合と定義している[1]．

④ 頭部

もっとも多いのは染毛剤による接触皮膚炎であり，その

症状は軽度の痒みを伴う紅斑から，頭皮は滲出液を伴うびらんと紅斑，顔面は腫脹し血管浮腫擬似 ACD となることがある．

⑤ 項部

シャンプーやリンスを洗い流す場合に残りやすい部位である項部に ACD が発症する．原因が，シャンプー，染毛剤等で，色素脱失性 ACD を経験している．

⑥ 顔面全体

直接曝露 ACD としての化粧品，空気伝播性 ACD として，エポキシ樹脂，線香の香料などのほか，サクラ草やスギ花粉などの植物も原因となる．

⑦ 眼周囲

眼瞼は皮膚が薄く，他の顔面よりアレルゲンが侵入しやすい．また，指で眼瞼を触ることが多く，手に付いたアレルゲンで眼瞼接触皮膚炎をおこす．最近はジェルネイルで直接接触した場合や，空気伝播性で眼瞼に血管浮腫擬似 ACD をおこす症例を経験している．また，眼瞼の難治性皮膚炎の多くは硫酸フラジオマイシンを含むステロイド眼軟膏による ACD である．眼軟膏は上眼瞼のほうが下眼瞼より重度の皮疹が多いが，点眼液は，下眼瞼から頬にかけて下三角の湿疹病変をみることで鑑別する．緑内障の点眼液による症例が多い．

⑧ 口唇

口唇ヘルペス，口唇カンジダ症，扁平苔癬など ACD 以外の疾患の鑑別が重要である．真菌検査を必ず行う．口唇は口紅，リップクリーム，楽器のニッケル，金属製の箸のニッケル，そして，手に付いたアレルゲンで口唇を触るジェルネイルのアクリル樹脂による ACD も注意が必要である．

⑨ 口周囲

果実，ドレッシングなどの接触蕁麻疹，ICD，ACD が生じやすい部位である．マンゴー皮膚炎もウルシオールがパッチテスト患者の 1 割に陽性であり，これと交差反応するので，稀ならず経験する．

⑩ 耳介

耳介には脂漏性皮膚炎や乾癬などが生じる．硫酸フラジオマイシンや硫酸ゲンタマイシン配合ステロイド外用薬による ACD，メガネの先セルの色素 Solvent Orange 60 による ACD が最近増加している．合成樹脂，金属なども原因となる．

⑪ 頸部

顔面と同じように花粉やエポキシ樹脂，アクリル樹脂などの空気伝播性アレルゲンが原因となる．また，ネックレスのニッケルやコバルト ACD も多い．

⑫ 体幹

衣類の染料，下着のゴム，バックル皮膚炎のニッケルなどが原因となる．

⑬ 腋窩

制汗剤，脱毛クリームのほか，By proxy（代理人）ACD として，パートナーの化粧品による ACD の生じやすい部位である．

⑭ 陰股部

生理用品，コンドーム，外用薬などが原因．

⑮ 大腿

切削油による毛嚢炎擬似 ICD あるいは ACD．

⑯ 下腿

潰瘍の好発部位である．潰瘍周囲に湿疹が生じる，あるいは，潰瘍がなかなか完治しない場合は，外用薬の ACD が考えられる．

⑰ 足

靴の接着剤，抗真菌薬などが原因となる．

(2) 問診

皮疹の発症部位，初発時期から現在までの皮疹の変化，増悪や寛解の有無とその時期，職業や趣味等の生活環境，基礎疾患・合併疾患（皮膚および皮膚以外），既往歴を詳しく問診する．

(3) 病理検査

典型的な湿疹反応から逸脱した形態（第 1 章 2 項[p.18]の非湿疹性 ACD など）の場合や，他の疾患との鑑別を要する皮疹型においては，確定診断のために皮膚生検を行う．例：全身性エリテマトーデス，掌蹠膿疱症，好酸球性膿疱性毛包炎，扁平苔癬など．

(4) *in vitro* の検査

接触蕁麻疹の原因を検索するためには，血清の特異 IgE 抗体の検査（CAP FEIA 等）を行う．ただし，抗原の種類には限度があり，また，偽陽性，偽陰性もあるために，確定診断には皮膚テストや誘発テストが必要な場合がある．研究レベルでは，筆者らの施設では免疫ブロット法などによりさらに詳しいアレルゲン同定を試みている．

(5) 皮膚テスト

接触皮膚炎の確定診断には，アレルゲンに感作されていることを，パッチテストで証明することが条件の一つになっている．接触していた持参品の貼付とともに，ジャパ

表2 接触皮膚炎の臨床像を多彩にする要因

問題	要因
1. 接触物質側の問題	刺激性（pH，膜障害性） 感作性ポテンシャル 製品への配合濃度・組み合わせ
2. 使用方法の問題	使用回数や使用量 使用部位（ケトプロフェンを日光露出部に使用するなど） 外用薬では診断の間違いで効果のない外用薬を使用する（白癬ではないのに抗真菌薬を塗布するなど） 防御方法（工場の化学物質取り扱い管理）
3. 環境の問題	高温多湿（発汗で経皮吸収が促進するなど） 粉塵やミストで空気伝播する（室内消臭剤，エポキシ樹脂など）
4. 患者側の問題	バリア機能（アトピー性皮膚炎など） 皮膚疾患の有無 全身疾患の有無 アレルギーになりやすい遺伝的素因 獲得免疫機構（effector 細胞と制御性 T 細胞のせめぎ合い） 医薬品の影響

ニーズスタンダドアレルゲン（JSA）を原則一緒に貼付することを勧める．また，原因成分のパッチテストを行うことも患者の生活指導と再発防止に重要となる．第3章1項で述べる「パッチテスト施行時に留意すべき患者側の要因」（p.52～）も偽陽性，偽陰性を避ける重要なポイントである．

（6）化学分析

パッチテストで原因製品が判明したあと，その原因アレルゲンを確定するために，成分表示のない製品では，化学分析が必要になる．第7章に化学分析が必要な場合と，その方法が述べられている．

4．接触皮膚炎の臨床像を多彩にする要因

接触皮膚炎の原因物質は，人々の生活や社会の変化に応じて，日々変化しており，その健康被害は時代を映す鏡ともいえる．一方，接触皮膚炎の臨床像を多彩にする要因には接触物質側の問題，使用方法の問題，環境の問題，患者側の問題などがあり，これらが絡み合っていることを常に念頭に置いて原因を考えるべきである（表2）．

5．接触皮膚炎の疫学

第1章2項（p.18）では国際的な立場でACDの臨床像と考えられる原因物質を示し，筆者の経験した症例の臨床像を提示した．現在わが国では，どのような原因製品や接触アレルゲンが問題になっているのか，疫学調査の結果を以下に紹介する．

（1）日本皮膚科学会多施設四季別全国調査での接触皮膚炎の頻度

日本皮膚科学会の学術委員会が2007年5月，8月，11月，2008年2月の四季に「本邦における皮膚科受診患者の多施設横断四季別全国調査」を施行した[5, 6]．接触皮膚炎は，総患者数の3.92％を占め，大学病院69施設では2.53％，病院45施設では3.41％，診療所56施設では6.06％を占めて，皮膚疾患の9位であった．この調査でもっとも多い疾患群は，湿疹群38.85％（アトピー性皮膚炎9.98％，手湿疹3.00％，接触皮膚炎3.92％，脂漏性皮膚炎3.28％，その他の湿疹18.67％）であったが，この中で，「手湿疹」と「その他の湿疹」には，刺激性あるいはアレルギー性接触皮膚炎を含んでいる可能性がある．

（2）日本接触皮膚炎研究班のジャパニーズスタンダードアレルゲン（JSA）陽性頻度

日本接触皮膚炎研究班では，1994年からJSAの全国疫

表3 ジャパニーズスタンダードアレルゲン（JSA）2015の2016年度陽性率

	JSA2015の陽性率（2016/4/〜2017/3 SSCI-Net登録件数1390件）								
	アレルゲン	male			female			Total		
		陽性数	total	陽性率(%)	陽性数	total	陽性率(%)	陽性数	total	陽性率(%)
1	硫酸ニッケル	47	290	16.2	256	930	27.5	303	1220	24.8
2	金チオ硫酸ナトリウム	42	268	15.7	218	853	25.6	260	1121	23.2
3	ウルシオール	39	265	14.7	68	803	8.5	107	1068	10.0
4	パラフェニレンジアミン	20	275	7.3	79	853	9.3	99	1128	8.8
5	塩化コバルト	25	285	8.8	67	899	7.5	93	1184	7.9
6	カルバミックス	27	279	9.7	44	847	5.2	71	1126	6.3
7	香料ミックス	6	282	2.1	56	889	6.3	62	1171	5.3
8	塩化第二水銀	20	267	7.5	40	871	4.6	60	1138	5.3
9	イソチアゾリノンミックス	6	276	2.2	43	853	5.0	49	1129	4.3
10	チウラムミックス	12	275	4.4	34	847	4.0	46	1122	4.1
11	フラジオマイシン硫酸塩	1	281	0.4	42	883	4.8	43	1164	3.7
12	p-tert-ブチルフェノールホルムアルデヒド樹脂	4	275	1.5	30	851	3.5	34	1126	3.0
13	チメロサール	8	276	2.9	23	847	2.7	31	1123	2.8
14	重クロム酸カリウム	12	283	4.2	15	888	1.7	27	1171	2.3
15	ロジン	1	281	0.4	22	886	2.5	23	1167	2.0
16	エポキシ樹脂	5	275	1.8	17	845	2.0	22	1120	2.0
17	ラノリンアルコール	3	280	1.1	18	888	2.0	21	1168	1.8
18	ペルーバルサム	5	282	1.8	15	883	1.7	20	1165	1.7
19	カインミックス	5	281	1.8	14	881	1.6	19	1162	1.6
20	メルカプトミックス	7	274	2.6	8	844	0.9	15	1118	1.3
21	黒色ゴムミックス	5	275	1.8	10	846	1.2	15	1121	1.3
22	メルカプトベンゾチアゾール	5	274	1.8	6	844	0.7	11	1118	1.0
23	パラベンミックス	5	281	1.8	6	880	0.7	11	1161	0.9
24	ホルムアルデヒド	0	277	0.0	6	843	0.7	6	1120	0.5

学調査を行っている．JSA は 1994 年に初めて選定され，2008 年（JSA2008）と 2015 年（JSA2015）に組み換えがあった．JSA2015 はパッチテストパネル®（S）（佐藤製薬）と塩化第二水銀，ウルシオール（鳥居薬品）の計 24 種類のアレルゲンで構成されている．現在，症例登録は一般社団法人 SSCI-Net（皮膚安全性症例情報ネット）[7, 8] で行っており，調査対象は，パッチテストを必要としたさまざまな疾患である．陽性率は各アレルゲンへの感作の状況を反映している[9]．JSA2015 の 2016 年度の結果を陽性率の高い順に表に示した（表3）．現在日本では，硫酸ニッケル，金チオ硫酸ナトリウム，ウルシオール，パラフェニレンジアミン，塩化コバルトが上位 5 位を占めている．また，イソチアゾリノン系防腐剤の陽性率が高くなり，化粧品や日用品においても注目されているアレルゲンである．

(3) SSCI-Net アレルギー性接触皮膚炎症例の全国調査

　SSCI-Net では，「皮膚の安全性症例情報」として，パッチテストで確定されたアレルギー性接触皮膚炎の原因製品全国調査を行っている．2016 年 4 月から 2017 年 3 月までに収集できたのは 423 件で，化粧品・薬用化粧品が 54％，医薬品が 25％，装身具・装飾品 9％などであった（図3）．最多の化粧品の原因製品種別件数では，染毛剤，シャンプー，化粧下地，化粧水などが多かった（図4）．医薬品では市販薬，点眼薬，ステロイド薬などが原因製品として報告されている（図5）．

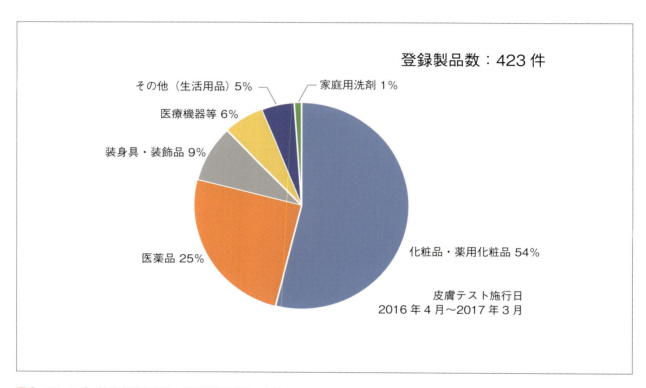

図3　アレルギー性皮膚障害事例：製品区分別件数・割合

1. 接触皮膚炎診断のアルゴリズム

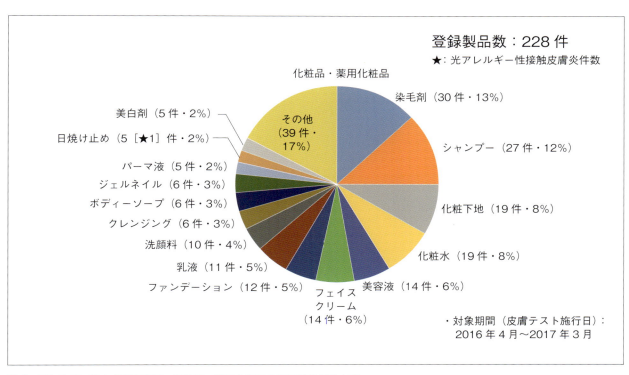

図4　アレルギー性皮膚障害事例：化粧品・薬用化粧品の原因製品件数内訳

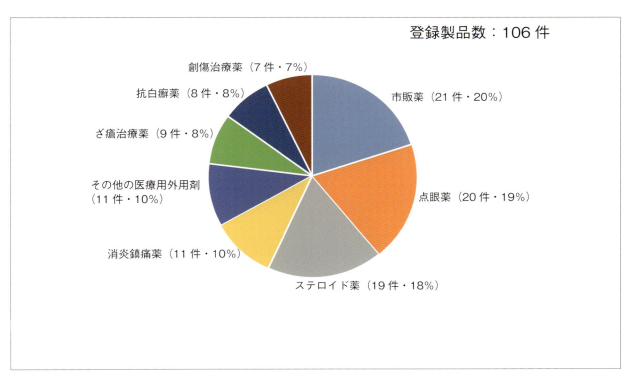

図5　アレルギー性皮膚障害事例：医薬品の原因製品件数内訳

文献

1) Lachapelle JM et al: Patch Testing and Prick Testing: A Practical Guide Official Publication of the ICDRG, 3rd ed, Springer-Verlag, Berlin Heidelberg, p.59, 2012
2) Johansen JD et al: Contact Dermatitis 73: 195, 2015
3) Johansen JE et al: Contact Dermatitis 5th ed, Springer-Verlag, Berlin Heidelberg, 2011
4) 高山かおるほか：日皮会誌 119: 1757, 2009
5) 松永佳世子：医師と患者のためのパッチテスト・アレルゲン解説書（松永佳世子編），学研メディカル秀潤社，東京, p.6, 2017
6) 古江増隆ほか：日皮会誌 119: 1795, 2009
7) Furue M et al: J Dermatol 38: 310, 2011
8) 松永佳世子：皮膚病診療 39: 696, 2017
9) SSCI-Net ホームページ http://info.sscinet.or.jp
10) 鈴木加余子ほか：J Environ Dermatol Cutan Allergol 11: 234, 2017

こんな時どうする？2

松永　佳世子

● パッチテスト（PT）をする時，こんな質問にはこう答えています

◎ 感作を気にする患者さん

患者…「ネットで調べたのですが，PTをやることによって感作されて，かぶれるようになることがあるんですよね．そんな怖いのは絶対嫌です！」

Dr.M…「感作のことをご存知なんですね．よくアレルギーのことを勉強されていますね」
「おっしゃる通り，PTでの感作は絶対にないとは言えません．数字的なことをいうと感作は多くて1％程度までとされています」

患者さん…「やっぱり"絶対ない"はないんですね」

Dr.M…「そうですね．ですから私たちも，患者さんの心配に思う点をできるだけ除いてPTを行っています」
「たとえば，疑う症状がない場合，また診断に必要のないアレルゲンはできるだけ外したり，症状がひどい人には，試薬の濃度を調整するといったことです」

Dr.M…「感作の不安は，もちろんあると思いますが，原因がなにかわかることによって，患者さん自身のこれからの生活がとても楽になると思いますよ．PTをやってみる"メリット"も是非考えてみませんか？」

◎ タトゥーがある患者さんにパッチテストする時

患者・・・「実は背中にタトゥーがあるんですが」

Dr.M……「本当ですね．きれいなタトゥーですね．この上には貼れませんが，空いている背中の部分と，腕の部分に貼れる範囲で検査しましょう．重要なものに絞ってみましょう」

Dr.M……「稀にですが，タトゥーの色素にアレルギーのある患者さんがいます．これまで，タトゥーの部分が痒くなったり，赤く腫れたことはありませんか」

患者…「なかったです」

Dr.M……「了解です．ときどき，タトゥーの色素に接触アレルギーがあり，パッチテストするとその部分が腫れるときがあります．腫れたときは，治療しますが，いいでしょうか」

◎ お風呂に入れないならPTをやりたくないという患者さん

患者…「PTをしているときは数日お風呂に入れないんですよね，それなら絶対やりたくないです！」

Dr.M…「そうですね，お風呂に入れないのは辛いですよね．でも，便利なものがあるんですよ．しっかり湯船に浸かることはできないけれど，パッチテストの絆創膏の上に保護テープを貼ると検査期間中でもシャワーは可能なんですよ」

Dr.M…「冬季ですと保護テープ下の発汗もあまりないようです．患者さんの肌の状態や，生活状況に合わせて，検査ができるようになっています．この保護テープを使ってPTをしてみませんか？」

◎ 検査の結果が陽性だった患者さん

患者…「検査をしたら陽性が出てしまいました，私はもう，このアレルギーから一生逃れられないのですね．もうダメですね（涙）．怖いから他にアレルギーがないか，もうこの際全部調べてくれませんか？」

Dr.M……「不安になりますよね．でも全部調べなくても大丈夫ですよ．皮膚に症状が出た場合には調べることが大事です」
「実は陽性が出たからといって，そのアレルゲンが身体に悪さをしている証明にはならないんです．はっきりとした症状が出て，初めてアレルギー性接触皮膚炎という疾患だと証明されるんですよ」

患者…「陽性が出たら，もう完全に症状が出ると思ってました．ホッ…．」

Dr.M…「そうですね．自分の体質のことをきちんと理解していれば，日常生活で避けられる食べ物や，製品がわかりますから，今回の検査で，それを知ることができてとてもよかったですね」

◎ 妊娠するかもしれないと心配する女性の患者さん

患者…「もし妊娠しているとわかったらどうしたらいいですか」

Dr.M…「妊娠中はお腹の赤ちゃんが大事です．妊娠するかもしれない場合や，妊娠とわかった場合は，パッチテストは中止しましょう．貼付する化学物質は微量ですが，体の中にアレルギー反応をおこすことは避けたいですね」

第3章 パッチテストの方法

第3章 パッチテストの方法

1 パッチテスト（PT）施行時に留意すべき患者側の要因

松永　佳世子

はじめに

パッチテスト（PT）施行時，患者の反応性についても考えることが重要である[1]．PTの反応を減弱させる要因には，医薬品，免疫抑制状態，紫外線照射および日焼けがあり，その結果，偽陰性になることがある．また，活動性の高い皮膚炎のように，PT反応を増強する因子もある[1]．

1．PTは正常な皮膚に行う

偽陽性反応やangry back syndromeを避けるために，PTは現在皮膚炎がある，ないしは最近まで皮膚炎があった部位は原則避ける．接触皮膚炎ばかりでなく，アトピー性皮膚炎，貨幣状湿疹，そして脂漏性皮膚炎，その他のさまざまな炎症性疾患にも同様の配慮が必要である．PTは皮疹を完全に治癒させるか，寛解させてから施行する[1~3]．

2．医薬品の影響

(1) コルチコステロイド

外用コルチコステロイドによる試験部位の治療は偽陰性反応を惹起することがある[1~3]．貼付部位以外のコルチコステロイド外用の影響はまずないと考えられる[4]．

経口コルチコステロイドについては，プレドニゾロン20 mgに相当する経口投与量であればPTは可能であると解釈されている[1~4]．これらはICDRG（International Contact Dermatitis Research Group）の判定基準で強い反応（ICDRG+++）について行われており[4]，ICDRG+の弱い反応は評価されていない．

内服コルチコステロイドで治療された患者におけるPT結果の解釈には細心の注意が必要であり，疑わしい場合はコルチコステロイド治療中止後に再度PTを行う[3]．

(2) 免疫調整薬

コルチコステロイド以外の免疫調整薬を使用している患者におけるPTの信頼性についてのデータは少ない．最近の研究はアザチオプリン，シクロスポリン等を使用している患者において，PT反応は惹起できるとの報告が少数例ある[4]．筆者も，アトピー性皮膚炎，自家感作性皮膚炎および背部の湿疹が通常の治療で改善できない症例で，接触アレルギーを疑いPTを行う場合には，PT施行1週間前からPT中にシクロスポリンを3 mg/kg，最大150 mgまで内服させる場合がある．皮膚炎を改善し，PTによる増悪を抑制しながら，ニッケル，クロム等のPT陽性反応を確認できた症例を6例経験している．

しかしながら，これらの免疫調整薬がアレルギー性のPT反応に及ぼす影響にはいまだ不明な点があり，今後，信頼できる研究が実施される必要がある[4]．経口コルチコステロイドおよび免疫調整薬も偽陰性がおこりうるため，陽性反応だけが意味をもつ[3]と考えておくべきであろう．

局所の免疫調整薬（わが国ではタクロリムス）は国内外でアトピー性皮膚炎の治療に広く使用されている．タクロリムス外用薬はPT反応に影響がなかったとの報告がある[3]．自験例での経験に乏しいため，今後，検討したいところである．

(3) 抗ヒスタミン薬

PTの反応に対する抗ヒスタミン薬の影響が一部で議論されているが，影響はないとする立場が一般的である[1,2]．抗ヒスタミン薬は機械性蕁麻疹，花粉症等を合併する症例では，中止することでPT除去時の蕁麻疹が判定をむずかしくする場合があり，鼻炎症状の悪化や全身の痒みを誘発するなど不都合が生じるため，筆者は内服継続を可としているが，不都合であった症例は経験していない．一方，プリックテスト等の即時型検査には，抗ヒスタミン薬は反応を抑制するために，最低72時間の内服中止が必要である．

3. 紫外線照射の影響

　UVB照射やグレンツ線はランゲルハンス細胞の数を減少させ[5]，ヒトのPT反応を減弱する可能性がある．紅斑惹起しない低用量UVBのくり返し照射が照射部位以外の皮膚でのパッチテスト反応を抑制した．すなわち，全身的な免疫抑制作用があることが示されている．UVAにはその作用はないがPUVAはPT反応を抑制する[6]．

　実際的には日焼けが著明な患者では紫外線を大量に浴びてから最低4週間あけてPTを実施することが勧められている[1〜3]．

4. アトピー性皮膚炎および活動性の湿疹がある場合

　アトピー性皮膚炎患者のPT陽性率は，他の皮膚炎患者と変わらないことが多くの研究で明らかになっている．バリア機能障害のあるアトピー性皮膚炎では，接触アレルギーを合併しやすいとの研究もある[7]．したがって，他の皮膚炎の患者同様，アトピー性皮膚炎の患者にもPTを施行すべきである[1〜3]．アトピー性皮膚炎患者にPTをする場合はとくに考慮が必要で，炎症がなく，タクロリムスやコルチコステロイド外用薬を必要としない皮膚になるまで治療して，貼付部位をよい状態にして行う．

5. 妊婦のPT

　PTで経皮吸収される微量のアレルゲンが胎児に影響しうることを示すデータはないが，奇形等の発生が，たとえ自然発生であると考えられても，PTが原因ではないかと疑われる場合もある．したがってICDRGでは科学的な理由というより，法医学的な観点から妊娠中の女性にはPTを実施しないことを原則としている[3]．

6. 小児のPT

　小児も成人と同じようにPTは適応がある．唯一の問題は，貼付できる面積が小さいことである．運動量の多い小児では，試料が剥がれてしまわないように，PTを絆創膏で補強する必要がある[1〜3]．

　検査の条件を最適にするため，検査のプロセスや方法を保護者に十分説明しておく必要がある．小児に貼付するアレルゲンの濃度は成人と同じ濃度が妥当との結論に至っている．小児ではPTで刺激反応が多くみられるので結果に疑問がある場合は，より低濃度で再度PTをする．成人と同じようにシリーズで貼付するか，アレルゲンをより厳選して貼付するかについてはいまだ議論があり，一致していない[1〜3]．

まとめ

① PTは正常な皮膚に貼付する．皮膚炎がある場合は，治癒あるいは寛解させて行う．
② PT部位のステロイド外用はパッチテスト反応に影響するので5日から1週間外用しない状態で施行する．
③ タクロリムス外用はPT反応に影響しないとの報告がある．アトピー性皮膚炎では，PT前の外用はタクロリムスにするか，内服シクロスポリンも選択に入れる．
④ 経口ステロイドについてはプレドニゾロン20 mgなら施行する．しかし，偽陰性があることを念頭に，減量や中止ができた場合は，再度検査を行う．
⑤ シクロスポリンの全身投与の影響については，結論は出ていない．筆者はシクロスポリンを内服していても，PTで陽性反応を惹起できる症例を複数経験している．シクロスポリンの内服は同時に存在する皮膚炎を抑制するが，惹起反応は抑制しにくいと推測している．
⑥ 抗ヒスタミン薬は中止できる場合は，中止するが，機械性蕁麻疹，花粉症を合併する症例では内服継続する．
⑦ UVB照射，日焼けは避ける．重度の日焼けでは，4週間以上たってからPTを行う．
⑧ アトピー性皮膚炎もPT適応がある．皮疹を寛解させて行う．
⑨ 小児でも成人と同様にPTは適応がある．運動量が多いので，刺激反応が出やすい点に注意する．
⑩ 妊娠中はPTを行わない．

引用・参考文献

1) Johansen JD et al: Contact Dermatitis 73: 195, 2015
2) Fonacier L: J Allergy Clin Immunol Pract 3: 669, 2015
3) Lachapell JM et al: Patch Testing and Prick Testing: A Practical Guide Official Publicaion of the ICDRG, 3rd ed, Springer, Berlin, p.157, 2012
4) Rosmarin D et al: Dermatitis 20: 265, 2009
5) Seité S et al: Br J Dermatol 148: 291, 2003
6) Skov L et al: Clin Exp Immunol 107: 585, 1997
7) Thyssen J P et al: Contact Dermatitis 68: 273, 2013

第3章 パッチテストの方法

2 これだけはおさえておきたいパッチテストの基本手技

伊藤 明子, 鈴木 加余子

1. 患者さんへの説明と同意

パッチテストの前には, その目的, スケジュール, 方法, テスト前・テスト中に注意すべき生活上の注意点, テストによりおこりうること（どのような反応が出るか, 遅発反応, 持続反応, 感作する可能性等), さらに, パッチテストで陽性となった製品やアレルゲンが, 問題となる皮膚炎の原因かどうかは因果関係の確認のためテスト後にも経過観察が必要であることを説明のうえ, 同意を得てから検査日程を決定する（図1). 内服薬や外用薬を使用している場合は, 検査前に中止が必要かどうか指示する (p.52 参照). 検査中は, 締め付ける着衣を着用しない, 入浴, スポーツなど汗をかくことや運動やユニットがずれるようなことは控えるなどの生活指導を行う.

2. 閉鎖貼布試験

テストに必要なもの
①試薬
②患者が使用している製品
③パッチテストユニット
④固定用テープ
⑤マーキング用のペンまたはテープ
⑥判定表（図1）

1）パッチテスト試薬

国内で入手可能な試薬には鳥居薬品が販売しているパッチテスト試薬（液）8品目, パッチテスト試薬（軟膏）10品目, パッチテスト試薬金属 16品目, および ready to use のパッチテストパネル®（S）(佐藤製薬)（図2f) がある.

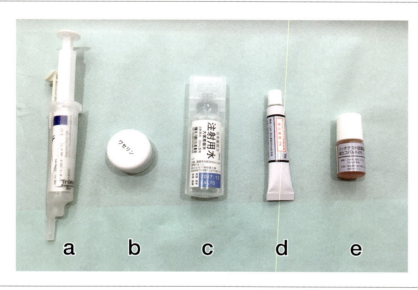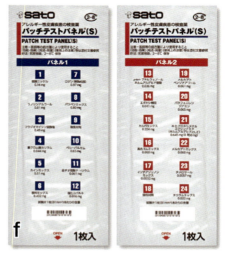

図2 試薬
(a) allergEAZE®（SmartPractice 社), (b) 白色ワセリン（陰性コントロール), (c) 蒸留水, (d) パッチテスト試薬（軟膏基剤）(鳥居薬品), (e) パッチテスト試薬（水溶液）(鳥居薬品), (f) パッチテストパネル®（S）(佐藤製薬)

パッチテスト検査説明・同意書

ID：＿＿＿＿＿＿＿＿＿＿＿＿

氏名：＿＿＿＿＿＿＿＿＿＿＿＿

【検査日】　　　　　　年　　　　月　　　　日

【パッチテストとは】

　アレルギー性のかぶれの原因を調べる検査です．かぶれの原因と考えられる製品や化学物質を背中または腕の皮膚に貼付し，皮膚の反応を確認します．この検査を施行しても，原因物質が特定できないこともあります．

【検査目的】

- ☐ 日用品や化粧品，職業性に使用する物質にかぶれているかどうかを調べる．
- ☐ ピリピリ感や舌の痛みなど口腔内の様々な症状が歯科金属や治療に用いられる材料で生じているかどうかを調べる．
- ☐ 薬疹が生じた場合の，原因薬剤を確認する．
- ☐ 手術や歯科治療などを行う前に金属アレルギーがあるかどうかを調べる．
- ☐ その他（　　　　　　　　　　　　　　　　　　　　　　　　　　）

【検査の方法】

症状を誘発した製品やアレルゲンを載せたパッチテストユニットを背部か上腕外側に48時間貼付します．貼付した48時間後にパッチテストユニットを除去し，1回目の判定を行います．その後，貼付後72時間後または96時間後，そして1週間後に判定を行います．

【検査の副作用】

- パッチテストユニットを貼るテープでかぶれる可能性があります（いわゆるテープかぶれ）．
- 陽性反応が強く出た場合，湿疹反応に伴う，かゆみ，赤み，腫れ，時に水疱が生じる可能性があります．
- 陽性反応が強く出た場合，治った後にかさぶたや色素沈着が残ることがあります．
- まれにですが，この検査により感作される（かぶれる体質になってしまう）ことがあります．

図1　検査説明・同意書，パッチテスト問診票，パッチテスト持参品表・持参品の記入例（p.55〜60）

◆パッチテスト検査説明・同意書，問診票，持参品表（書き方），検査の流れ，のテンプレートは下記のURLよりダウンロードすることができます．是非診療にご利用ください．　https://gakken-mesh.jp/book/detail/9784780909531.html

【検査の予定】

来院日	時間	検査内容	入浴・シャワー
貼付日 　　月　　日（　）	時　　分	アレルゲンの貼付 ※持参品のある方は，持参品と持参品名を記入した用紙を受付時に提出してください．	×
1回目の判定 　　月　　日（　）	時　　分	貼付したものを剥がして印を付けます． 1回目（48時間後）の判定と写真撮影 ※締め付けの弱い下着を着用してください．	×
2回目の判定 　　月　　日（　）	時　　分	2回目（72時間後）の判定と写真撮影	濡れること→○ こすること→×
最終判定 　　月　　日（　）	時　　分	最終判定と写真撮影 今後の方針についてお話します．	濡れること→○ こすること→○

※ 持参品を提出された方は，準備のため時間がかかります．
※ 検査・診察時間が前後することがあります．ご了承ください．
※ 入院で検査される方は，予約時間通りとは限りません．お呼びしますので，病室でお待ちください．

持参品：医師の説明を受けられた方
※ 小分けせず，製品ボトルのままご持参ください．

【注意事項】

1) パッチテストを貼付してから，2回目の判定が終了するまで入浴することができません（保護テープを使用した場合は軽く入浴ができることがあります）．背中または腕のシールかマークを消さないように注意してください．
2) 2回目の判定終了後の夜からシャワー・入浴はできますが最終判定（4回目の判定）が終わるまで検査部位（背中，腕）をタオル等で洗うことは控えてください．
3) 背中または腕のシールを故意に剥がさないでください．
4) 1回目の判定時に皮膚にテープをつけます．自然に取れた場合はそのままでかまいません．
5) 貼付部位の下着は締め付けのないように注意してください．
6) パッチテスト中は，貼付部位（背中，腕）がかゆくても無理にたたいたり，こすったりしないでください．かゆみが強い場合は医師にお伝えください．
7) パッチテスト中は，汗をかく運動や作業は控えてください．
8) パッチテストを受ける1週間前からの日焼けは避けてください．

1) 検査当日，貼付する部位に湿疹や赤みがある場合は，検査が延期になることがあります．
2) 検査の1週間前から，貼付部位のステロイド薬の外用は中止してください．貼付部位の保湿は検査当日から中止してください．
3) 予約日に来院できない場合は，早めに連絡してください．
   原則，お電話での検査の日程変更は受け付けておりません．ご了承ください．

上記の通り説明しました．この同意書は署名後も取り下げることができます．また，同意を拒否されても診療上の不利益を受けることはありません．

　　　　　　年　　月　　日　　　　　　医師署名 _____

　　　　　　　　　　　　（立会者　　看護師：氏名 _____ ）

上記説明を受け，その内容を十分理解した上で検査を受けることに同意します．

　　　　年　　月　　日　患者署名 _____

患者さん本人が説明を受ける状態にないため，代わりに上記の説明を受け，その内容を十分理解した上で，検査を受けることに同意します．（原則としてご家族の方にお願いします．）

　　　　年　　月　　日　氏名： _____ （本人との続柄 _____ ）

代理人がいない場合
　　　　年　　月　　日　診療責任者あるいは責任当直医署名 _____

パッチテスト問診票

NO: _____

貼付日：　　　年　　　月　　　日

記入日：　　　年　　　月　　　日

ID：　　　　　　　　　　　名前：

年齢：　　　歳　身長：　　　cm　体重：　　　kg

現住所：

1. 今回，皮疹が出た部位にチェックをしてください．

☐ 頭皮　　☐ 顔面　　(☐ 眼瞼　　☐ 額　　☐ 頬　　☐ 口唇)
☐ 頸部　　☐ 上腕　　☐ 前腕　　☐ 手背　　☐ 手掌　　☐ 胸部
☐ 腹部　　☐ 背部　　☐ 大腿　　☐ 下腿　　☐ 足背　　☐ 足底
☐ その他

2. その皮疹が出現した時期はいつ頃ですか？

　　　　　　年　　　　　　月　　　　　　日頃から

・アトピー性皮膚炎はありますか？　　　　　　　☐あり　　☐なし
・花粉症はありますか？　　　　　　　　　　　　☐あり　　☐なし
・ピアスをしたことがありますか？　　　　　　　☐あり（　　歳）　☐なし
・ピアスでかぶれたこと（痒くなる，赤くなる，ジクジクするなど）がありますか？　☐あり　☐なし
・ピアス以外のアクセサリーでかぶれたことがありますか？
　　　　　あり☐（具体的に　　　　　　　　　　　　　　）　☐なし
・歯科治療後の金属冠や詰め物が口腔内にありますか？　☐あり（☐金，☐銀，☐その他）　☐なし
・歯科治療をうけた最終年齢は何歳ですか？　　（　　歳）
・歯の矯正器具を使用したことがありますか？　☐あり　　☐なし
・金属製の美容器具を使用していますか？（例：ビューラー，美顔ローラーなど）　☐あり　☐なし
・金箔入りの化粧水など金が入った化粧品を使用されていますか？　☐あり　☐なし
・パチンコ玉を触りますか？　☐よく触る　☐時々触る　☐触らない
・ゲームのメダルを触りますか？　☐よく触る　☐時々触る　☐触らない
・他に日常生活で金属と接することがありますか？（例：金管楽器にさわる，仕事で金属製器具を持つなど）
　　　　　☐あり（具体的に　　　　　　　　　　　　　　）　☐なし
・職業を教えてください
　　　　　職業（　　　　　　　　　　）　いつから（　　　　　　　　　　）

パッチテスト持参品表

患者氏名：
ID：
貼付日：

	製品名	用途	販売元（会社）	成分	ロットNo	使用歴	症状	濃度基剤	48時間 紅斑 / 丘疹 / 小水疱 / 浮腫 / ICDRG基準	72時間 紅斑 / 丘疹 / 小水疱 / 浮腫 / ICDRG基準	1週間 紅斑 / 丘疹 / 小水疱 / 浮腫 / ICDRG基準	備考
1												
2												
3												
4												
5												

判定医（指導医）：

第3章 パッチテストの方法

パッチテスト持参品表の書き方

患者氏名
ID：
貼付月日

				24時間				ICDRG基準	72時間				ICDRG基準	1週間				ICDRG基準	備考
			基剤	濃度	紅斑	丘疹	小水疱	浮腫		紅斑	丘疹	小水疱	浮腫		紅斑	丘疹	小水疱	浮腫		
	製品名	用途	販売元（会社）	成分		ロットNo.	使用歴	症状												
1																			
2																			
3																			
4																			
5																			

判定医（指導医）：

販売元（会社）はここを記入
製品の裏側，側面，箱など，製品の入っていた箱などを確認しましょう。写真やコピーをもってきていただいても結構です。

使用歴を記入
製品をいつごろからいつまで使ったか，1日に何回使ったか，どんなときに使ったか，できるだけ詳しく書いてください。

症状を記入してください
（例）手のひらがかゆい，皮がむける
（例）口のまわりだけがガサガサになる
（例）両まぶたが赤くはれる

ロットNo.はここを記入
容器の裏側・側面。チューブなら端に印字されていることが多いです。

成分はここを記入
製品の入っていた箱や，添付の説明書などを確認しましょう。写真やコピーをもってきていただいても結構です。

◆テンプレート製作・監修：久野千枝　矢上晶子　松永佳世子

接触皮膚炎は時代とともに重要なアレルゲンが変遷し，当初，設定された試薬濃度が適切であるかどうかについても，反応の程度や因果関係がどの程度確認できるのか，適宜検討が必要である．しかし，わが国においては1968年に鳥居薬品よりパッチテスト試薬（液）とパッチテスト試薬（軟膏）が，1993年にパッチテスト試薬金属11品目が追加で発売されて以来，新たな試薬の発売や濃度の変更はされなかった．その結果，実際には時代に見合った試薬を海外より個人輸入して使用せざるをえない場合も多く，日本で入手できる試薬の発売が望まれていた．そんななかようやく2015年に佐藤製薬よりパッチテストパネル®（S）が発売された．それまでは，ジャパニーズスタンダードアレルゲン（Japanese standard allergens：JSA）ですら，ほとんどの試薬は海外より個人輸入した試薬を用いなければならなかったが，パッチテストパネル®（S）と鳥居薬品の試薬を組み合わせることで，JSAのすべてのアレルゲンが保険収載され，国内で入手できることになった．

2）持参品の調整

パッチテストでは試薬以外に患者が使用している日用品や化粧品を貼付することがある．

①そのまま肌につけたまま使用する製品

クリームや化粧水，外用薬など，肌に塗布して使用するものは，原則として稀釈せず，そのままユニットに載せる．パウダリーファンデーションや頬紅などの粉製品は，ワセリンで練って（図3），クリーム状にして載せるとよい．た

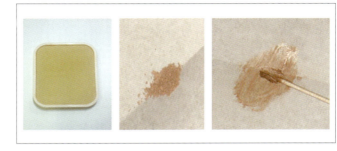

図3　粉製品の練り方
パウダリーファンデーション等の粉製品は，ワセリンで練ってクリーム状にして載せる．

だし臨床症状が強い場合は，稀釈系列を作製することが望ましい．

②洗い流す製品

シャンプーやボディソープ，コンディショナーなどの洗い流す製品は，水（水道水でよい）で原則1%に稀釈する．ただし台所洗剤は含有する界面活性剤の濃度が高いため，製品表示を確認し，界面活性剤の濃度としてはおおよそ0.2%となるように稀釈すると刺激反応が出にくくなる．

③農薬

使用濃度の10%程度とされるが，過去の報告を参考にして調整する．

④布製品，手袋など

細かく刻んで，チャンバーに詰める．または，適当な大きさに切って，そのままテープやユニットに載せて貼付する（図4）．

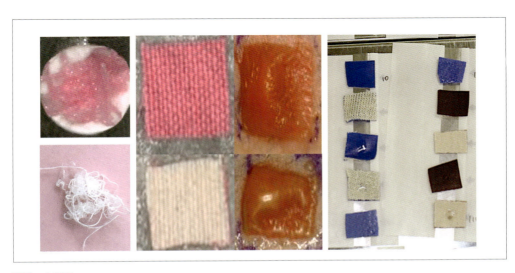

図4　布製品
刻んで，または繊維状にほぐして載せる．そのまま切って表裏を区別してテープやユニットに載せてもよい．

第3章 パッチテストの方法

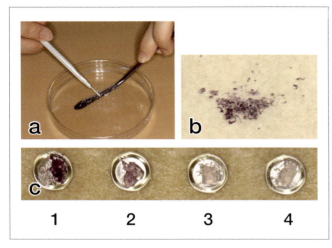

図5 プラスチック製品（文献1より引用して改変）
眼鏡先セルの削り屑を調整する.
(a) 手術用メス刃で削っている様子.
(b) 削り屑.
(c) ワセリンで稀釈してユニットに載せた状態.
1：できるだけ少量のワセリンで削り屑を練ったもの.
2～4：1を基準に重量比で50％，10％，5％にワセリンで稀釈したもの.

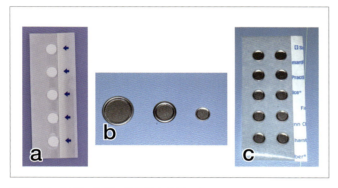

図7 チャンバーとパッチテストユニット
(a) パッチテスター「トリイ」.
(b) 種々の大きさのFinn Chamber®. わが国では通常，8 mm径が使用されている.
(c) テープに8 mm径のチャンバーを載せたユニット，Finn Chamber® on Scanpor® tape.

⑤そのほかの日用品

樹脂製品は，手術用メス刃やカッターで削って屑をワセリンと混ぜて貼付する（図5）．破壊してよい陶器の場合は，一部，砕く．

⑥植物

花弁，葉，茎に分けて，すり潰すか，細切するか，適当な大きさに切って貼付する（図6）．表面に傷をつけて貼付する場合もある．球根や表面がざらざらした葉は刺激があるた

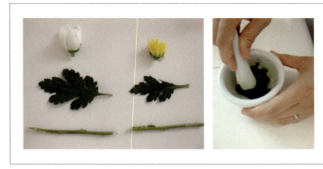

図6 植物の調整方法
葉と花弁，茎はおのおのすり潰す．茎や厚い葉は薄切りにして貼付してもよい．primula obconicaなどの強感作物質は短時間貼付する．刺激性のある植物は10％水あるいはエタノール抽出液を用いる．とくにトゲがあったり，表面がざらざらしているものはそのまま貼らない（すり潰す）．

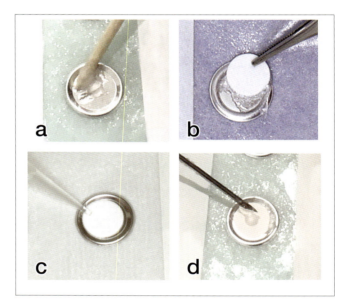

図8 Finn Chamber®に水溶液の試薬を載せる
(a) 爪楊枝の先でワセリンを少量とり，チャンバーにつける.
(b) 付属の濾紙を載せる.
(c) 15μLの試薬を落とす.
(d) 18Gの注射針1滴は，およそ15μLに相当する.

め，すり潰す．primula obconicaなど感作性の高い植物は抽出液を作製する．

⑦工業用品など

製品の情報や使用方法を調べる．経験のない製品は，文献や過去の報告を調べて調整する．刺激が予測される場合は，クローズせず，以下に述べるオープンテストを検討する．リトマス試験紙を準備しておくと，pHを簡単に確認できる．

2. これだけはおさえておきたいパッチテストの基本手技

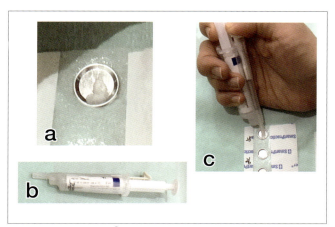

図9 Finn Chamber® に軟膏基剤の試薬を載せる
(a) 8 mm 径の Finn Chamber® には 20 mg の試薬を載せる。適量を載せるための道具（アレルゲンディスペンサー）も市販されている。
(b) アレルゲンディスペンサーに試薬のシリンジをセットした様子。
(c) アレルゲンディスペンサーを用いて Finn Chamber® に試薬を載せている様子。

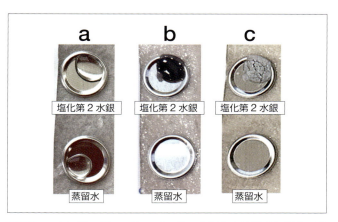

図10 アルミ製の Finn Chamber® に水銀を直接載せた場合の経時変化
(a) 直後。(b) 90分後。(c) 翌日。

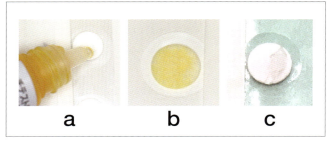

図11 パッチテスター「トリイ」に試薬を載せる
(a, b) 水溶液の試薬は点眼液の試薬1滴分を滴下する。
(c) 軟膏基剤は、貼付したときに不織布から試薬がはみ出ない程度を載せる。

3）パッチテストユニット

パッチテストに用いるパッチテスト用ユニットはさまざまな製品が販売されているが、国内で入手可能なユニットは、鳥居薬品のパッチテスター「トリイ」のみである（図7a）。海外で販売されているユニットとしては、Chamber（図7b）をテープに載せた Finn Chamber® on Scanpor® tape（図7c, SmartPractice 社）、IQ Chamber（Chemotechnique Diagnostics）、IQ Ultra™（同）、IQ Ultimate™（同）、Haye's Test Chamber（HAL allergenen LAB）などがある。

4）試薬をユニットに載せる

チャンバーにより、試薬や試験試料を載せる量が異なるため確認が必要である。Finn Chamber® on Scanpor® tape（8 mm 径）の場合、1つのチャンバーあたり、軟膏基剤の試薬であれば 20 mg、水溶液の試料は 15 μL が推奨される。アルミのチャンバーに水溶液を載せる場合は、付属の濾紙を載せる（図8a〜c）。なお、水銀は、ほかの金属と反応してアマルガムを生成するため、アルミのチャンバーに直接のせない。パッチテスター「トリイ」やポリプロピレンコーティングの Finn Chamber® を使用すると問題なく貼付できる（図9, 10）。

パッチテスター「トリイ」は、水溶液の試薬であれば同社の試薬容器1滴分（図11）が至適量であるが、軟膏基剤の至適量は正確には検討されていない。

5）ユニット貼付と固定

パッチテストは上背部に貼付することが推奨される。ユニットを貼付した場合、しっかりと固定でき、ずれにくい。パネルタイプの試薬は袋から出して、そのまま貼る。後で判定用のゲージを合わせるために、窪みとテープの角に印をつけておくとよい（図12, 13）。ユニットを貼付した後に、ユニットがずれたり、外れたりしないように、さらに上から医療用テープで固定する（図14）。

6）マーキングと判定

48時間後（D2）にユニットを除去してペンなどを用いてマーキングを行う（図15a）。D7の判定まで、どこにどのアレルゲンを貼付したか判定者が判別できればよいため、マーキングに決まった方法はない。ペンや鍵型にカットした医療用テープ（図15b）でマーキングをする方法がある。また、ユニットを貼付後に透明のシートをかぶせて、ユニットの位置や背中にある母斑などの部位をマジックでなぞり、判定のたびにかぶせて、アレルゲンの位置を確認する

63

第3章 パッチテストの方法

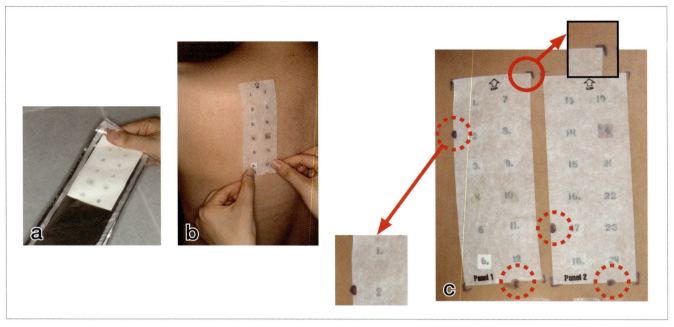

図12 パネルタイプの試薬の使用方法
(a) アルミの袋から試薬を取り出す．
(b) 貼付する．
(c) 点線で囲んだ4カ所ある窪みと実線で囲んだ角にペンで印をつける．

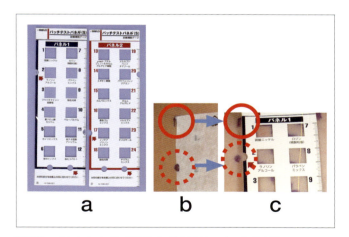

図13 パネルタイプに付属した判定用ゲージの使用方法
(a) 付属の判定用ゲージ．表がパネル1用，裏がパネル2用になっている．
(b, c) パネルの角と窪みの印をゲージに合わせると，アレルゲンの貼付部位がわかる．

方法もある（図15c）．

　ユニットを除去した直後は，テープの刺激により紅斑を生じることもあり，ユニット除去後30分から1時間経過した後にD2判定を，翌日にD3（およそ72時間後）判定を，1週間後（D7）に判定を行う（判定基準，判定方法はp.90を参照）．

3．光パッチテスト（図16）

　光アレルギー性接触皮膚炎は，皮膚炎の惹起に紫外線が必須であるアレルギー性接触皮膚炎であり，本症を疑った場合には光パッチテストを行わなければ陽性反応を得ることはできない．

　光パッチテストは，検査する試薬（製品）を2セット準備し，背部に左右対称となるように貼付する．1～2日貼付後に1セットのみユニットを除去してUVA 5 J/cm^{2}を照射し，遮光する．もう一方のユニットは判定まで外さない．UVAを照射するのは24時間後（貼付1日後）が一般的であるが，通常のパッチテストのように48時間後（貼

2. これだけはおさえておきたいパッチテストの基本手技

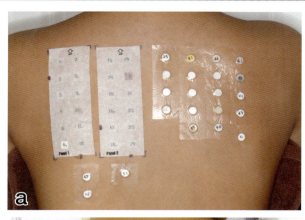

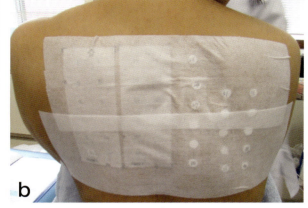

図14 貼付と固定
（a）ユニットを貼付した様子．
（b）通気性のよい医療用テープで覆う．
（アルケアのシルキーポアドレッシングを使用）

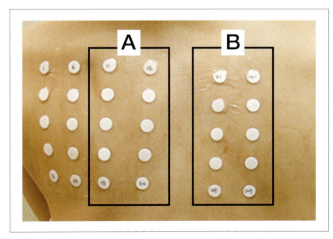

図16 光パッチテストを予定する場合の貼付方法
同じアレルゲンを2セット用意する（A：48時間閉鎖貼付するアレルゲン．B：24時間でユニットを除去して，紫外線照射するアレルゲン）．

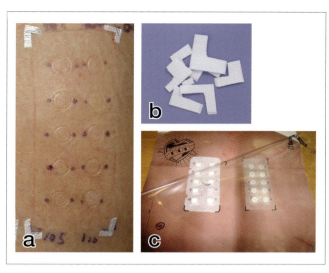

図15 マーキング
（a）ユニット除去後に鍵型のテープをユニットの角に貼った様子．ピオクタニンによるマーキングも併用．
（b）鍵型にカットした医療用テープ．
（c）パッチマップ（SmartPractice社）．

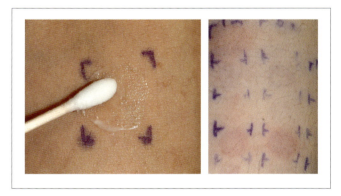

図17 オープンテスト

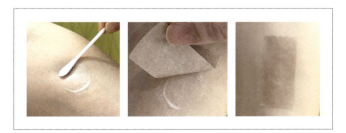

図18 セミオープンテスト
被検物質を皮膚に塗布し，よく乾かしてからサージカルテープで覆う（3M™ マイクロポア™ スキントーンサージカルテープを使用）．

3章 パッチテストの方法

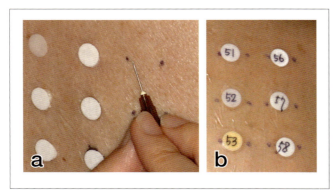

図19 スクラッチパッチテスト
（a）27Gの注射針やプリックランセッターを用いて出血しない程度に皮膚をひっかく．
（b）検査物質を載せたユニットを貼る．

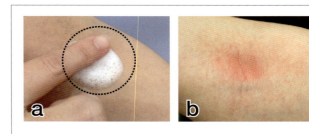

図20 Repeated open application test（ROAT）
（a）肘の内側に，化粧品など患者が使用している製品を1日2回，2週間，連日塗布する．途中で湿疹反応の出現した時点で終了．2週間，症状が現れなければ陰性．
（b）紅斑が観察され，陽性と判定．

付2日後）でもよい．判定は，UVA照射部位はユニットを除去してUVAを照射する前と照射直後に判定し，翌日以降にUVA照射部位と非照射部位の反応を比較して判定する．

4．オープンテスト（図17）

オープンテストは患者が持参した製品で，成分や内容が明らかでない場合に最初に行うとよい．オープンテストが陰性という結果は，経皮吸収が十分でないために陽性反応を惹起できない可能性もあるため，セミオープンテスト，クローズドテストと検査を進めてもよい．

製品をそのまま（as is）または稀釈したものを皮膚に塗布し，乾燥させて反応を確認する．塗布部位は閉鎖しない．塗布部位は，上背部または前腕屈側で，直径2 cmくらいの円形を目安に塗布する．20分後に接触蕁麻疹を含む即時型反応を確認し，以降は通常のクローズドパッチテストと同様に48時間後，72時間（または96時間）後，1週間後に判定を行う．

5．セミオープンテスト（図18）

セミオープンテストはGoossens[2]により考案されたテスト方法である．患者が持参した製品のうちで，シャンプーや洗浄剤，塗料など刺激があると思われる製品について行う．

検査する製品の少量（15 μL以下）を直径1 cm程度の範囲に綿棒で塗布する．十分乾燥（5～10分程度）させて接触蕁麻疹の反応の有無を確認し，その後，透過性のあるテープで被覆する（図18）．

テープは通常のパッチテストと同様に48時間後に除去して判定し，72時間（または96時間）後，1週間後に判定を行う．

持参した製品のうち，刺激性が疑われる製品で，かつオープンテスト陰性のものに対して行う．

6．スクラッチパッチテスト・ストリップパッチテスト（図19）

この方法は，スクラッチあるいはストリッピングにより，角層バリアを障害することによって，皮膚から経皮吸収しにくい物質の経皮吸収が促進した状態でパッチテストする方法である．ストリッピングはセロファンテープで8～12回行う．スクラッチは，プリックランセットや注射針で出血しない程度に表皮に2 mm程度の傷をつけ，パッチテストを施行する．スクラッチやストリッピングそのものでも刺激反応が生じることもあり，その判定には専門的な経験を要するが，通常のパッチテストで疑陽性の場合には施行してみることを念頭に置く．

この方法は，点眼薬による接触粘膜炎の原因製品の確定に有用なことがある．

7．Repeated open application test（ROAT）（図20）

ROATは，Hannukselaら[3]が1986年に考案した方法で，製品の使用状況に準じてテスト部位に製品を塗布して

アレルギー性接触皮膚炎を惹起する標準化された検査方法である．この方法によってパッチテストの反応と臨床症状との関連性を明らかにできる．パッチテストの反応が＋？の場合にROATを行うと，臨床症状との関連性を確認することができる．また，パッチテストは陰性であるが，原因製品の可能性が高い場合には，ROATを施行して原因製品と確定できる場合もある．

製品を前腕屈側の肘窩に近い部分に1日2回，3×3 cm の範囲で毎日塗布する．適切な塗布量は，0.1 mL を 5×5 mm 範囲または 0.5 mL を 10×10 mm 範囲基準とされている[4,5]．塗布部位に湿疹反応が生じたら中止し，そうでない場合には1週間継続して塗布部位の反応をみる．ROATを1週間施行して陰性でも原因として否定するものではないため，原因として疑わしい製品の場合には，3～4週間継続してもよい．

判定は塗布部位に湿疹反応を認めた場合を陽性とするが，最近 Johansen ら[6]は ROAT の所見のスコア化を提案している．

引用・参考文献

1) 増井由紀子, 伊藤明子 : MB Derma 231: 39, 2015
2) Goossens A: Ann Dermatol Venereol 136: 623, 2009
3) Hannuksela M, Salo H: Contact Dermatitis 14: 221, 1986
4) Hannuksela M: Am J Contact Dermatitis 2: 102, 1991
5) Hannuksela A, Niinimäki A, Hannuksela M: Contact Dermatitis 28: 299, 1993
6) Johansen JD et al: Contact Dermatitis 39: 95, 1997

こんな時どうする？3

伊藤　明子

● 患者さんにパッチテスト（PT）検査を説明するときに必要なものは？

・検査をスムーズに行うためにこんな工夫をしています．

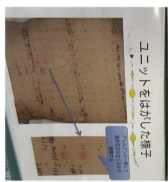

パッチテストの様子やスケジュールを写真や図を用いて患者さんに説明します．

患者さんへの説明用資料

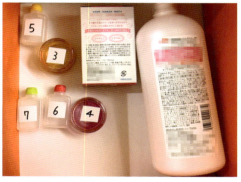

患者さんに持参品を説明するときの見本セット

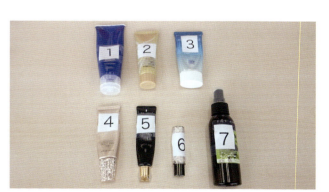

持参品につけてもらった番号ごとに製品名，製品の種類，販売元，表示されている成分などを記入してもらいます．

患者さんの持参品には番号を付けてきてもらうと便利

持参品リストを作ってもらいます（p.59参照）

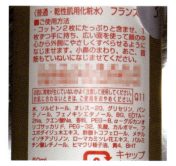

写真で記録してもらう方法もあります

界面活性剤の総量を確認します．およそ0.2%になるように稀釈します

第4章

経験のない物質や製品を調べる時は？

第4章　経験のない物質や製品を調べる時は？

1 経験のない物質や製品を調べる時は？
―化学物質について

佐々木　和実

はじめに

衣料品，靴，雑貨品などが原因で発症する接触皮膚炎を治療するためには，パッチテストにより原因物質を特定し，患者（被害者）に知らせることが重要である．とくにアレルギー性接触皮膚炎（allergic contact dermatitis：ACD）の場合，原因物質が特定されない限り，再発をくり返し，長期にわたり障害を持ち続けることになり，患者にとって相当な負担となっている．原因物質（アレルゲン）が特定されれば患者は，アレルゲンとの接触を避けることにより症状が回復することが多い．

接触皮膚炎を発症する製品は，衣料品，靴，時計，メガネ，装飾品，手袋，各種雑貨品，洗剤など多種多様な皮膚に接触する製品である．また，最近は，レジャー・スポーツ用品による接触皮膚炎もみられるようになってきた．これらの製品にはさまざまな成分が含まれているが，化粧品のような全成分表示義務はなく，成分も公表されていない例が多いことから，接触皮膚炎の原因物質の特定は大変困難となっている．解決方法としては，分析技術により成分を特定し，検出された物質によるパッチテストから，原因物質を確定することが考えられる．しかし，分析も困難な作業となるため，想定された成分パッチテストにより，原因物質が特定できることもある．

製品の皮膚に接触している部分に金属が使用されている場合，金属アレルギーの可能性が高くなる．比較的，金属の種類や合金の成分は限られており，調べやすい．衣料品の場合，皮膚に接触しているのは繊維となるが，繊維自体は高分子であり，ACDの原因にはなりにくいと考えられるが，含有する抗菌，撥水，紫外線吸収等の機能性加工剤，染料がACDの原因物質となる場合がある．同様に雑貨品等，皮膚に接触する部分に用いられたプラスチック，靴などの合成皮革製品も高分子であり，ACDの原因にはなりにくいと考えられるが，可塑剤，酸化防止剤などの低分子の化学物質が含有しており，ACDの原因物質となる場合がある．

本項では，これら製品の成分や含有化学物質の調べ方を解説する．

1．化学物質の名称について（金属）

金属は，単一の成分の金属としての名称と，合金としての名称が存在している．また，それらの金属の使用形態により，部品の名称がつけられている．ACDとしては，ニッケル（Ni），クロム（Cr），コバルト（Co），水銀（Hg）が主要なアレルゲンであり，パッチテストアレルゲンが入手できる．パッチテストアレルゲンは，金属がそのまま用いられているのではなく，金属塩をワセリンなどで稀釈して作製されている（表1）．

金属アレルギーの原因究明の一例として，メガネフレームの調査方法を解説する．メガネフレームの場合，使用合金の名称がカタログ，ホームページに記載されている例が多い．しかし，合金名から金属組成を調べるのは専門的知識と技術が必要となり非常に困難である．メガネフレームに用いられている代表的な金属，合金名を表2に記載した．メガネフレームの合金は，非常に腐食性の少ない安定したものが用いられるが，汗成分に長く触れたりすることで腐食することがあり，ACDを発症させるNi等の金属が溶出することがある．

その他の製品の合金の成分は，多種多様であるため，イ

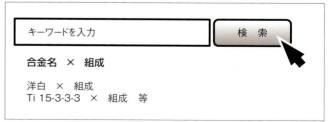

図1　合金の成分を調べる検索キーワード

表1 金属と金属パッチテストアレルゲン

金属名	元素記号，原子番号，原子量	パッチテストアレルゲン成分名
ニッケル（Nickel）	Ni, 28, 58.6934	硫酸ニッケル6水和物（Nikel Sulfate）$NiSO_4 \cdot 6H_2O$
クロム（Chromate）	Cr, 24, 51.9961	重クロム酸カリウム（Potassium dichromate）$K_2Cr_2O_7$
コバルト（Cobalt）	Co, 27, 58.9332	塩化コバルト6水和物（Cobalt(II) chloride）$CoCl_2 \cdot 6H_2O$
水銀（Mercury）	Hg, 80, 200.59	塩化第二水銀（Mercury (II) chloride）$HgCl_2$
金（Gold）	Au, 79, 196.97	金チオ硫酸ナトリウム2水和物（Gold sodium thiosulfate）$AuS_4O_6 \cdot 3Na \cdot 2H_2O$

アレルギー性皮膚疾患の検査薬 パッチテストパネル®（S）（佐藤製薬）
http://medinfo-sato.com/products/patch_test_panel/document/patch_test_panel_201707.pdf　を元に作成

表2 メガネフレームに使用されている代表的な金属

素材名	成分	他の用途
白銅	銅（Cu），ニッケル（Ni）（10〜30%）	貨幣，装飾品，食器
洋白，洋銀	銅（Cu）（50〜70%），ニッケル（Ni）（5〜30%），亜鉛（Zn）（10〜30%）	
ステンレス	鉄（Fe），クロム（Cr），ニッケル（Ni） （SUS301Lの場合，Cr 16〜18%，Ni 6〜8%）	時計，ネジ
純チタン チタン合金	チタン（Ti） チタン（Ti），バナジウム（V），アルミニウム（Al），その他 [βチタン Ti-15-3-3-3の場合，V 14.0〜16.0%，Cr 2.5〜3.5%，Sn（スズ）2.5〜3.5%，Al 2.5〜3.5%]	生体材料

ンターネットの検索エンジンで調べる場合は，図1のように検索するとよい．

2．化学物質の名称について（有機化合物）

有機化合物の名称については，いろいろな名称が用いられているため，複雑となり混乱することがよくある．有機化合物については，これらの名称を整理して考えることで理解しやすくなる．

有機化合物の名称は，化学構造を表現できる IUPAC（International Union of Pure and Applied Chemistry：国際純正・応用化学連合）の命名法を用いるのが本来と考えられるが，分子量が大きくなると大変わかりにくいものとなり，従来からの慣用名や特定の業界で長らく使用されていた名称および商品名が用いられている場合も多い．

アレルゲンとして有名な Kathon™ CG を例に示す．Kathon™ CG は，防腐剤として最初に市場に出したメーカーの商品名である．よって，他にも同じ成分の防腐剤を販売しているメーカーがあり，商品名が存在している．アレルゲン名としては，「イソチアゾリノンミックス」としてジャパニーズスタンダードに加えられている．有機化合物としては，「5-クロロ-2-メチル-4-イソチアゾリン-3-オン」と「2-メチル-4-イソチアゾリン-3-オン」の2種類の有機化合物の混合物となっている．他の名称，略号について図2および図3に示す．図2に示したように，有機化合物の名称は1つに定まるものではなく，多種類が存在している．また，化学構造の表記もさまざまあり，同一の物質であるのか，違う物質であるのか判断に迷うこともある．最近，学術論文等でアメリカ化学会ドキュメント（ACS Document）に沿って，化学構造を表記する場合が多くなってきた．ACS Document では，メチル（CH3）を記載していないので（図3），有機化合物を調べるときや論文投稿の際には注意が必要である．

3．CAS登録番号（CAS RN®）について

CAS登録番号は，アメリカ化学会（American Chemical Society：ACS）が発行する Chemical Abstracts 誌で使用される化学物質の識別番号で，ACS の CAS（Chemical Abstracts Service）が，登録業務を行っている．CAS RN® は，有機化合物，無機化合物，金属，合金等にも割り当てられており，基本的に1つの物質に対して1つだけ割り当てられる．よって，有機物質のように複数の名称があるものでも，CAS RN® としては1つになる．これを利用して，目的の物質を検索することができる．

化学物質の CAS RN® を検索するには，CAS の日本代

第4章　経験のない物質や製品を調べる時は？

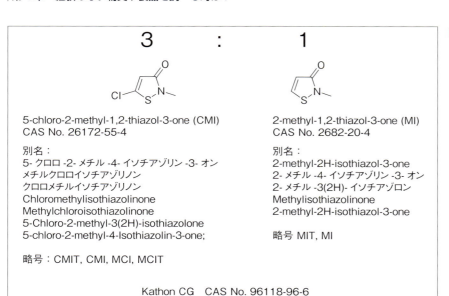

図2　Kathon™ CG の成分名

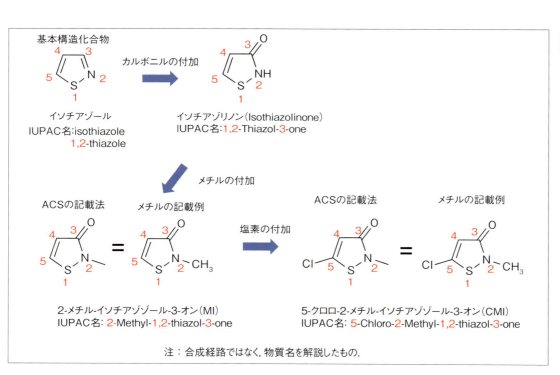

図3　Kathon™ CG の成分の物質名の解説

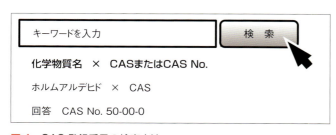

図4　CAS 登録番号の検索方法

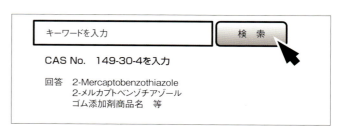

図5　CAS 登録番号から化学物質名，商品名の検索

理店である化学情報協会（JAICI）が提供しているSTN®検索サービスにより検索するのが本来と考えられるが，インターネットの検索エンジンで調べると比較的簡単に見つけ出すことができる（図4）．逆に調べたい化学物質のCAS No. がわかっている場合には，化学物質名や含有製品，商品を調べることも可能である（図5）．

4．色素における名称・番号について

色素は，非常に多種類が存在し，多様な名称が用いられている．同一色素であっても製造メーカーごとに商品名がつけられている場合が多い．世界的に用いられている大部分の色素は，米国のAmerican Association of Textile Chemists and Colorists（AATCC）および英国のThe Society of Dyers and Colourists（SDC）が共同で編集を行っているカラーインデックス（Colour Index™：C.I. https://colour-index.com/）により統一名称が付けられている．C.I. は，染料，顔料，蛍光増白剤等の色素類を染色性・化学的性質に分類し，統一名称を記載して利用されている．命名法は，染色法等の化学的性質によって分類した部属名，色，番号となっている．色名は，Yellow（黄），Orange（オレンジ），Red（赤），Violet（紫），Blue（青），Green（緑），Brown（褐色），Black（黒）の順番で記載されている．さらに，化学構造が判明しているものは，化学構造分類ごとにColour Index Constitution Numberが割り当てられている．

カラーインデックスによる染料名の表現方法を図6に示す．接触皮膚炎に関連する染料部属名などを表3に示す．文献や市販アレルゲンの場合，カラーインデックスの略号のC.I. が省略される場合が多い．

とくに市販されている染料は，単一の成分から構成されているものは少なく，混合物の場合が多く，染色助剤，不純物を含んでいることが多い．染料の商品名にカラーインデックス名，Colour Index Constitution Numberが付けられていたとしても単一の成分ではないことに注意を要する．アレルゲンとして，使用するときも，混合物であること，不純物を考慮する必要がある．

アレルゲンとしては，アセテート，ポリエステル繊維を染色するための分散染料が有名である．カラーインデックスでは，分散染料「Disperse」として分類している．化学構造としてはアゾ系のものが種類が多く，アントラキノン

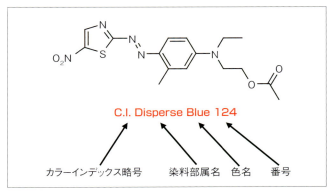

図6　カラーインデックスによる染料名の表現方法

系が続いている．その他，酸性染料「Acid」，塩基性染料「Basic」，直接染料「Direct」，反応染料「Reactive」がアレルゲンとして知られている．

繊維染色用だけではなく，毛染め用の染料にもカラーインデックス名が存在している．アレルゲンとして有名なp-Phenylenediamine（PPD）は，酸化染料「Oxidation Base」に分類され，カラーインデックス名は，「C.I. Oxidation Base 10」である．

プラスチック着色用の色素としては，油溶性染料「Solvent」がある．最近，メガネの先セルでアレルギー性接触皮膚炎が多発しており，原因となっているアレルゲンは，着色に用いられた「C.I. Solvent Orange 60」が多い．

また，過去に日本で，ナフトール染料によるアレルギー性接触皮膚炎が多発した．ナフトール染料は，繊維に吸着させる下漬剤と発色させるためのジアゾ成分と顕色剤があり，繊維上で顔料を合成させる染色法である．カラーインデックスでは下漬剤を「Azoic Coupling Component」，顕色剤を「Azoic Diazo Component」として分類している．アレルゲンとなったのは，主にNaphthol AS（慣用名）であり，カラーインデックスでは，「C.I. Azoic Coupling Component 2」である．

5．パッチテストの経験のない物質の調べ方

家庭用品に含まれている物質は，多種多様であり，パッチテストを実施した経験のない成分も多いと思われる．パッチテスト濃度を決定する方法としては，接触皮膚炎専門誌[1〜5]を参考にするとよい．現在では，医学文献を誰でもデータベース検索できる時代であるため，米国国立生

第4章　経験のない物質や製品を調べる時は？

表3　接触皮膚炎に関連する色素のカラーインデックス名

カラーインデックス名	対応日本名染料分類	代表的な色素アレルゲン	用途，染色法
Acid	酸性染料（アニオン）	Acid Yellow 36, Acid Yellow 61, Acid Red 118, Acid Red 359, Acid Violet 17, Acid Black 48	毛，ナイロン染色用，ヘアカラー
Azoic Diazo Component Azoic Coupling Component	アゾイック染料（ナフトール染料）	Naphthol AS, Naphthol AS-D	主に綿等セルロース染色用．カップリング成分を繊維に吸着させジアゾ成分を化学反応させて染色する
Basic	塩基性染料（カチオン）	Bismarck Brown Y, Basic Red 46, Basic Black 1	アクリル繊維，紙，皮革染色
Direct	直接染料	Direct Orange 34, Direct Black 38	綿等セルロース染色用
Disperse	分散染料	Disperse Yellow 54, Disperse Yellow 64, Disperse Orange 3, Disperse Red 1, Disperse Red 17, Disperse Blue 35, Disperse Blue 106, Disperse Blue 124, Disperse Brown 1	アセテート，ポリエステル繊維染色用，ナイロン樹脂，アセテート樹脂，ポリウレタン樹脂着色用
Fluorescent Brightener	蛍光増白剤	Tinopal WG	各種繊維の白色化，洗剤の添加剤
Oxidation Base	酸化染料	p-Phenylenediamine（PPD）	繊維上で酸化発色させる．毛髪用
Solvent	油溶染料	D & C Yellow No. 11, Sudan I, Solvent Orange 60, Solvent Red 179	合成樹脂，油脂，化粧品等着色用
Vat	バット染料（建染染料）	Indigo, Vat Green 1	綿等セルロース染色用，還元・酸化染色

物工学情報センター（National Center for Biotechnology Information：NCBI）が提供する医学・生物学分野文献データベースである PubMed（https://www.ncbi.nlm.nih.gov/pubmed）を利用するのが一般的だと考えられる．日本語で書かれた文献もたいへん重要な情報が含まれているので，日本国内の医学関連分野の文献情報を収集したオンラインデータベースである医中誌Web（https://login.jamas.or.jp）も同様に検索すると必要な情報が得られる．ただし，契約が必要である．

　PubMed の検索例を図7に示す．検索時に重要なのが，化学物質名と Contact Dermatitis 等の言葉を掛け合わせることであり，CAS No. から，調査したい化学物質のいろいろな名称を調べておく必要がある．

　現在では，単純に検索エンジンを使って検索するだけでも，相当の情報が得られる．

6．家庭用品に含まれている化学物質の調べ方

　一般の家庭用品に含まれている成分を調べることは，医薬品，化粧品に比べ大変むずかしい．医薬品，化粧品と同

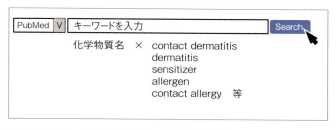

図7　PubMed からアレルゲンを検索する方法

様に，家庭用品にも「家庭用品品質表示法」（http://www.caa.go.jp/policies/policy/representation/household_goods/）があり，素材，原材料，添加剤等の表示が行われている．しかし，家庭用品は多岐にわたり，家庭用品品質表示法に基づく表示が全商品に付けられているわけではない．よって，家庭用品の場合，成分表示が行われていない例が多く，メーカーに問い合わせるか，化学分析により含有成分を明らかにする必要がある．

　なお，単純に検索エンジンで，接触皮膚炎を発症した製品名に対して「成分」「素材」と掛け合わせて検索してみると，成分名，含有化学物質名がわかる例も多い．

表4　皮膚に接触する可能性の高い樹脂および含有成分名

樹脂名	用途・製品	含有成分	含有している可能性のある代表的なアレルゲン名
アセテート樹脂（セルロースアセテート）（アセチ）	メガネフレーム	着色剤	Solvent Orange 60, Solvent Red 179, Disperse Yellow 54, Disperse Yellow 64
		可塑剤	Triethylene glycol bis (2-ethylhexanoate), Diethyl phthalate (DEP)
		紫外線吸収剤	Tinuvin P, Parsol MCX
ポリ塩化ビニル樹脂（PVC）（塩ビ）	樹脂手袋	可塑剤	Poly (adipic acid-co-1,2-propylene glycol) [CAS No. 25101-03-5], Diethyl phthalate (DEP), Di (2-ethylhexyl) maleate (DEHM)
		塩素ラジカル吸収剤	Di-(n-octyl) tin-bis (2-ethylhexylmaleate)
		酸化防止剤	Dibutylhydroxytoluene (BHT), Irganox1076
アクリル樹脂	衣料品，接着剤	残留モノマー	2-Hydroxyethyl methacrylate (2-HEMA), Methyl methacrylate (MMA)
ポリウレタン		残留モノマー	Tolylene diisocyanate (TDI) (2,4-TDI (80%), 2,6-TDI (20%)の混合物), 4,4'-Diphenylmethane Diisocyanate (MDI)
		酸化防止剤	Dibutylhydroxytoluene (BHT), Irganox1076
熱可塑性エラストマー（ゴム弾性のある樹脂）	メガネフレーム 水中メガネ	着色剤	Solvent Orange 60, Solvent Red 179, Disperse Yellow 54, Disperse Yellow 64
		可塑剤	Triethylene glycol bis (2-ethylhexanoate), Diethyl phthalate (DEP)
		酸化防止剤	Dibutylhydroxytoluene (BHT), Irganox 1076
		紫外線吸収剤	Tinuvin P, Parsol MCX

7．家庭用品品質表示法に基づく表示

　一般の消費者が日常使用する家庭用品を対象に，品質についての表示方法も家庭用品品質表示法により，定められている．これにより家庭用品に含まれている物質の名称が明らかになる場合がある．なお，業務用は対象外である．

　法律に定められた家庭用品の分野は，繊維製品，合成樹脂加工品，電気機械器具，雑貨工業品である．繊維製品は，皮膚に接触する衣料品が多く，接触皮膚炎に関係する表示として繊維名が縫い付けラベル等に記載されている．雑貨工業品では，合成洗剤，接着剤が指定されており，成分表示されている．合成洗剤の場合，下着類に残留した成分によりアレルギー性接触皮膚炎を発症した例があり，成分表示は大変参考になる．

　なお，接触皮膚炎に関係する合成樹脂加工品や雑貨工業品でもすべてが表示対象ではないので，品質表示がないものも多く存在する．また，家庭用品品質表示法の表示対象の商品でなくても，東京都消費生活条例により品質表示が行われている例がある．たとえば，接触皮膚炎に関係する重要な家庭用品として，帽子，ラップ（食品包装用ラップフィルム），家庭用ゴム手袋，ポリ塩化ビニール手袋が表示対象となっている．

8．原料，素材と添加剤類の関係

　家庭用品による接触皮膚炎の場合，皮膚に接触している素材が判明すれば，原因となっている成分が想定しやすくなる．

　皮膚に接触している素材が金属または金属メッキの場合は，金属の種類がわかれば金属アレルギーの原因として判別できる．

　樹脂類は，皮膚に接触している樹脂名を明らかにすることが重要である．それらの関係を表4に示す．成分パッチテストを施行するときに，含有している可能性の高い成分を同時にパッチテストすることにより，原因物質を究明できる可能性が出てくる．また，他分野で樹脂含有アレルゲンが判明している場合，同一の成分でアレルギーの原因となっている場合もあるので，参考にするとよい．

9．原料，素材と添加剤類に関係する図書類

　家庭用品に含有する経験のない物質や製品を調べるときに参考になる図書を表5に示す．現在ほとんどのものが

廃刊となってしまっているが，なんらかの方法で閲覧できれば，大変参考になる．また，染料メーカー，添加剤メーカー等のカタログを入手すると，かなり参考になる．メーカーのホームページからダウンロードできる場合もある．

表5 参考図書

	図書名	著者・編集	出版社	発行日	ISBN
①	便覧 ゴム・プラスチック配合薬品 新訂版	ポリマーダイジェスト社編	ポリマーダイジェスト社	2002年1月	4-947533-64-7
②	プラスチックおよびゴム用添加剤実用便覧	監　修：神原 周, 井本 稔 総編集：後藤邦夫	化学工業社	1987年2月	
③	Handbook of Plastic and Rubber Additives: An International Guide to More Than 13,000 Products by Trade Name, Chemical, Function and Manufacturer	編　集：Michael Ash, Irene Ash	Gower: Aldershot, Hampshire, England	1995年	0-566-07594-6
④	解説 染料化学	監　修：増尾富士雄, 黒木宣彦 著　者：安部田貞治, 今田邦彦	色染社	1989年10月	
⑤	新版 界面活性剤ハンドブック	編　集：吉田時行, 大垣忠義, 進藤信一, 山中樹好	工学図書	1987年9月	978-4769201731

引用・参考文献

1) 須貝哲郎：アトラス接触皮膚炎, 金原出版, 東京, 1986
2) Rietschel RL, Fowler JF: Fisher's Contact Dermatitis 6th ed, People's Medical Publishing House-USA LTD, Raleigh, 2007
3) Rycroft RJG et al eds: Textbook of Contact Dermatitis, Springer, Berlin, 2001
4) A. C. De Groot: Monographs in Contact Allergy Vol.1: Non-Fragrance Allergens in Cosmetics（Part1&2）, CRC Press, Boca Raton, 2018
5) A. C. De Groot: Patch Testing 4th ed, Test Concentration & Vehicles for 4900 Chemicals, Acdegroot Publishing, Wapserveen, 2018

Memo

2 経験のない物質や製品を調べる時は？
— 化粧品・薬用化粧品について

井上 恭子, 有松 牧恵

はじめに

化粧品はわれわれにとって，使用しない日はないほど身近な存在である．治療目的である医薬品とは法律上異なる位置づけにあり，使用されている成分も似て非なるものだが，横並びに捉えられることも多いため，特徴を混同しやすいように感じている．多くの医薬品と異なり，化粧品では複数の成分がまとめられた混合原料を使用しており，天然物由来の美容成分を配合しているなどの特徴をもつ．化粧品の成分パッチテストにおいて，より早く，より適確な確定診断につなげるには，化粧品ならではの特徴を知ることも一助となるだろう．

本項は，「1．化粧品・薬用化粧品を取り巻く法規制」「2．化粧品・薬用化粧品の成分表示を読み解くうえでの留意事項」「3．化粧品・薬用化粧品の成分」「4．成分パッチテストを実施する際の留意事項」「5．化粧品・薬用化粧品の原料（成分）に関わる情報のインターネット検索による調査法」の順に構成し，化粧品・薬用化粧品の原因追究をする際にご活用いただける内容となるよう努めた．本項が臨床現場での確定診断に役立つと幸いである．

1．化粧品・薬用化粧品を取り巻く法規制

1) 薬事的定義

一般に，消費者から「化粧品」と認識されているものは，法律上は「化粧品」と「医薬部外品（薬用化粧品）」に分かれている（図1）．「医薬部外品」には殺虫剤なども含まれるため，化粧品に特化した本項では以後「薬用化粧品」と記す．現在の化粧品規制である『医薬品，医療機器等の品質，有効性及び安全性の確保等に関する法律（薬機法）』によれば，化粧品も薬用化粧品も「人体に対する作用が緩和なもの」と規定されており，治療を目的として積極的に作用を有する医薬品とは，法的に位置づけが異なる．化粧品・薬用化粧品と医薬品との違いを表1[1]にまとめた．用法・用量に関しては，医薬品は明確に規定がある．一方，薬用化粧品は申請して承認を受けた表現が用いられるが，患部を想起させるような局部に使用する表現は認められておらず，化粧品にはとくに指定はない[2]．疾患部位の治療期間に限定された使用量と使用頻度を，専門家によりコントロールされる医薬品とは異なり，化粧品・薬用化粧品は，使用期間や使用量，使用頻度，複数製品との組み合わせ使用など，その使用方法は消費者自身の判断による部分が大きく，使用自由度の幅が非常に広いという特徴をもつ．そのため，化粧品による皮膚トラブルの診断においては，どのような組み合せで，どのような使用量をどのような頻度で使用しているか，使用方法をよく聞き取ることが効果的と思われる．なお，市販後の副作用情報の収集と報告は，化粧品・薬用化粧品にも義務づけられており，大きな意味では医薬品と同じである．

2) 全成分表示

2001年の化粧品制度改定以降，化粧品の安全性保証は，配合する成分・製品の全責任を製造販売業者が負っており，製品には配合するすべての成分を開示するという全成分表示義務が課されている．全成分は製品に表示していればよいため，ホームページなどの販売媒体に記載がない場合もあるが，化粧品の外装箱，中に入っている使用説明書，

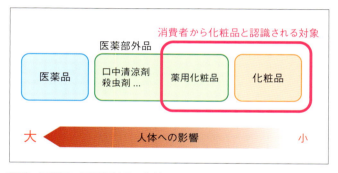

図1 医薬品，医薬部外品，化粧品の概念図

2. 経験のない物質や製品を調べる時は？―化粧品・薬用化粧品について

表1　化粧品・薬用化粧品と医薬品との比較（文献1より一部引用，改変）

	化粧品・薬用化粧品	医薬品
使用目的	保健・衛生・美化・魅力	治療・診断
使用対象	健常部位	疾患部位
効能・効果	緩和な作用	効能優先
使用期間	長期連用	疾病時のみ
使用量	ある程度自由	制限あり
使用頻度	ある程度自由	制限あり
判断	消費者	専門家

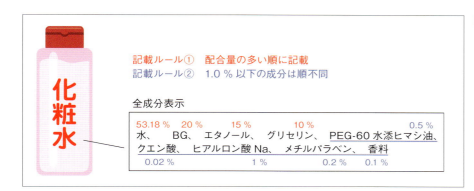

図2　全成分表示の記載ルール

または製品本体のいずれかには必ず記載されており，配合するすべての成分情報を誰でも知ることが可能である．一方，薬用化粧品においては，配合するすべてが国に承認された成分から構成されており，全成分表示に関する法規制はないが，日本化粧品工業連合会（粧工連）では薬用化粧品にも表示する旨を基本方針として示している[3]．したがって，薬用化粧品の調査の際には全成分表示のない場合があるので，製造販売元へ問い合わせをしていただきたい．

なお，化粧品の全成分表示で用いる成分の名称は，粧工連が作成した「化粧品の成分表示名称リスト」にとりまとめられた表示名称が用いられる．ただし，国際的にはINCI（International Nomenclature Cosmetic Ingredient）（国際化粧品成分命名法）名で記載されている．

化粧品の全成分表示義務については前述したとおりだが，その記載順序には一定のルールが存在する．そのルールは，①製品における分量の多い順番に記載する，②1％以下の成分および着色剤は順不同に記載する，というものである．すなわち，基本的に記載順が早いほど配合量は多いのだが，途中からは配合量順ではないことに注意をされたい（図2）．

マニキュアや口紅などでは，基剤部分は共通で着色剤の配合のみが異なる場合が多い．このような色違いでバリエーションのあるシリーズ製品に限っては，各色に独立した全成分表示をせず，シリーズ共通のものが用いられる．その場合，酸化チタンや赤202などの着色剤は，実際にその成分が配合されているか否かにかかわらず，［＋／−］の後にシリーズに配合されるすべての着色剤を表示する．

2．化粧品・薬用化粧品の成分表示を読み解くうえでの留意事項

1）原料と成分の違い

化粧品は全成分表示で記載されている各成分から構成されているが，実際の製造時には，記載のある成分を一つひとつ用いて作製しているわけではない．製造時の使用材料としては原料メーカーから購入した原料が用いられ，各化粧品メーカーのノウハウが詰まった配合比率で組み合わせることにより，さまざまな化粧品が作られている．化粧品原料には単一成分から構成されるもの（原料＝成分）以外に，複数成分から構成される混合原料（原料≠成分）も多用されている．その理由としては，成分そのものの安定性を向上させるために酸化防止剤や防腐剤とセットにした状態にする必要があったり，美容成分の植物抽出液に代表されるように，アルコールやブチレングリコール（BG）などで抽出するため，抽出物と媒体を分けることができなかっ

たりするからである（図3）．また，製造時に取り扱いやすくする目的で，複数の成分を混合したり，成分を希釈した原料を利用したりする場合もある．

混合原料中の成分表示の仕方については，①構成されている成分ごとに個別表示する，②複数原料由来であっても同一成分はまとめて表示する（図4）というルールがある．BGで抽出された植物抽出液を例にあげると，全成分表示としては，抽出物である「○○エキス」と，抽出時の媒体である「BG」の2つになる．化粧品に配合される香料については扱いが特殊で，香料中の個々の成分名を記載することはなく，「香料」とまとめて記載される．なお，配合されている成分に付随する不純物など，製品中にはその効果が発揮されるより少量しか含まれない，いわゆるキャリーオーバー成分については，表示の必要はないとされている[4]．

実は，化粧品に使用する原料のうち，混合原料である割合は，単一成分からなる原料よりもはるかに多い．混合原料の中から特定成分を単離することはむずかしく，特定成分の提供を依頼された際に，成分単体として提供できない場合が多いというのが実情である．ただしその場合でも，混合原料中の成分の含有割合については，メーカーで情報をもっていることが多い．したがって，入手する試料は複数成分を含む可能性が高いことを念頭に置きつつ，製造販売元への試料依頼の際には，試料中に含まれるすべての成分情報を確認するようお願いをしたい．また，われわれ化粧品メーカーも，積極的な情報提供に努めるべきである．

2) 同一名称≠同一成分

化粧品に用いられる成分は，表示名称は同じでも，原料メーカーによって製造・処理工程が異なることも多く，それゆえ主成分の割合や不純物の配合状況が異なる場合がある．医薬部外品原料規格に記載の成分名称であるニンジン

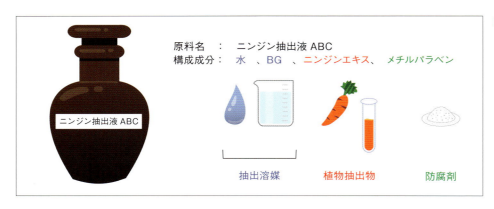

図3　混合原料例：植物抽出液

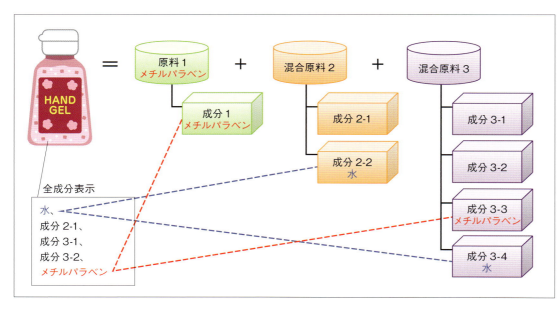

図4　製品に使用される原料中の成分の取り扱いについて

エキスを具体例にあげると，製造方法に詳細な指定はなく，『…水，エタノール，プロピレングリコール，1,3-ブチレングリコール，又はこれらの混液，又は無水エタノールにて抽出して得られるエキスである…（抜粋）』と規定されており（図5）[5]．抽出溶媒に幅があることがみてわかる．たとえ同じ植物であっても，抽出される成分は使用する抽出溶媒により異なるため，成分の特性は製造方法や工程によって大きく左右されるといえる．植物抽出物だけでなく，化粧品に汎用のシリコーン油であるメチルポリシロキサンについても同様であり，平均重合度が3～650と非常に幅広く規定されている．サラサラと流動性のあるものから，流動性のないペースト状のものまでが同一名称にまとめられているが，化学物質としては非常に幅広いため，同じ成分として扱うことには注意が必要である．

以上のとおり，化粧品成分は必ずしも特定の化学構造に限定されておらず，本質的に同一成分でなくても，一つの名称にまとめられているケースが多々ある．それゆえ，成分パッチテストを行うにあたっては，製品に記載された成分の調達を，一般試薬もしくは手持ちの化粧品原料で代用した場合，誤った判断につながる可能性がある．できる限り，製品中に使用している実際の原料を用いて検証することが，確定診断に近づく第一歩である．われわれ化粧品メーカーの責務としても，成分パッチテスト用として原料提供をする際には，原料そのものの提供にとどまらず，その中に含まれる成分情報や，求められた成分を含むすべての原料を提供する，という意識をもつ必要がある．

3．化粧品・薬用化粧品の成分

1）化粧品成分に関わる規制

化粧品・薬用化粧品に配合される成分を説明する前に，化粧品成分に関する規制について少し触れておく．化粧品に配合する成分に関しては，2001年の化粧品制度改定以後，それまでは行政の承認を得た成分に限定されていたのに対し，各メーカーの自己責任の下，独自の成分を自由に配合することができるようになった．化粧品基準に定めるいくつかの要件を満たしていれば，各メーカーはそれぞれ安全性を確認したうえで，新規成分を配合できるようになったのである．ただし，防腐剤，紫外線吸収剤，タール色素については，ポジティブリストとして配合可能成分が規定されており，特定の許可された成分に限り配合することが可能である．また，防腐剤，紫外線吸収剤，タール色素，医薬品成分以外の成分については，ネガティブリストとして配合禁止成分と配合制限成分が規定されている[2]．

2）化粧品・薬用化粧品に配合される成分

以降，とくに区別する必要がない場合には「化粧品」と「薬用化粧品」のことを便宜上「化粧品」と総称し，これらに配合される成分について説明をしていく．

化粧品の良さである心地よい使用感や効果実感を具現化するべく，化粧品には実にさまざまな特性をもつ成分が使用されている．化粧品を構成する成分の具体例を表2に示した．もっとも基本的な組成で構成されているスキンケア製品でも，基剤といわれるグリコール類などの水溶性保湿成分，炭化水素油やエステル油などの油剤，長期にわた

ニンジンエキス
Ginseng Extract

本品は，オタネニンジン *Panax ginseng* C. A. Meyer (*Panax schinseng* Nees) (*Araliaceae*) の根又は根(生)を蒸して乾燥したものから水，「エタノール」，「プロピレングリコール」，「1,3-ブチレングリコール」又はこれらの混液又は「無水エタノール」にて抽出して得られるエキスである．
性状 本品は，淡黄褐色の液又は淡黄褐色～暗褐色の粉末で，わずかに特異なにおい又は特異なにおいがある．
確認試験 本品0.2 gに無水酢酸2 mLを加え，水浴上で2分間加熱した後，ろ過する．ろ液1 mLに硫酸･･･

メチルポリシロキサン
Methyl Polysiloxane

本品は，主として直鎖状のメチルポリシロキサン（$(CH_3)_3SiO[(CH_3)_2SiO]_nSi(CH_3)_3$）からなり，その平均重合度は，3～650である．
性状 本品は，無色の液で，においはない．
確認試験 本品につき，赤外線吸収スペクトル測定法の液膜法により試験をおこなうとき，波数2960 cm^{-1}，1260 cm^{-1}，1130～1000 cm^{-1}及び800 cm^{-1}付近に吸収を認める．
屈折率 n_D^{25}：1.385～1.410
粘度 2～5000 mm^2/s（第1法，25℃）

図5　化粧品の成分名称の実例（文献5より引用，一部改変）

第4章　経験のない物質や製品を調べる時は？

表2　化粧品の成分例

用途	代表的な成分名
水溶性保湿剤	グリセリン，BG，PG，DPG，ソルビトール，グリコシルトレハロース，PCA-Na，ヒアルロン酸Naほか
美容成分	ヒアルロン酸Na，アルブチン，アラントイン，コエンザイムQ10，アスタキサンチン，カミツレ花エキス，カンゾウ根エキスほか
紫外線吸収剤	メトキシケイヒ酸エチルヘキシル，ジエチルアミノヒドロキシベンゾイル安息香酸ヘキシル，ビスエチルヘキシルオキシフェノールメトキシフェニルトリアジン，オクトクリレン，オキシベンゾン-3，t-ブチルメトキシジベンゾイルメタン，ポリシリコーン-15ほか
油剤	セタノール，セバシン酸ジエチル，リンゴ酸ジイソステアリル，イソステアリン酸グリセリル，イソドデカン，イソヘキサデカン，シクロペンタシロキサン，水添ポリイソブテン，ジメチコン，アモジメチコン，オクチルドデカノールほか
活性剤	コカミドプロピルベタイン，セスキオレイン酸ソルビタン，PEG-60水添ヒマシ油，ラウレス硫酸Na，コカミドMEAほか
酸化防止剤	トコフェロール，酢酸トコフェロール，BHT，アスコルビン酸ほか
pH調整剤	水酸化Na，水酸化K，TEA，クエン酸，クエン酸Na，リン酸2Na，リン酸K，炭酸水素Naほか
防腐剤	メチルパラベン，エチルパラベン，フェノキシエタノール，メチルイソチアゾリノン，クロルフェネシン，デヒドロ酢酸Na，ペンチレングリコール，ソルビン酸Kほか
着色剤	酸化チタン，酸化亜鉛，酸化鉄，カルミン，マイカ，水酸化クロム，ステアリン酸Al，カロチン，赤202ほか

り品質を安定に保たせるための安定化剤や防腐剤，美容成分などからなる．美容成分としては，ビタミンやアミノ酸，糖，脂質，タンパク質などの生体成分や，鉱物，植物の抽出液など，実にさまざまな成分が用いられる．メイクアップ製品では，さらに機能成分として紫外線吸収剤や酸化チタンなどの粉体，着色のための顔料などが用いられる．感触や機能を向上させるため，それら表面に対して，シリコーン誘導体やフッ素系樹脂などによる被覆処理が施されていることも多い．以上のような成分に加え，薬用化粧品では有効性をもつ有効成分が配合される．

これら多様な成分をさらに複雑に組み合わせることで，化粧品は構成されている．pH調整剤や界面活性剤など，それ単体では皮膚刺激性の高い成分も使われているが，それらをすべて適切な量や組み合わせにより配合することで，使用感，安定性，安全性を高いレベルにより実現しており，これが各メーカーのノウハウの一つでもある．単体では皮膚刺激性の高い成分を成分パッチテストする際には，貼付濃度やpH調整など，原料固有の刺激性を考慮した条件設定が必要になる．化粧品メーカーでは，原料や製品開発時，各原料に対する安全性評価を実施しているケースが多いと思われるため，適切な試験条件に関する情報については，製造販売元へ問い合わせることをお勧めする．

4．成分パッチテストを実施する際の留意事項

これまで，化粧品を取り巻く状況や成分表示を読み解くうえでの留意事項について述べてきたが，ここからは少し掘り下げた実践的な注意点を述べていく．

1）注意すべき化粧品成分

化粧品成分によっては，パッチテストの貼付濃度や条件を考慮しなくては，皮膚刺激を生じたりひどい場合には腐食までをひきおこす可能性がある．アレルギー診断に支障が出るだけではなく，患者の負担を不本意に増やしてしまうことになるため，過度な皮膚刺激が出ないよう配慮が必要である．

ここでは，注意すべき特徴的な成分として①界面活性剤，②揮発性成分，③pH調整剤について紹介していく．ただし，多様な化粧品成分を本項で網羅することは到底できないため，後述する情報検索ツールを活用のうえ，物理・化学的性質を都度確認してから，実際に貼付するようお願いしたい．

①界面活性剤

同一分子内に，親水基と親油基の両方が存在するという特徴をもつ．親水基の状態によって，陽イオンタイプ，陰イオンタイプ，非イオンタイプ，両性タイプの4種に大別される．その中でも，シャンプーなどの洗い流し製品の洗浄剤として使用される陽イオンタイプや陰イオンタイプの活性剤は，とくに皮膚刺激性が高い．アレルギー診断を

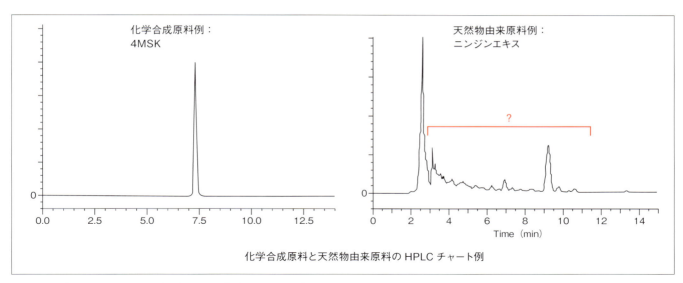

図6　化学合成成分と天然物由来成分の違い（文献9より転載）

目的としたパッチテストをする際には，皮膚刺激が強く出ないよう0.1〜1.0％程度に希釈するのが望ましいと思われる[6]．

②揮発性成分

真っ先にアルコールをイメージできるが，化粧品には，揮発性の油系成分が配合されていることも多い．代表的な成分はイソドデカン，シクロメチコン，水添ポリイソブテンなどである．これら成分は，きちんと揮発すれば皮膚刺激は強くならないが，閉塞条件下では成分が揮発できないため，強い皮膚刺激を呈する場合がある．これらが配合される化粧品としては，素早く化粧膜を形成する日焼け止め料，化粧下地，リキッドファンデーションや，ウォータープルーフ機能のメイクを落とすポイントメイクアップリムーバーなどに主に配合されている．これらが配合された製品をパッチテストする場合には，化粧品もオープンテスト，セミオープンテストをするのが望ましいと思われる[6]．

③pH調整剤

化粧品を適切なpHに保つことを目的とし，水酸化Naやトリエタノールアミンなどのアルカリ性pH調整剤や，クエン酸などの酸性pH調整剤が配合されている．製品では適切な状態に中和されているので問題はないのだが，成分パッチテストの際には注意が必要である．中和せずに単独貼付すると，pHによる刺激が高く出たり，pHが2以下の強酸やpHが11.5以上の強アルカリは皮膚腐食をひきおこす可能性が高いため[7]，貼付を避ける必要がある．

また，製品中には，pH調整剤で中和することによって配合できている成分，たとえば脂肪酸やカルボマーなどがセットで配合されているため，これら成分のパッチテストの際にも中和するよう注意が必要である．

2）夾雑成分のむずかしさ

一般的に，消費者がイメージする安心・安全な成分としては，化学合成成分よりも天然物由来成分が受け入れられやすい傾向にある．しかし実際は，市場で支持されているほどそうとはいえない部分もある．化粧品成分の安全性を考えるうえで，頭を悩ませることの一つが夾雑物（不純物）の存在である．目的とする成分以外の混じりものが，時に皮膚障害の原因となる場合もある．

化学合成により得られる成分中の夾雑物が皮膚障害原因である例としては，合成ポリマー中の未反応物であるモノマーがよく知られている．また，洗浄成分の一種であるコカミドプロピルベタインは，不純物として含まれる3-ジメチルアミノプロピルアミンが接触皮膚炎の原因とする報告もある[8]．しかしながら，化学合成成分は化学構造を特定できる利点があり，精製工程を施すことで不純物を低減・除去することも可能である．

不純物に悩まされる顕著な例としては，やはり天然物由来成分に尽きる．天然物由来成分においては，エキスを構成している個々の成分の特定はできないケースが多く，不純物を取り切ることは困難である．この特徴が美容成分の機能として利点となる一方で，化学構造の不明な不純物を

第4章 経験のない物質や製品を調べる時は？

表3 化粧品の成分情報の調査に役立つサイト

データベース名	運営	URL	備考
化粧品の成分表示リスト	日本化粧品工業連合会	http://www.jcia.org/n/	成分番号，表示名称，INCI名，定義が記載されている．
CosIng	欧州委員会	http://ec.europa.eu/growth/tools-databases/cosing/index.cfm?fuseaction=search.simple	INCI名，定義，法規制等が記載されている．
新化粧品ハンドブック	日光ケミカルズ株式会社	https://www.chemical-navi.com/rd_support/cosmetic_handbook.html	化粧品原料と化粧品の製剤化技術などを解説．原料名，所在，性状，組成，特徴・用途などが記載されている．
Cosmetic-Info.jp	(有)久光工房	https://www.cosmetic-info.jp/index.php	INCI名，配合目的，CAS登録番号，該当成分を含む原料や商品，商品の全成分リストの検索等が可能．
Global New Products Database（GNPD）	MINTEL	http://japan.mintel.com/	該当成分を含む国内外の商品，商品の全成分リストの検索等が可能．また，該当成分を含有する商品数の年度推移等の検索など市場情報も入手できる（会員限定の有料サイト）．
wINCI（オンライン国際化粧品成分辞典）	米国パーソナルケア製品評議会	https://webdictionary.personalcarecouncil.org/jsp/Home.jsp	INCI名順に，CAS登録番号，定義，化学的分類，機能，起源，商品名，日本名等の索引，専門名・商品名とINCI名の対応表等が記載されている（会員限定の有料サイト）．
化粧品基準	厚生労働省	https://www.mhlw.go.jp/file/06-Seisakujouhou-11120000-Iyakushokuhinkyoku/keshouhin-standard.pdf	配合上限濃度が法律によって規制されている成分とその濃度の一覧．
Cosmetic Ingredient Review	CIR（化粧品成分審査委員会）	https://www.cir-safety.org/ingredients	CIRが調査した，国内外の商品における成分配合量（範囲）を記載．

含むリスクを抱えることにもなるため，化粧品の安全性を考えるうえでは頭を悩ませるところである（図6）[9]．光毒性による皮膚障害の原因が不純物である例としては，汎用アロマオイルであるベルガモットオイル中のフロクマリンが広く知られており，近年ではフロクマリンフリーという高いグレードのものが販売されている．このように，天然物由来成分であっても，原因の化学物質が特定されている場合には，それを除去することが可能なケースもある．接触皮膚炎の原因が不純物である例としては，キク科キク属のキク類のセスキテルペンラクトン系物質であるalantolactoneやarteglasin-Aなどが報告されている[10]．キクのように特定のアレルゲンの含有が懸念される場合，そのアレルゲンの有無については分析できるケースもあるが，その場合でもアレルギーの原因物質がそれ以外に含まれている可能性までは否定することができない．現在の分析技術では，たとえば「アルカロイド群」のように大きい括りでの定量はできず，そもそもアレルゲンの特定がされていないと分析できないという分析技術的課題もある．また，天然物由来成分はその製法的に抽出溶媒との混合物に

なっており，エキス純分のみを単離できないケースが多い．そのため，成分パッチテストの際には混合物での検証をするしかなく，陽性となった場合には何かしらのタンパク質を含むであろうエキスが原因と思いがちなのだが，同一原料中に含まれているBGなどの抽出溶媒や，メチルパラベンなどの防腐成分が原因である可能性も捨てきれない．混合原料中の原因成分の特定は，とくに注意が必要である．

天然物由来やオーガニック成分に対する市場の信仰は，根深くかつ厚く，化粧品から抜くことは商売上むずかしい．安全な天然物由来成分を作ることは，化粧品メーカーの責務であり課題である．最後に，化粧品の成分パッチテストを実施するときのポイントを図7にまとめた．

5．化粧品・薬用化粧品の原料（成分）に関わる情報のインターネット検索による調査法

1）国内外の化粧品市場で流通している原料（成分）数[11]

米国化粧品工業会（The Personal Care Products Council：PCPC）より発行されている「International Cosmetic Ingredient Dictionary and Handbook, 16th

化粧品の成分パッチテストを実施するときのポイント
▶ 対象の化粧品に実際に使用されている原料を用いる． ▶ 化粧品および成分の皮膚刺激性を考慮して，貼付条件・濃度設定をする． ▶ 化粧品成分は混合原料であることが多い． 　①確認したい成分を含むすべての原料を入手する． 　②試料に含まれるすべての成分情報を確認する．

図7　化粧品の成分パッチテストを実施するときのポイント

Edition」（国際化粧品成分事典2016年）[12]には，世界148カ国，4,919社の原料メーカーが存在し，70,200の化粧品原料が市場に供給されていると記されている．また，INCIに基づき命名された成分数としては22,600以上である．

一方，粧工連で編集した「日本化粧品表示名称事典 第3版」[13]によると，粧工連より公表された成分は約11,000に及ぶと記されている．

2) 化粧品の原料（成分）についての調査法

インターネットを用いた化粧品の原料（成分）の調査法として，①特定のウェブサイトおよび②検索サイトを使用する方法がある．

①特定のウェブサイトを使用した情報収集

化粧品関連工業会や化粧品メーカー，原料メーカーなどのHP，あるいは市場調査会社から，製品を構成する原料（成分）の情報を入手することができる．表3はその代表的なサイトを列挙したもので，製品の成分情報を調査するのに役立つサイトである．

各成分の含有濃度については，紫外線吸収剤や防腐剤など化粧品基準によって配合上限が決められている成分や，化粧品成分審査委員会（Cosmetic Ingredient Review：CIR）[14]が使用状況を調査し公表している成分についてはおおよその量を検索し予測することができるが，一般的には公開されておらず，各メーカーへの問い合わせが必要である．

本項では，無料で成分表示名称からINCI名，配合目的，CAS番号，該当成分を含む原料や商品，商品の全成分リストの検索など，さまざまな情報をまとめて検索することが可能な，Cosmetic-Info.jp[15]のサイトと成分使用状況や安全性情報を閲覧することができるCIRのサイトをご紹介する．

● Cosmetic-Info.jpについて：

化粧品の全成分表示のデータベース化や処方開発のための原料・成分検索を目的として，（有）久光工房が独自に作成したデータベースである．全成分表示のデータベースは粧工連が公表している表示名称リストを元に，原料データベースは各原料メーカーの情報を元に作成されている．2018年9月7日現在の掲載件数は，化粧品の成分表示名称：13,895件，医薬部外品添加物リスト：3,200件，原料：6,419件，処方例：688件，市販化粧品の全成分リスト：58,244件，医薬部外品の承認情報：34,472件となっている．

実際の検索方法は，まず図8aに示した検索画面に表示名称を入力し（配合目的等を用いて絞り込みも可能），表示された成分リストの中から目的の成分を選択すると，図8bに示したような，INCI名，配合目的，CAS登録番号，該当成分を含む原料や商品へのリンクなど，詳細情報にたどり着く．さらに原料や商品のリンク先へ行くと，含有する一般原料例と各原料メーカー，あるいは含有する商品例と各商品の全成分表示などを調べることができる（ただし，公表されている情報に限る）．

● CIRについて：

PCPCが科学者の判断により，化粧品の成分がその使用条件において合理的かつ確実に安全であることを判定することを目的として設立された委員会である．PCPCは主に民間で構成される独立した機関であるが，米国食品医薬品局（Food and Drug Administration：FDA）メンバーや米国消費者連合（Consumer Federation of America：CFA）からも代表メンバーが参加しており，政府機関とも連携が図られている．CIRによる成分の安全性審査結果は，ホームページにデータベースが公開されている．

各成分の安全性審査結果は，以下のように検索ができる．まず図9aに示した検索画面に表示名称を入力し（アルファベットの文字を選択して検索することも可能），表示された成分リストの中から目的の成分を選択すると，図9bに示したようなCIR Ingredient Status Reportの閲覧画面にたどり着く．このReportファイルを開くと，安全性試験データに基づいた評価結果や，図9cのように各種製品中の使用濃度調査結果などが記載されている．

②検索サイトを使用した情報収集

Google，Yahoo，Bingといったさまざまな検索サイトを利用して情報を入手する方法である．検索結果が多い

第4章　経験のない物質や製品を調べる時は？

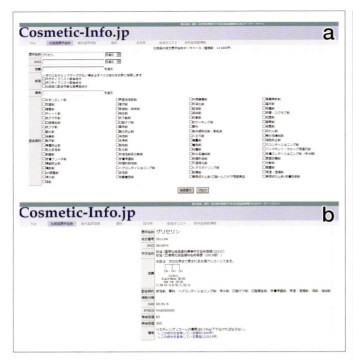

図8　Cosmetic-Info.jp を使った検索
　　(a) 検索画面
　　(b) 成分情報の画面

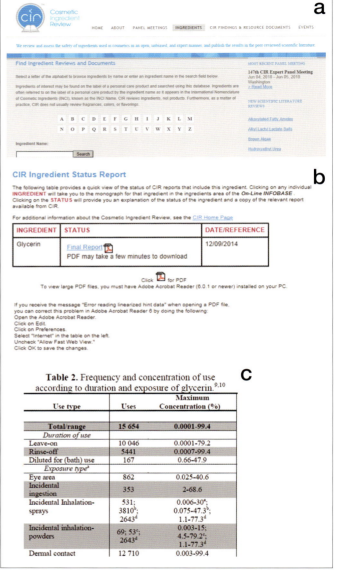

図9　Cosmetic Ingredient Review を使った検索
　　(a) 検索画面
　　(b) CIR Ingredient Status Report の閲覧画面
　　(c) 各種製品中の使用濃度調査結果を示す画面

場合は，検索オプションなどを使用して絞り込み（**表4**）が必要となる．ここでは，Google の検索オプションを例に，より効率的な検索方法をご紹介する[16, 17]．

以下に，検索キーワードをどのように工夫すべきか，いくつか紹介する．

◆「～とは」検索：キーワードの意味を調べる場合，キーワードのみを入力するとその単語の意味以外の情報も無数に出てきてしまう．キーワードに「とは」をつけて検索することで，その単語の意味のみを説明するページが先頭に表示される．
【例】キーワード1 とは

◆ AND 検索：検索の精度を向上させたい場合に用いる．複数のキーワードをスペースで区切って入力すると，その両方を含むサイトを検索することができる．
【例】キーワード1（スペース）キーワード2

◆ NOT 検索：特定のキーワードを含むページを除外して検索したい場合に用いる．検索したいキーワードを入力し，

スペースの後に，除外したいキーワードの先頭に「-（半角ハイフン）」をつけて入力する．
【例】検索したいキーワード（スペース）-（半角ハイフン）除外したいキーワード

◆ OR 検索：複数の呼び方が浸透しているようなものがある場合などに用いる．1つ目のキーワードを入力し，スペースの後に，「OR（半角大文字）」と入力する．スペースの

表4 検索オプション例

検索オプション	使用場面	入力内容説明	入力例
「〜とは」検索	キーワードの意味のみを調べたい場合	キーワードに「とは」をつけて検索することで，その単語の意味のみを説明するページが先頭に表示される．	キーワード1とは
AND 検索	検索の精度を向上させたい場合	複数のキーワードをスペースで区切って入力すると，その両方を含むサイトを検索することができる．	キーワード1（スペース）キーワード2
NOT 検索	特定のキーワードを含むページを除外して検索したい場合	検索したいキーワードを入力し，スペースの後に，除外したいキーワードの先頭に「-（半角ハイフン）」をつけて入力する．	検索したいキーワード（スペース）-（半角ハイフン）除外したいキーワード
OR 検索	複数の呼び方が浸透しているようなものがある場合	1つ目のキーワードを入力し，スペースの後に，「OR（半角大文字）」と入力する．スペースの後に2つ目のキーワードを入力する．	キーワード1（スペース）OR（半角大文字）（スペース）キーワード2
ワイルドカード検索	調べたいことに関するキーワードの一部が不明な場合	キーワードの不明な箇所を「*（アスタリスク）」に置き換えて入力すると，「*」の部分に任意の語句を補完した状態で検索される．	キーワード1＊キーワード2
完全一致検索	複数の言葉で，1つの意味となるようなキーワードで検索する場合	複数のキーワードを「"（引用符）"」で囲むと，そのキーワードの語順のままで，完全に一致するページが検索される．	"キーワード1（スペース）キーワード2"

後に2つ目のキーワードを入力する．
【例】キーワード1（スペース）OR（半角大文字）（スペース）キーワード2

◆ワイルドカード検索：調べたいことに関するキーワードの一部が不明な場合などに用いる．キーワードの不明な箇所を「*（アスタリスク）」に置き換えて入力すると，「*」の部分に任意の語句を補完した状態で検索される．
【例】キーワード1＊キーワード2
→キーワード1 キーワード3 キーワード2 など，＊の部分に「任意の語」が入った単語を含むサイトがリストアップされる．

◆完全一致検索：複数の言葉で，1つの意味となるようなキーワードで検索する場合に用いる．複数のキーワードを「"（引用符）"」で囲むと，そのキーワードの語順のままで，完全に一致するページが検索される．
【例】"キーワード1（スペース）キーワード2"→キーワード1，キーワード2の順に書かれているサイトがリストアップされる．「キーワード1」のみ，あるいは「キーワード2」のみなど，部分的に書かれたサイトはリストアップされない．

③検索結果の絞り込み

検索結果は，画像や動画，ショッピングなど，種類で絞り込んで表示することができる．また［検索ツール］を使えば，使用言語の指定で日本語のページだけ検索したり，期間の指定で最新の情報だけ検索したり，完全一致か不完全一致かなどを指定することができる．

参考・引用文献・web 情報

1) 平尾哲二：医師・医療スタッフのための化粧品ハンドブック，中外医学社，東京，p.74, 2016
2) 都賀谷京子：日香粧品誌 42: 162, 2018
3) 日本化粧品工業連合会ホームページ https://www.jcia.org/user/business/ingredients/drugexplain
4) 東京都健康安全研究センターホームページ http://www.tokyo-eiken.go.jp/k_yakuji/i-kanshi/cosme/c_label/
5) 薬事審査研究会 監修：医薬部外品原料規格 2006 統合版，薬事日報社，東京，p.832, 2013
6) 松永佳世子：医師と患者のためのパッチテスト・アレルゲン解説書，学研メディカル秀潤社，東京，p.10, 2017
7) 厚生労働省 職場のあんぜんサイト http://anzeninfo.mhlw.go.jp/user/anzen/kag/kag_yogo03.html
8) Burnett CL et al: Int J Toxicol 31（4 Suppl）: 77S, 2012
9) 株式会社資生堂ホームページ https://www.shiseidogroup.jp/rd/safety/material.html
10) 指田 豊，西山茂夫：皮膚病診療 20（増）: 28, 1998
11) 手島正行ほか：情報の科学と技術 57: 281, 2007
12) Tara E. Gottschalck, John E. Bailey（Editors）: International Cosmetic Ingredient Dictionary and Handbook, 16th Edition, Personal Care Products Council, Washington, 2016

13) 日本化粧品工業連合会 編：日本化粧品成分表示名称事典 第3版, 薬事日報社, 東京, 2013
14) Cosmetic Ingredient Review ホームページ https://www.cir-safety.org/ingredients
15) Cosmetic-Info.jp ホームページ https://www.cosmetic-info.jp/index.php
16) Google 検索オプション https://www.google.com/advanced_search?hl=ja
17) IT用語辞典 Weblio 辞書 https://www.weblio.jp/

第5章

判定

第5章 判定

1 パッチテストを正しく判定するには

鈴木　加余子

1．判定基準

パッチテストの判定は，視診（紅斑，丘疹，水疱などがあるかどうか）と触診（浸潤を触れるかどうか）で行う．判定は世界的に用いられているthe International Contact Dermatitis Research Group（ICDRG）の判定基準に基づいて評価する（表1）．これは，アレルギー反応か否かを判断する基準であり，刺激反応を評価するものではない．貼付した日をD0として，D3（72時間判定）またはD4（96時間判定）にICDRG基準＋以上の反応を呈した場合にアレルギー反応と判断する．判定に際しては，－または？＋またはIR（アレルギー反応ではない）か，＋以上か（アレルギー反応である）を判断することが重要であるが，判定がむずかしい場合がある（p.249参照）．＋以上の反応について＋，＋＋，＋＋＋のいずれの反応かということはそれほど重要ではない．どの判定時間においても＋と判定する場合には，貼付部位全体に浸潤を伴う紅斑を生じていることが必須である．すなわち，紅色丘疹を認めても，貼付部位全体には浸潤を伴う紅斑が生じていない場合や浸潤を伴う紅斑でも一部のみの場合（図1）は＋ではない．また，D3またはD4まで－でD7で紅斑を生じたとしても貼付部位全体に浸潤を伴った紅斑でなければ＋とは判定しない（p.92 Q3参照）．

？＋の反応は明らかなアレルギー反応ではないが，たとえば化粧品に配合された成分がパッチテスト至適濃度よりも低いために明らかなアレルギー反応を生じない場合などのように，接触皮膚炎の原因製品であることがある．このような判断に迷う反応の場合には，repeated open application test（ROAT）（p.67参照）を施行すると有用である．

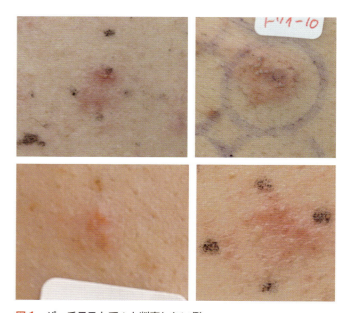

図1　パッチテストで＋と判定しない例

表1　ICDRGに基づくパッチテストの判定基準

score		Interpretation
－	No reaction	negative reaction
？＋	Doubtful reaction	faint macular erythema only
＋	Weak (non-vesicular) reaction	erythema, infiltration, possibly papule
＋＋	Strong (vesicular) reaction	erythema, infiltration, papules, vesicles
＋＋＋	Extreme positive reaction	bullous reaction
IR	Irritant reaction of different types	wrinkling erythema, papules in follicular distribution, petechia, pustules, necrosis
NT	Not tested	

表2 光パッチテストの判定基準

Reading		Interpretation
Irradiated site	Non-irradiated site	
−	−	normal
+, ++, +++	−	contact photo allergy
+, ++, +++ =	+, ++, +++	contact allergy
+, ++, +++ >	+, ++, +++	contact photo allergy and contact allergy

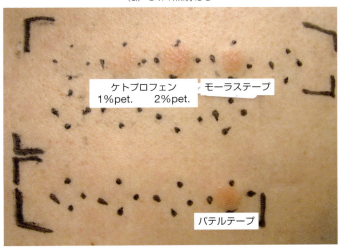

(a) UVA照射あり　　(b) UVA照射なし

図2 光パッチテスト（D3所見）
光感作物質であるケトプロフェンおよびケトプロフェン含有製剤の光パッチテストでは，ユニット除去後にUVA 5 J/cm² を照射した貼付部位は陽性反応が惹起されているが，UVAを照射しなかった貼付部位では陽性反応が惹起されていない．

光パッチテストは，貼付した2セットの試薬のうち，UVA照射側の試薬のみにD3またはD4判定で，＋以上の反応を呈した場合（図2）には，光アレルギー性接触皮膚炎と診断する（表2）．非照射側と照射側ともに陽性であり，同じ程度の反応であれば，通常のアレルギー性接触皮膚炎，非照射側にも陽性反応を認めるが，照射側のほうがより強い反応を呈している場合には，アレルギー性接触皮膚炎と光アレルギー性接触皮膚炎の合併と判定する．

Q1：環状の浸潤を伴う紅斑は刺激反応か，＋反応か？
A1：環状（ring shaped）の反応（図3）は，液体の試薬がユニットの辺縁に溜まって生じるもので，多くは刺激反応であり，水溶液の金属試薬で多く認められる．ステロイド薬の場合には，中央部分がステロイドの血管収縮作用で赤みが生じずに辺縁のみ紅斑を生じることがあるため，貼付部位全体に浸潤が生じているかどうかを触診で確認して判断する．

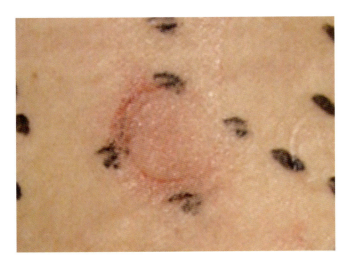

図3 浸潤を伴う環状紅斑

Q2：刺激反応か陽性反応か迷ったときはどうするか？

A2：判定に迷った場合にはダーモスコピーで拡大して反応をみると役立つことがある．痂皮がついている場合には刺激反応と判断する（図4）．アレルギー反応か否かで迷った場合には，①稀釈系列を作成して再貼付する，②別の部位（左側→右側，背部→上腕など）に再貼付する，③同じ患者でセミオープンテストやROATなど異なるテストをするなど，いくつかの検査を総合して判断する．

Q3：D2，D3またはD4で陰性であり，D7で紅斑を認めた場合，どのような紅斑であってもアレルギー反応としてよいか？

A3：D3またはD4で陰性でD7で生じた紅斑反応であっても，貼付部位全体に浸潤を伴う紅斑を認めない場合にはアレルギー反応とは判断しない．アレルギー反応は，「浸潤を伴う紅斑」を生じていることが必須である．アレルギー反応か否かの判断は，反応が生じた時間と反応の所見の両方に基づいて行う．

2．判定時間：いつ反応を読むか

判定は，3回行うのが理想的である．1回目は貼付48時間にユニットを除去して15～60分後（D2），2回目は貼付72時間（D3）または96時間（D4）後，3回目は1週間後（D7）である．1週間後判定はD5～D10がよいとされている．1週間以降に陽性反応が生じる場合（遅発反応，後述）もあるため，可能な限り1カ月後にも貼付部位を確認することが望ましい．ただし，ICDRG基準におけるアレルギー反応は，D3またはD4で＋以上である．

Q：患者が判定に来院できないときはどうするか？

A：もし，患者がD2，D3（D4），D7の3回の判定に受診できない場合は，上腕など本人の手の届くところに試薬を貼付し，貼付48時間後（D2）に自宅でユニットを外してマーキングのうえ写真を撮っておいて，72時間後（D3）または96時間後（D4）と1週間後（D7），または1週間後（D7）だけ来院してもらい，判定する．このような場合には，患者にユニットを外した48時間後（D2）から毎日貼付部位の写真を撮影するように指示をして，受診時にみせてもらう．しかしながら，D2（48時間判定）に来院された際にユニットがはがれている場合（図5）やD3の陽性反応がD7では消褪していたり，浸潤の有無は写真だけでは判断しかねるので，医師が正しい判定をするためには，できるだけすべての判定時に来院してもらうことを推奨する．

3．刺激反応

刺激反応は，貼付試料に刺激性があったり，貼付濃度が高すぎたときに，誰にでも生じうる反応で，以下のような所見がある．

①**紅斑**：貼付試料の形に限局してくっきりとした浸潤を伴

(a) 肉眼所見　　　　　　　　(b) ダーモスコピー所見

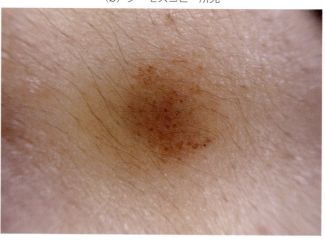

図4 刺激反応か陽性反応か判定に迷う例
判定に迷った場合には，ダーモスコピーで拡大してみると痂皮などがよくわかり，判定に有用である．

い，石鹸やシャンプーなどの洗浄剤を貼付した部位には少し赤く，やや光沢があって細かいしわのある反応を生じることがある．痒みはあったりなかったりする．

②**点状紫斑**：点状紫斑のみで浸潤を伴う紅斑が生じていない場合は刺激反応と考える．点状紫斑かどうかはダーモスコピーを用いて反応部位をみると判断しやすい．とくに塩化コバルトは点状紫斑を生じることが多く，塩化コバルト（1% pet.）を貼付すると5%の患者に点状紫斑を認めるといわれている．

③**水疱・びらん**：水疱はアレルギー反応だけでも生じる（ICDRG 基準で +++）が，刺激が強い化学物質や製品を貼付した場合に化学熱傷として生じることがある．また，厚みのある物質を貼付すると圧迫で水疱やびらんが生じることもある（図6）．刺激反応で生じた水疱やびらんの場合には，貼付部位に浸潤を伴う紅斑は生じていない．

④**小膿疱**：小膿疱は刺激反応のことが多いが，貼付部位全体に浸潤を伴う紅斑が生じており，その紅斑上に小膿疱が生じた場合にはアレルギー反応も考慮する．

⑤**壊死**：刺激反応のもっとも重篤なものであり，強アルカリ（pH > 9）や強酸（pH < 4）の化学物質を貼付すると生じる．稀な物質や製品を貼付する場合にはpH試験紙などで簡易にpH 4〜9 であることを確認するとよい（図7）．

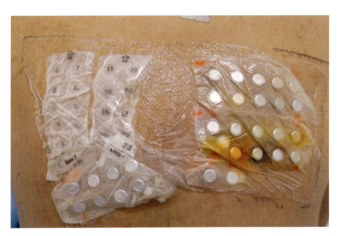

図5　48時間判定（D2）時にユニットがはがれていた例

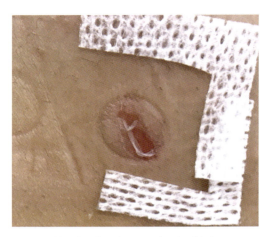

図6　試料の物理的圧迫により生じたびらん
びらん周囲には紅斑を認めないことから刺激反応と判断する．

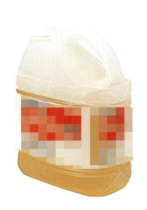
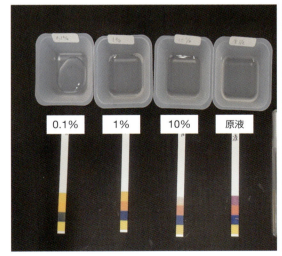
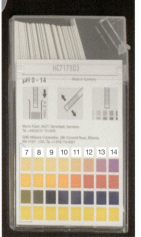

図7　業務用洗剤
原液は強アルカリで，0.1％水溶液でpH7程度となった．

4. 遅発反応：late reaction（図8）

　一般的には，1週間後判定まで陰性であった部位が貼付10〜20日目に flare up して陽性反応を呈した場合，パッチテストにより感作されたことを疑うが，late reaction は，感作された個体において，1週間後判定時には陰性で，1週間以上経ってから惹起された陽性反応（図8）をいう．このような反応を呈する化学物質としては，ステロイド薬，硫酸フラジオマイシン，金チオ硫酸ナトリウム，パラターシャリーブチルフェノールホルムアルデヒド樹脂，PPD（パラフェニレンジアミン）などがある．late reaction を見逃さないよう，可能な限り貼付1カ月後くらいに貼付部位を再度確認することが望ましい．

　1カ月後判定時にD7まで陰性であった部位に陽性反応を認めた場合に，それを late reaction とするか，パッチテストにより感作したとするかについては，再パッチテストや，その患者の既往歴や生活歴，治療歴などを勘案して判断する．

5. 疑陽性，偽陰性はどのようなときに生じるか

＜疑陽性反応の原因＞

　偽陽性反応とは，接触アレルギーを有していない試料に

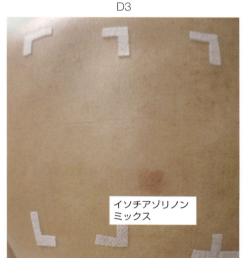
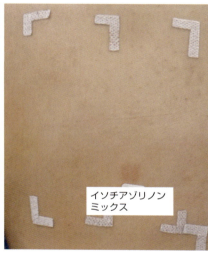
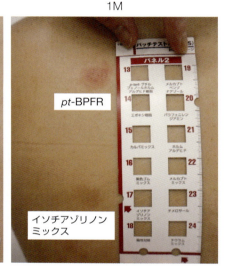

図8　*pt*-BPFR の late reaction
D3，D7 判定時はイソチアゾリノンミックスのみ陽性であったが1カ月判定時に *pt*-BPFR が陽性となっていた．

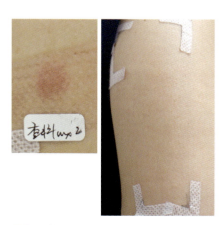
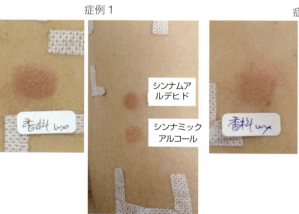

図9　香料ミックス陽性，個別貼付で陰性　　　図10　香料ミックス陽性，個別貼付で陽性試薬あり

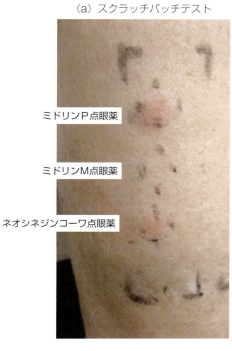
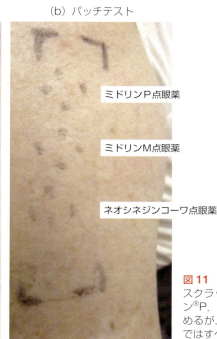

図11 スクラッチパッチテスト結果
スクラッチテストを施行した部位（a）ではミドリン®P，ネオシネジンコーワ点眼薬に陽性反応を認めるが，通常のパッチテストを施行した部位（b）ではすべて陰性である．

生じる陽性反応である．疑陽性反応の多くは避けることのできる技術的なミスだったり，適切でない濃度での貼付により生じる．市販アレルゲンのmix試薬（香料ミックス，パラベンミックスなど）は刺激があり，しばしば疑陽性反応を呈するので，mix試薬に陽性反応を認めた場合には，個々の試薬を再度貼付することが勧められる（図9，10）．

疑陽性反応を呈する原因としては，貼付濃度が高すぎる，溶媒の刺激，強陽性反応の近接部位（excited skin syndrome），試薬の混合（mix試薬）などが考えられる．

＜偽陰性反応の原因＞

接触アレルギーを有しているにもかかわらず，パッチテストで陽性反応を惹起できないことがある．陽性反応を呈するはずの原因製品（試薬）が陰性であった場合には偽陰性の可能性を考慮して，貼付濃度や試薬の貼付量，判定時間（D3またはD4やD7で終了していないかどうか），免疫反応を抑制する薬剤の内服や外用が行われていなかったか，1カ月以内に日焼けをしなかったかなどを確認する．たとえば，眼瞼に生じた接触皮膚炎の場合には，眼瞼よりも経皮吸収が低い背部に貼付すると偽陰性を生じるので，テープストリッピング（ストリッピングパッチテスト）や注射針でわずかに表皮に傷をつけて（スクラッチパッチテスト）経皮吸収を促進するような処置をしてから貼付する

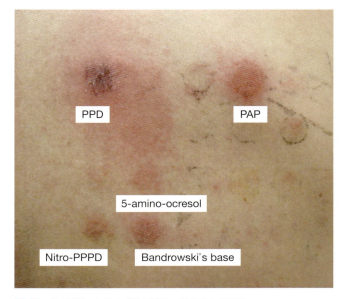

図12 染毛剤による皮膚炎症例における交差反応

（図11）と見逃しにくい．また，光アレルギーの場合には，貼付中に紫外線を照射しなければ陽性反応は惹起できない（図2）が，光アレルギーと予測せず，通常のパッチテストを施行すると偽陰性となる．

6. 交差反応

ある化学物質に感作されてアレルギーを有する場合に，感作された化学物質と類似の化学構造を有する物質に対してもアレルギー性接触皮膚炎を生じる場合があり，これを交差反応とよぶ．たとえば，日本で染毛剤に配合されているパラフェニレンジアミンに感作された場合に同じパラ位にアミノ基を有する化学物質（アゾ化合物や局所麻酔薬など）にも反応する場合（図12）や，アミノグリコシド系抗菌薬である硫酸フラジオマイシンに感作された場合に同じアミドグリコシド系抗菌薬である硫酸ゲンタマイシンにも反応する場合が交差反応である．金属では，ニッケルに感作された場合には，周期表の族が同じパラジウムにも陽性反応を呈することがある．

参考文献

1) Lachapelle JM, Maibach HI: Patch testing and Prick testing 3rd ed, Springer, Berlin Heidelberg, 2012
2) Rietschel RL, Fowler JF: Fisher's Contact Dermatitis 6th ed, BC Decker inc., Hamilton, 2008
3) Johansen JD, Frosch PJ, Lepoittevin JP: Contact Dermatitis 5th ed, Springer, Berlin Heidelberg, 2011

第6章

Japanese standard allergens とその活用法

第6章 Japanese standard allergens とその活用法

1 ジャパニーズスタンダードアレルゲンとは

鈴木　加余子, 伊藤　明子

　パッチテストを貼付する際に, 患者の持参した製品とともに標準アレルゲン（スタンダードアレルゲンシリーズまたはベースラインシリーズとよぶ）を貼付することは, アレルギー性接触皮膚炎の原因を確定するために有用である. 標準アレルゲンは, われわれの生活環境に存在して接触感作の頻度の高いアレルゲン（陽性率1％が目安）が選択される. したがって, 標準アレルゲンは, 世界の各地域により異なっており, 生活様式の変化などにより見直されている. また, 標準アレルゲン選定の際には, 貼付するアレルゲンの数を多くしないために, 香料やパラベンなどについては複数のアレルゲンを混合し, 香料ミックス, パラベンミックスなどという1つの試薬にして貼付している. これらのミックスアレルゲンは, 刺激反応を生じることがあり, ミックスアレルゲンに陽性反応を認めた場合には, 構成するアレルゲンを個別に貼付して確認することが望ましい（p.94 図9, 10参照）.

　欧米では1980年代からこのようなスタンダードアレルゲンが設定されていたが, 日本では, 1994年に日本接触皮膚炎学会（現：日本皮膚免疫アレルギー学会）において23種のアレルゲンから構成されるジャパニーズスタンダードシリーズ（JSA）が設定された[1]．

　2008年に日本皮膚アレルギー・接触皮膚炎学会（現：日本皮膚免疫アレルギー学会）においてアレルゲンが見直され, ethylene diamine 2HCL を削除し, 新たに gold sodium thiosulfate, epoxy resin, sesquiterpene lactone mix を追加して, 25種のアレルゲンから構成される JSA2008 が設定された[2]．そして, 2015年にパッチテストパネル®(S) が保険承認され発売されたことを契機に, 日本国内で入手できるパッチテスト試薬で構成される JSA2015 が設定された. JSA2008 のアレルゲンのうち sesquiterpene lactone mix, primin は陽性率が低く, 国内で入手できないことから JSA2015 では削除された（表1）.

　JSA2015 で使用するパッチテストパネル®(S) は, パッチテストに関わる材料の入手や準備の手間, 準備時のテクニカルエラーなどを解消する目的で1984年にスウェーデン・ファルマシア社で開発された T.R.U.E. Test® (Thin-layer-Rapid Use Epicutanation Test) をジャパニーズスタンダードアレルゲン2008 に準じて製造した ready to use 試薬である.

　パッチテストパネル®(S) T.R.U.E. Test® の各アレルゲンは濃度ではなく貼付1片（0.81 cm²）あたりの含量で表示され, 添加物も配合されている. 各々のアレルゲンの含量についてはこれまでのワセリン基剤や水溶液の濃度と同じ程度の陽性反応が得られるように単位面積あたりの含量が設定されている.

　製造方法から考えると, パッチテストパネル®(S) のアレルゲンについては単純に含量を面積で割った「濃度」表示は適切ではなく, これまでの試薬とまったく同じものではないことを念頭に置く必要がある. また, 前述したミックスアレルゲンの構成アレルゲンも JSA2008 と異なるものがある（表2）.

　JSA を構成する各アレルゲンの陽性率は1994年の JSA 設定以降学会が中心となって集計され, 現在もなお継続している[1〜10]．

引用・参考文献

1) Adachi A: Environ Dematol 3: 140, 1996
2) 鈴木加余子, 松永佳世子, 矢上晶子 ほか：J Environ Dermatol Cutan Allergol 6: 67, 2012
3) Miyoshi H: Environ Dematol 4: 95, 1997
4) Mitsuya K: Environ Dematol 6: 199, 1999
5) Natsuaki M: Environ Dematol 7: 1, 2000
6) Sugiura M : Environ Dematol 9: 105, 2002
7) Kurikawa Y: Environ Dematol 9: 39, 2002
8) Hizawa T: Environ Dermatol 12: 137, 2005
9) 鈴木加余子, 松永佳世子, 矢上晶子 ほか：J Environ Dermatol Cutan Allergol 9: 101, 2015
10) 鈴木加余子, 松永佳世子, 矢上晶子 ほか：J Environ Dermatol Cutan Allergol 11: 234, 2017

表1　ジャパニーズスタンダードアレルゲンの比較

分類	アレルゲン名	JSA（1994）製造元	JSA（1994）濃度・基剤	JSA2008 製造元	JSA2008 濃度・基剤	JSA2015 製造元	JSA2015 含量・濃度	JSA2015 添加物
金属	硫酸ニッケル	日本接触皮膚炎学会	2.5% pet.	Brial社	2.5% pet.	SmartPractice社	0.16 mg/片	ヒドロキシプロピルセルロース
金属	重クロム酸カリウム	日本接触皮膚炎学会	0.5% aq.	Brial社	0.5% aq.	SmartPractice社	0.044 mg/片	ポビドン
金属	金チオ硫酸ナトリウム	△（共同研究試薬として貼付）		Brial社	0.5% pet.	SmartPractice社	0.061 mg/片	ヒドロキシプロピルセルロース
金属	塩化コバルト	日本接触皮膚炎学会	1% pet.	Brial社	1% pet.	SmartPractice社	0.016 mg/片	ヒドロキシプロピルセルロース
金属	塩化第二水銀	日本接触皮膚炎学会	0.05% aq.	鳥居薬品（株）	0.05% aq.	鳥居薬品（株）	0.05% aq.	−
ゴム添加物	カルバミックス（ジチオカーバメイトミックス）	日本接触皮膚炎学会	2% pet.	Brial社	2% pet.	SmartPractice社	0.204 mg/片	ヒドロキシプロピルセルロース
ゴム添加物	黒ゴムミックス	日本接触皮膚炎学会	0.6% pet.	Brial社	0.6% pet.	SmartPractice社	0.060 mg/片	ポビドン
ゴム添加物	メルカプトミックス	日本接触皮膚炎学会	2% pet.	Brial社	2% pet.	SmartPractice社	0.060 mg/片	ポビドン
ゴム添加物	メルカプトベンゾチアゾール	△（メルカプトミックスとして貼付）				SmartPractice社	0.061 mg/片	ポビドン
ゴム添加物	チウラムミックス	日本接触皮膚炎学会	1.25% pet.	Brial社	1.25% pet.	SmartPractice社	0.022 mg/片	ポビドン
薬剤	硫酸フラジオマイシン	日本接触皮膚炎学会	20% pet.	Brial社	20% pet.	SmartPractice社	0.49 mg/片	ポビドン
薬剤	カインミックス	日本接触皮膚炎学会	7% pet.	Brial社	7% pet.	SmartPractice社	0.51 mg/片	ポビドン
染料	パラフェニレンジアミン	日本接触皮膚炎学会	1% pet.	Brial社	1% pet.	SmartPractice社	0.065 mg/片	ポビドン
防腐剤	パラベンミックス	日本接触皮膚炎学会	15% pet.	Brial社	15% pet.	SmartPractice社	0.80 mg/片	ポビドン
防腐剤	イソチアゾリノンミックス	日本接触皮膚炎学会	0.01 aq.	Brial社	0.01 aq.	SmartPractice社	0.0032 mg/片	ポビドン
防腐剤	ホルムアルデヒド	日本接触皮膚炎学会	1% aq.	Brial社	1% aq.	SmartPractice社	0.150 mg/片	ポビドン, 乾燥炭酸Na, 炭素水素Na
防腐剤	チメロサール	日本接触皮膚炎学会	0.05% aq.	Brial社	0.05% aq.	SmartPractice社	0.0057 mg/片	ポビドン
樹脂	ロジン	日本接触皮膚炎学会	20% pet.	Brial社	20% pet.	SmartPractice社	0.97 mg/片	ポビドン, ブチルヒドロキシアニソール, ジブチルヒドロキシトルエン
樹脂	パラターシャリーブチルフェノールホルムアルデヒド樹脂	日本接触皮膚炎学会	1% pet.	Brial社	1% pet.	SmartPractice社	0.036 mg/片	ヒドロキシプロピルセルロース
樹脂	エポキシ樹脂	−		Brial社	1% pet.	SmartPractice社	0.041 mg/片	ヒドロキシプロピルセルロース
香料	香料ミックス	日本接触皮膚炎学会	8% pet.	Brial社	8% pet.	SmartPractice社	0.402 mg/片	ポビドン, βシクロデキストリン
香料	ペルーバルサム	日本接触皮膚炎学会	25% pet.	Brial社	25% pet.	SmartPractice社	0.65 mg/片	ポビドン
植物	ウルシオール	日本接触皮膚炎学会	0.002% pet.	鳥居薬品（株）	0.002% pet.	鳥居薬品（株）	0.002% pet.	−
植物	プリミン	日本接触皮膚炎学会	0.01% pet.	Brial社	0.01% pet.	−		
植物	セスキテルペンラクトンミックス			Brial社	0.1% pet.	−		
基剤成分	ラノリンアルコール	日本接触皮膚炎学会	30% pet.	Brial社	30% pet.	SmartPractice社	0.81 mg/片	ポビドン
基剤成分	エチレンジアミン二塩酸塩	日本接触皮膚炎学会	1% pet.	−		−		

第6章 Japanese standard allergens とその活用法

表2　ミックスアレルゲンの構成

		JSA 2008	JSA 2015
黒ゴムミックス	N-1,3-ジメチルブチル-N'-フェニルパラフェニレンジアミン	○	×
	N-N'-ジフェニルパラフェニレンジアミン	○	○
	N-イロプロピル-N'-フェニルパラフェニレンジアミン	○	○
	N-シクロヘキシル-N'-フェニルパラフェニレンジアミン	×	○
チウラムミックス	テトラメチルチウラムジスルフィド	○	○
	テトラエチルチウラムジスルフィド（ジスルフィラム）	○	○
	テトラメチルチウラムモノスルフィド	○	○
	テトラブチルチウラムジスルフィド	○	×
	ジペンタメチレンチウラムテトラスルフィド	○	×
	ジペンタメチレンチウラムジスルフィド	×	○
メルカプトミックス	シクロヘキシルベンゾチアジルスルフェンアミド	○	○
	ジベンゾチアジルジスルフィド	○	○
	メルカプトベンゾチアゾール	○	△（単剤）
	モルホリニルメルカプトベンゾチアゾール	○	○
カルバミックス（ジチオカーバメイトミックス）	ジメチルジチオカルバミン酸亜鉛	○	×
	ジエチルジチオカルバミン酸亜鉛	○	○
	ジブチルジチオカルバミン酸亜鉛	○	○
	エチルフェニルジチオカルバミン酸亜鉛	○	×
	ジフェニルグアニジン	×	○
カインミックス	ジブカイン塩酸塩	○	○
	プロカイン塩酸塩	○	×
	アミノ安息香酸エチル	○	○
	テトラカイン塩酸塩	×	○
香料ミックス	α-アミルシンナムアルデヒド	○	○
	シンナミック（ケイ皮）アルデヒド	○	○
	シンナミック（ケイ皮）アルコール	○	○
	オイゲノール	○	○
	ゲラニオール	○	○
	ヒドロキシシトロネラール	○	○
	イソオイゲノール	○	○
	サンダルウッド油	○	×
	オークモス油	×	○
パラベンミックス	ベンジルパラベン（パラオキシ安息香酸ベンジル）	○	○
	ブチルパラベン（パラオキシ安息香酸ブチル）	○	○
	エチルパラベン（パラオキシ安息香酸エチル）	○	○
	メチルパラベン（パラオキシ安息香酸メチル）	○	○
	プロピルパラベン（パラオキシ安息香酸プロピル）	○	○

Memo

第6章 Japanese standard allergens とその活用法

2 No.1 パッチテストパネル® (S)-1
硫酸ニッケル

伊藤 明子

◉硫酸ニッケルとはこんなアレルゲンです

　硫酸ニッケルはニッケルの硫酸塩で，無水塩は緑黄結晶である．水に溶けやすく，水溶液は酸性を示す．ニッケルメッキや合金に用いられ，装飾品などに含まれるほか，食品中にも存在する．

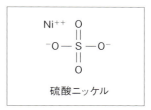
硫酸ニッケル

◉ニッケルを含む製品

金属：ニッケル合金製品（18金でもニッケルを含むことがある），ニッケル硬貨（50円玉，100円玉，500円玉），歯科金属，ステンレス製品，ステンレス製医療機器（プレート，ペースメーカー，人工弁，注射器など），陶磁器，磁石，塗料，ガラス，エナメル，形状記憶合金など．

食品：缶詰，牡蠣，緑黄色野菜，ココア，チョコレート，蕎麦，海苔，オートミール，紅茶，ナッツ類，豆類など．

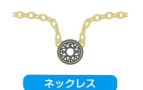
ネックレス

ニッケル硬貨

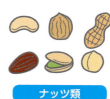
ナッツ類

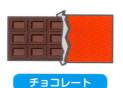
チョコレート

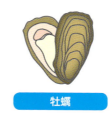
牡蠣

●アレルゲンの特徴・最新のトピックス

　日本接触皮膚炎研究班の報告によれば，2015年度の本邦における硫酸ニッケルの陽性率は23.5％で，Japanese standard allergens（JSA）のなかでも陽性率の高いアレルゲンの一つである．本邦に限らず世界的に陽性率が高く，問題となっている．EU諸国ではパッチテストの疫学調査を参考にして人の肌に触れる金属製品へのニッケルの使用量や製品からの溶出量を制限するNickel Directiveが実施されている．これはニッケルアレルギーの患者に皮膚炎を発症させず，まだ感作されていない消費者がアレルギーを獲得しないようにするために，医療者と企業が自発的に行っている取り組みである．時代とともに対象製品や規制内容が改定されている．

●生活指導はこうする

患者さんへの生活指導

　ニッケルを含む装飾品や，ステンレス製品などへの接触を避けるように指導する．全身の痒みや痒疹，掌蹠膿疱症，異汗性湿疹の患者には，ニッケルを多く含む食品の摂取を制限するように指導する．

盲点・注意点

　ニッケルはパッチテストで刺激反応が出ることがあるため，判定が紛らわしい場合には再度検査をしたり，他社製のアレルゲンでパッチテストを施行したりして，確認をすることが必要である．

有益情報

　ニッケルが含まれているかを調べるものとして，reveal & conceal™ ニッケルスポットテスター（Smart Practice社［米国］）※がある（右写真）．これは検知液とコーティング液がセットになっている製品で，まず調べたい金属に検知液を塗りつけ，ピンク色に変化すればニッケルが含まれていることがわかるものである（図）．ニッケルが検知されたらクリアコートを塗布し，コーティングする（p.142 コバルトも参照）．

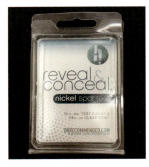

※ 一般個人の直接購入は不可．医療機関等からの購入のみ

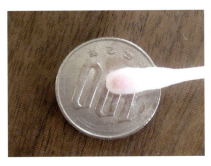 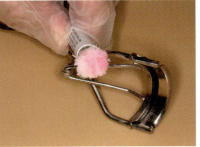 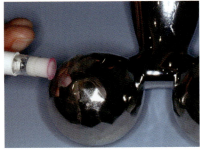

図　100円硬貨，ビューラー，ベルトのバックルに検知液を塗るとスポンジがピンク色に反応し，ニッケルが含まれていることがわかる．

引用・参考文献

1) 伊藤明子：J Visual Dermatol 13: 45, 2014
2) 伊藤明子，増井由紀子：日本皮膚アレルギー・接触皮膚炎学会雑誌 10: 88, 2016

ニッケルにより引き起こされる症例

症例 1 ▶ ベルトのバックル

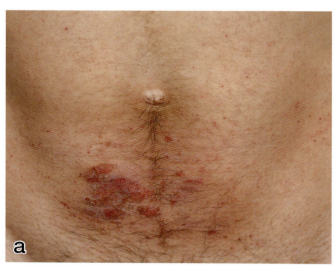
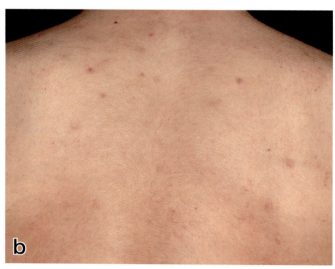

症例1：20歳台，男性[1]
全身の汎発性湿疹の原因精査のため，パッチテストを目的に受診．(a) 腹部のバックルが触れる部位に一致して一部びらんを伴う湿疹性病変を認めた．(b) 体幹，四肢にも小丘疹が多発していた．

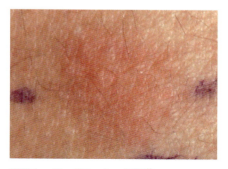
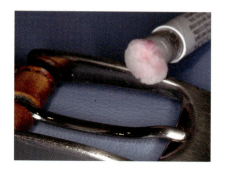
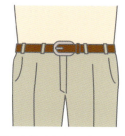

症例1：パッチテストの結果[1]
Japanese standard allergens の硫酸ニッケルが陽性．

ニッケルが含まれていることがわかったベルト（症例1の患者が使用ていたもとは別のもの）．

肌に直接ベルトのバックルが触れないように指導する．

臨床像の特徴

　ニッケルを含有した製品が皮膚に直接接触しておきる接触皮膚炎と，食品や歯科金属に含まれた微量金属が体内に吸収されて発症する全身型金属アレルギーがある．
　接触皮膚炎の場合，時計の文字盤裏面やブレスレットが触れる手首，ネックレス，ピアスやイヤリング，ビューラー，バックルなどの装飾品や日用品が皮膚に触れる部位が好発部位となる．全身型金属アレルギーは，異汗性湿疹や掌蹠膿疱症，多形慢性痒疹，貨幣状湿疹などとして生じることがあり，これらをみた場合はニッケルが原因である可能性も考慮するとよい．

2. 硫酸ニッケル

症例 2 ▶ ビューラー

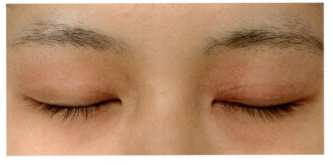

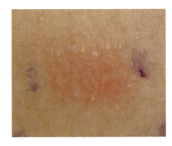

症例2：パッチテスト結果（72時間後）[2]
Japanese standard allergens のうち硫酸ニッケルが陽性．

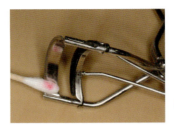

症例2：ビューラー[2]
ニッケルスポットテストが陽性．

症例2：20歳台，女性[2]
化粧品のパッチテストはすでに実施されたが，原因が不明で，湿疹が治らないため受診．使用していた化粧品，外用薬と Japanese standard allergens を貼付した．

症例 3 ▶ コイン

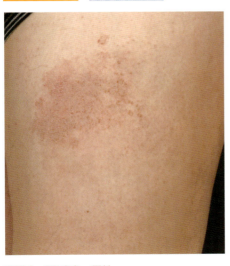

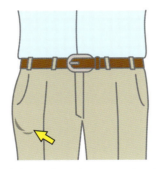

ズボンのポケットにコインを入れていたため．

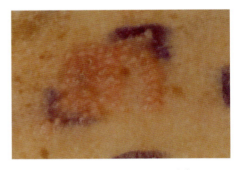

症例3：パッチテスト結果（1週間後）
Japanese standard allergens の硫酸ニッケルが陽性．

症例3：30歳台，男性．
左大腿前面に難治性の湿疹病変を認めた．

●パッチテストの反応と読み方のコツ

　ニッケルを含め，金属アレルゲンには遅れて陽性となるものがあり，1週間後まで判定をする必要がある．また刺激反応が出現することがあるため，判定には注意が必要である．

　ニッケルの感作者では，パッチテストでパラジウムにも陽性となる例が多い．

第6章 Japanese standard allergens とその活用法

3 No.2 パッチテストパネル®(S)-1 ラノリンアルコール

鷲崎　久美子

●ラノリンアルコールとはこんなアレルゲンです

　ラノリンは羊毛に付着している皮脂分泌物から得られる物質で，脂肪酸とアルコールが結合してできる数種類のエステルの混合物である．また，ラノリンアルコールはラノリンを鹼化分解して得られる脂環系アルコールである（図）．

　水の吸収性がよく，乳化性に優れ，また皮膚に対する親和性もよいため，精製ラノリンやその誘導体が化粧品や皮膚外用薬に使用されている．

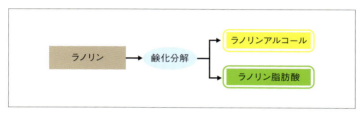

図　ラノリンアルコール

●ラノリンを含む製品

化粧品・スキンケア製品：スキンケア製品：クリーム，乳液，クレンジング剤，口紅，リップクリーム，マスカラ，アイペンシル，ファンデーション，ボディークリーム，ヘアコンディショナー，ヘアトリートメント，ベビーオイルなど[1]．

外用薬：メサデルム®軟膏，トプシム®軟膏，ヒルドイド®クリーム，ヒルドイド®ローション，エキザルベ®，アズノール®，ソフラチュール®，アクロマイシン®軟膏，ネオメドロール®EE軟膏，タリビット®眼軟膏，プロクトセディル®軟膏，ポステリザン®軟膏，フェミニーナ®軟膏など．

工業用品：家具の艶出し，金属のさび止め，切削油の乳化剤，ワックス．

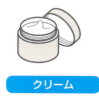
クリーム

口紅・リップクリーム

外用薬

● アレルゲンの特徴・最新のトピックス

医薬品添加物として日本薬局方には「精製ラノリン」と，精製ラノリンに水を加え精製ラノリンを 70〜75％含む「加水ラノリン」が収載されているほか，ラノリンアルコール，還元ラノリンなどのラノリン誘導体が使用されている．吸着精製ラノリンは精製ラノリンをさらに精製したもので，ラノリンアルコールや，ラノリンステロールが除去されているため皮膚作性は低いとされる[2]．一方，アトピー性皮膚炎や下腿潰瘍患者などの障害された皮膚でのラノリンによる接触皮膚炎の報告[3]や，ネオメドロール®EE軟膏の有効成分（フラジオマイシン）と添加物（ラノリン）の両者による接触皮膚炎の報告[4]がある．眼瞼は皮膚が薄いうえに，女性の場合，化粧品などの刺激でバリア機能が低下しており，吸収・感作に注意を要する．

● 生活指導はこうする

患者さんへの生活指導

化粧品や外用薬など日用品に多く使用されているので，ラノリンの配合されていない製品を確認して使用する．後述の症例2のように眼軟膏中の添加物がアレルゲンの場合は，使用していた外用薬を中止すると同時に，ラノリン含有の化粧品も使用を控えるように指導する必要がある．ラノリンに代わる基剤としてグリセリン，サラシミツロウ，エステルガム，スクワレン，高分子脂肪酸エステルなどがある．また，安定剤，乳化剤や粘稠剤としての用途に関しても，ほかに多くの成分があるため，代替品を探しやすい．

注意点

1970年代にステロイド外用薬中の還元ラノリンによるアレルギーが多数報告されたが，その後，低アレルギーラノリンの開発も進み，パッチテスト陽性率は2％程度で推移している[5]．しかし，アトピー性皮膚炎，うっ滞性皮膚炎，下腿潰瘍など，バリア機能の欠如した皮膚に使用すると接触皮膚炎をおこしやすいため，皮疹が難治化や悪化する場合は，積極的にパッチテストをすることが重要である．

また，口唇炎は乾燥・落屑など軽微な症状のことも多いため，原因が明らかにされないまま，ステロイド外用をしながら原因であるリップクリームや口紅の継続使用をしている例もめずらしくなく，注意が必要である．

ラノリンの標準アレルゲンはラノリンアルコールであるが，感作物質が明らかになっていないため，ラノリン製剤の接触皮膚炎の原因の証明にはラノリンアルコールのほかに，精製ラノリンや還元ラノリン（ラノリンに水素を添加したもの）のパッチテストを同時に行うことを推奨している報告もある[2,6]．

情報

わが国の化粧品には現在，還元ラノリンは自主規制され使用されていないが，欧米ではいまだ使用されている[7]．

引用・参考文献

1) https://www.cosmetic-info.jp/index.php
2) ラノリンパッチテスト研究班：西日本皮膚 47: 864, 1985
3) 伊藤令子, 山田良則, 木戸祐也ほか：皮膚臨床 57: 1995, 2015
4) 岩橋ゆりこほか：皮膚病診療 39: 727, 2017
5) 鈴木加余子ほか：J Environ Dematol Cutan Allergol 9: 101, 2015
6) 大沼すみほか：臨皮 51: 597, 1997
7) 宮地良樹ほか編：美容皮膚科学 第1版, 南山堂, 東京, p.146, 2005

●ラノリンにより引き起こされる症例

症例 1 ▶ 化粧用クリーム

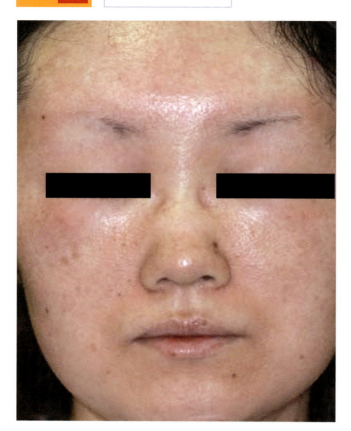

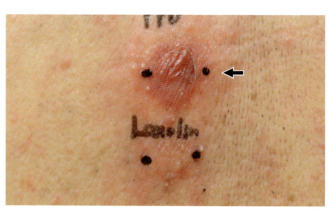

症例1：パッチテスト結果（72時間後）
成分のラノリンアルコールがICDRG判定基準で強陽性（➡）．
本症例はラノリン含有製品の使用歴はなく，今回のクリームによる感作を考える．

症例1：32歳，女性．2007年6月初診
ラノリンアルコール含有クリーム使用後6日目から，顔面に痒みが出現．びまん性の紅斑，浮腫に，漿液性丘疹が混在している．

●臨床像の特徴

　ラノリンアルコールが入っている化粧品や外用薬の接触した部位を中心に，さまざまな程度の紅斑，丘疹や水疱が出現する．

　クリームや乳液などの化粧品が原因のものでは，比較的境界明瞭な紅斑が顔面・頸部などの使用部位に出現する．リップクリームや口紅による接触口唇炎は，乾燥や亀裂などの軽微な症状が多く，水疱や浮腫は少ない．コンディショナーやトリートメントなどによるものは，耳介後部，髪際部や頸部にかけて皮疹が目立つ．外用薬が原因で，それを潰瘍や皮疹などに使用した場合，周囲に発赤，丘疹と痒みを伴う．

　症例1は，使用6日目に痒みが出現したが，その後も保湿目的で継続していた．**症例2**は眼瞼の痒みに眼科から処方された眼軟膏を外用し軽快・増悪をくり返していた．化粧品や外用剤は，痒み・皮疹出現後もただちに中止せず，治療目的で毎日しっかり続ける傾向があり，さらに悪化させる例が多い．

3. ラノリンアルコール

症例 2 ▶ 眼用外用薬

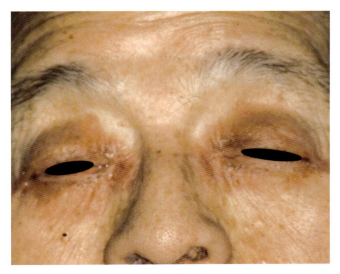

症例2：72歳，女性．眼瞼の浮腫性紅斑

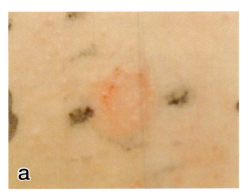
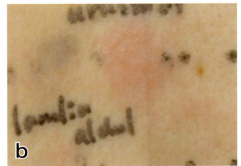

症例2：パッチテスト結果（ICDRG判定基準）
(a) 7日目の判定：ネオメドロール®EE軟膏が＋の陽性．
(b) ジャパニーズスタンダードアレルゲン2015の72時間後判定：フラジオマイシン陰性，ラノリンアルコールのみ＋陽性．よってネオメドロール®EE軟膏に含有されているラノリンによるアレルギー性接触皮膚炎と診断した．

◉パッチテストの反応と読み方のコツ

　ラノリンは組成が複雑でアレルゲンの同定がされていないが，標準アレルゲンとして30％ラノリンアルコールpet.が使用されている．

　ラノリン含有製品のうち，ステロイド外用薬の製品as isの反応は，ステロイドの抗炎症作用のため陰性になることがあり，72時間判定のほかに1週間後の判定が必要となる．

　症例2は眼瞼の症状で皮膚が薄く，とくに女性は化粧品の刺激でバリア機能が低下し，感作されやすい．

　ラノリンは化粧品，医薬品，医薬部外品など広く含まれるため，パッチテスト陽性製品のみではなく，ラノリン含有製品の使用禁止を指導する必要がある．

第6章 Japanese standard allergens とその活用法

4 No.3 パッチテストパネル®(S)-1
フラジオマイシン硫酸塩

松永 佳世子, 齋藤 健太

●フラジオマイシン硫酸塩とはこんなアレルゲンです

　フラジオマイシン硫酸塩はアミノグリコシド系抗菌薬であり，ゲンタマイシン硫酸塩，カナマイシン一硫酸塩と同じ分類である．アミノグリコシド系抗菌薬は基本構造骨格が類似しており，交差反応をおこしやすい（表）．そのためフラジオマイシン硫酸塩に感作された人の約半数は，ゲンタマイシン硫酸塩などにも過敏性を示すとされている．

　交差反応の頻度は硫酸パラモマイシンが66～97％でもっとも高く，次いでゲンタマイシン硫酸塩（40～66％），カナマイシン一硫酸塩（43～60％），トブラマイシン（25～65％）である．

フラジオマイシン硫酸塩

●フラジオマイシン硫酸塩を含む製品

医薬品：抗菌薬，副腎皮質ステロイド薬，痔疾患治療薬として多くの外用薬・点眼薬に配合されている．表に示すように軟膏剤・液剤・貼付剤・噴霧剤としてさまざまな剤形で使用され，市販薬にも多く含有されている．

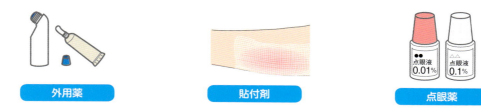

外用薬　　貼付剤　　点眼薬

●アレルゲンの特徴・最新のトピックス

表 フラジオマイシン硫酸塩と交差反応をおこす可能性のある薬剤

分類	製品名	形状	製薬会社名	分類	製品名	形状	製薬会社名
副腎皮質ステロイド薬	リンデロン®A	軟膏剤	塩野義製薬	抗生剤	アクロマイシン®	軟膏剤	ポーラファルマ
	デルモラン®F		佐藤製薬		クロマイ®-P		第一三共
	フルコート®F		田辺三菱製薬		バラマイシン®		東洋製薬化成
	ネオメドロール®EE		ファイザー		テラマイシン®		陽進堂
					ハイセチンP		富士製薬
	強力レスタミンコーチゾンコーワ	軟膏・液剤	興和		クロロマイセチン®	軟膏・液剤	第一三共
	ベトネベート®N	軟膏・クリーム剤	グラクソ・スミスクライン		ソフラチュール®	貼付剤	サノフィ
	ベルベゾロン®F	液剤	日本点滴薬研究所	痔疾患治療	ヘモレックス	軟膏剤	ジェイドルフ製薬
	エアゾリン®D1	噴霧剤	武田薬品工業		プロクトセディル®	座・軟膏剤	味の素製薬

●生活指導はこうする

患者さんへの生活指導

うっ滞性皮膚炎,潰瘍,外耳道炎,眼瞼炎などに対して,フラジオマイシン硫酸塩配合製剤を長期間使用したことがある患者さんは感作されている可能性があり,継続使用した場合,紅斑,腫脹,熱感のアレルギー反応を惹起させる場合があること,一定期間外用を継続しても創部が治らない場合,病院を受診すること,またそれまで使用を中止してもらうよう伝える.さらに,一度感作されてしまうとアレルギー反応は一生続くため,今後フラジオマシン硫酸塩の配合された製剤をいっさい使用しないことを説明する.また表で示した,フラジオマイシン硫酸塩と交差反応をおこす可能性のある成分が配合された薬剤も使用しないよう注意が必要であることも指導する.

注意点

フラジオマイシン硫酸塩の外用薬中の濃度は0.35〜0.7%であるが,パッチテストの至適貼付濃度は20%pet.である.そのためパッチテストを行う際に製剤 as is のみで貼付すると,陽性反応を惹起することができず,偽陰性を生じる可能性がある.

情報

眼瞼接触皮膚炎の原因は,海外では香料やニッケルなどの症例報告が多いのに対して,伊佐美ら[1]は30例中16例でフラジオマイシン硫酸塩が原因であったと報告した.とくに眼軟膏であるネオメドロール®EE軟膏によるものが多いとされている.

引用・参考文献

1) 伊佐美真実子ほか:日皮会誌 122: 739, 2012
2) 森田雄介ほか:日皮会誌 123: 1283, 2013

●フラジオマイシン硫酸塩により引き起こされる症例

症例 1 ▶ フラジオマイシン硫酸塩配合のステロイド眼軟膏

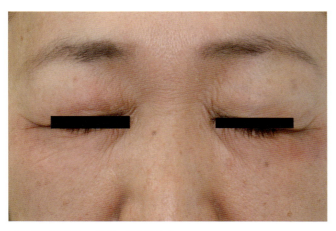

症例2：50歳台，女性．既往歴なし
数年前から貸衣装の手入れの仕事をしており，その頃より顔面，眼瞼，頬部に紅斑鱗屑を認め，接触皮膚炎あるいは接触蕁麻疹を疑われ，他院皮膚科より紹介受診された．仕事で和服の衣装を展示した部屋に入ったり，アイロンを使用した日はとくに眼瞼浮腫が出現する．仕事で使用する溶剤には石油系のものがあり，タオルに直接つけたり，使用後にアイロンの蒸気を顔面にかかる．

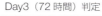
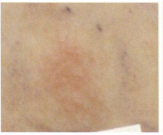

フラジオマイシン硫酸塩 20% pet.　　フラジオマイシン硫酸塩 20% pet. (+)

症例2：パッチテスト結果
化学薬品による接触皮膚炎を疑い，貼付した持参品は陰性（化粧品，職場で使用している化学薬品）ジャパニーズスタンダード，合成樹脂シリーズを貼付した．フラジオマイシン硫酸塩のみ陽性であった．

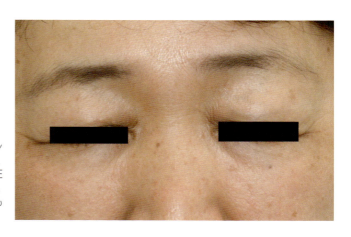

症例2：治療1カ月半後の臨床像
パッチテストの結果より硫酸フラジオマイシンのアレルギーと診断した．その後，患者より，リンデロン®-VG軟膏とネオメドロール®EE軟膏を3年間使用していたことが判明した．外用を中止してから，症状が経過し，仕事も継続することができた．

●臨床像の特徴

　フラジオマイシン硫酸塩は，ステロイド外用薬，点眼薬などに多数使用されている．これらの製剤による治療を継続することで，気がつかない間に感作され接触皮膚炎が生じた場合，元の炎症の治癒は遷延するため，患者自身は気がつかずに長期に外用を続けることが多い．
　フラジオマイシン硫酸塩に感作されると，眼瞼周囲では均等に広がる紅斑，浸潤，丘疹，顔面の腫脹を認め，難治性となる．うっ滞性皮膚炎や皮膚潰瘍に対してフラジオマイシン硫酸塩配合薬を外用すれば，創傷治癒が遷延するだけでなく，創部の悪化や創周囲の丘疹，紅斑，びらんなどの症状を認める．

4. フラジオマイシン硫酸塩

症例 2　▶ フラジオマイシン硫酸塩配合のステロイド眼軟膏

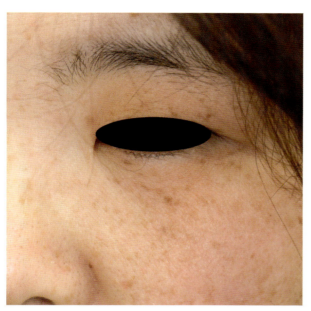

症例1：30歳台，女性．当院初診時臨床像
左上眼瞼が軽度腫脹したため，近医を受診．その後悪化したため，当科を受診した．

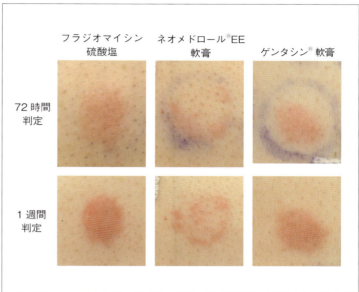

症例1：パッチテスト結果（72時間後，1週間後）
上段：72時間判定はフラジオマイシン硫酸塩の貼付部位に明らかな紅斑がみられ，同時に貼付したネオメドロール®EE軟膏，ゲンタシン®軟膏に対しても紅斑を生じた．
下段：1週後の方が反応が強くなった．

●パッチテストの反応と読み方のコツ

　フラジオマイシン硫酸塩は，陽性反応が出るのが72時間判定時よりも遅いため，1週間まで観察し，判定することが重要である．森田ら[2]はフラジオマイシン硫酸塩に陽性を示した24例のうち13例（54％）が72時間までは陰性で，1週間後に初めて陽性反応を呈したと報告している．

第6章 Japanese standard allergens とその活用法

5 No.4 パッチテストパネル®(S)-1
重クロム酸カリウム

伊藤 崇

●重クロム酸カリウム（$K_2Cr_2O_7$）とはこんなアレルゲンです

外観に優れ，耐食性にも優れることから，用途としては合金，クロムメッキ製品，皮革製品（革靴・ソファーなど），写真の現像液，セメント，インク（ボールペン・印刷インクなど），マッチの軸木，黄色ペンキ，緑色衣料，緑色ネル生地，ゴム，ガラス，トタン，防錆剤，毛皮処理剤など幅広く使用されている．その反面，接触皮膚炎の原因抗原として強感作性をもつことが知られている[1, 2]．

重クロム酸カリウム（$K_2Cr_2O_7$）は6価クロムである．自然界ではクロムのほとんどは硫酸クロム（$Cr_2(SO_4)_3$）のような3価クロムとして存在している．3価クロムは比較的安定で毒性も低い．一方で，6価クロムは皮膚粘膜の刺激と腐食をおこし，3価クロムと違い皮膚透過性もあることから[3]，皮膚に対するアレルギーは3価クロムよりも6価クロムのほうがおこりやすいものと考えられる．

重クロム酸カリウム

●重クロム酸カリウム（$K_2Cr_2O_7$）を含む製品

日用品：身に着けるものとして，メッキ金属，皮革製品（なめしに使用），衣服の染料（色の濃い染料）など，塗料．
食品：海藻，魚介類，肉類，馬鈴薯，タマネギ，マッシュルーム，紅茶，ココア，チョコレートなど[3]（クロムは生体内で糖質代謝，コレステロール代謝，結合組織代謝，タンパク質の代謝の維持に関係しており，必要な元素ではある[4]．

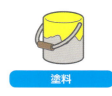
塗料

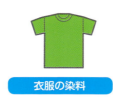
衣服の染料

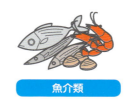
魚介類

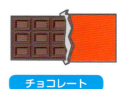
チョコレート

●アレルゲンの特徴・最新のトピックス

井上ら[5]は携帯電話から溶出したクロムアレルギーの報告をしている．手湿疹で始まったその症状は，会社より支給された携帯電話（いわゆるガラケー）が原因であった．使用することにより剥がれた塗料が接触する部分に一致して湿疹病変が出現した．パッチテストでは重クロム酸カリウムが陽性となり，塗料が傷んで剥がれている付近の金属成分分析を独立行政法人製品評価技術基盤機構（NITE）に依頼し，その結果操作ボタンからクロムが検出され診断に至った．

クロムは軽い銀白色の金属で，摩耗に強く外観も見栄えするため，耐摩耗性コーティングや塗装用コーティングなどに使用され，折りたたみ式携帯電話ではボタンの接点であるブレーカーポイントや金属素材の装飾などに使用されている．携帯電話では他にニッケルやコバルトといった金属の検出が多く報告されている．スマートフォンを含めた携帯電話が生活必需品となっている現在，これらの金属によるものを含め，さまざまなアレルゲンが原因で接触皮膚炎をおこす可能性が考えられるため注意が必要である．

●生活指導はこうする

患者さんへの生活指導

症例1では，クロムの過剰摂取を避けることにより症状を軽減できるものと考え，抗アレルギー薬の内服を継続しながらクロム制限食の指導を行った．また，趣味のフットサルで着用するサッカーシューズの天然皮革部分にクロムなめしが施されていると確認されたことから，NITEに成分分析を依頼し抽出成分の成分パッチテストを実施したが，結果はすべて陰性であった．靴の染料に含有され，それがフットサル時の発汗で漏出している可能性も考えられ，シューズの変更なども指導した．

症例2でも，症例1同様にクロム制限食の指導を行った．また，今回の紫色のブラジャー以外にも，20代の頃から色の濃い下着着用時に瘙痒感を伴う皮疹の出現を自覚していたことから，紫，黒，褐色，紺などの色の濃い下着（ブラジャー，ショーツ，ガードル，ストッキングなど）の着用を控えるよう指導した．

盲点・注意点

クロムはニッケルやコバルトと並び，本邦でのパッチテスト陽性率の高い金属であった．1976年の陽性率の集計では，クロム陽性率が1位でかつ男性が高率であり，皮革，セメント，塗料など職業上のクロム曝露が原因と考えられていた．しかし現在は，ニッケルやコバルトの陽性率上昇が優位となっている[6]．

近年のクロム感作の経路として職業性以外で注目すべきものに，クロム含有酸性金属染料の存在がある．黒や紺などの色の濃い染料にはクロムが含まれている可能性が高く，当院でも下着着用部位の接触皮膚炎の原因がクロムであった症例2を経験している．下着以外の衣料品の染色・加工にもこういった染料が使用されている可能性も高く，原因のはっきりしない接触皮膚炎症例にはパッチテストを行うことが推奨される．

引用・参考文献

1) 吉岡 学ほか：皮膚病診療 33：1023, 2011
2) 日本皮膚アレルギー・接触皮膚炎学会, パッチテスト試薬共同研究委員会：ジャパニーズスタンダードアレルゲン 2008 解説, 2012
3) 千葉百子：ビタミン 86：544, 2012
4) 足立厚子：J Environ Dermatol Cutan Allergol 3: 413, 2009
5) 井上友介ほか：皮膚病診療 39: 747, 2017
6) 高田裕子, 関東裕美：J Visual Dermatol 13: 69, 2014

●重クロム酸カリウムにより引き起こされる症例

症例 1 ▶ 靴

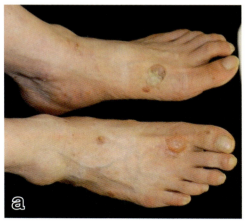

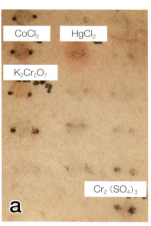
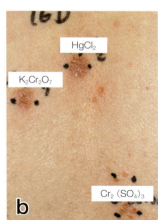

症例1：パッチテスト結果
(a) 72時間後：$K_2Cr_2O_7$ は ICDRG 2＋の強陽性であった．同時に貼付した $Cr_2(SO_4)_3$，$CoCl_2$，$HgCl_2$ も陽性であった．
(b) 16日後：$K_2Cr_2O_7$ は陽性反応が持続していた．同時に貼付した $Cr_2(SO_4)_3$，$HgCl_2$ も陽性反応が持続していたが，$CoCl_2$ は陰性となっていた．

$K_2Cr_2O_7$：重クロム酸カリウム
$Cr_2(SO_4)_3$：硫酸クロム
$CoCl_2$：塩化コバルト
$HgCl_2$：塩化第二水銀

症例1：55歳，男性．2012年初夏初診（bは文献6より転載）
(a) 両足背部および (b) 右外踝に，緊満性水疱が散在している．

●臨床像の特徴

　クロムアレルギーは接触部位に紅斑・丘疹・水疱形成を来すことが多く，瘙痒感も強い．金属加工業をはじめとするクロムを扱う者，皮革製品を扱う者，研究者などの手指や露出部にクロムが接触し，症状が出現することが多い．また，クロム含有染料で加工された衣服や革製品（なめし）を身に着けることにより，接触した部位に一致して症状が出現する症例も多い．

　症例1は下腿に半米粒大の紅褐色斑がみられたものの，症状の強かった両足背部や右外踝には紅斑・丘疹は認めず，主として示指頭大くらいまでの緊満性水疱が散在していたという点が特徴的であった．

　症例2はブラジャー着用時に接触する乳房下部と両側胸部に，瘙痒を伴う線状の紅褐色斑がみられた．強く圧迫される部位でもあるが，その他の圧迫部位には皮膚症状がみられないという点が特徴であった．

5. 重クロム酸カリウム

症例 2 ▶ 下着（ブラジャー）

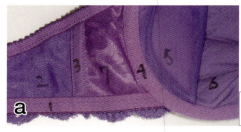

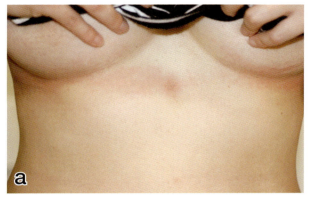

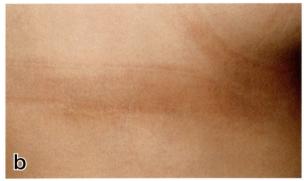

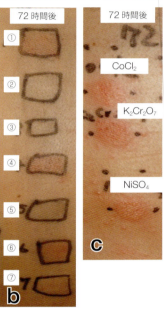

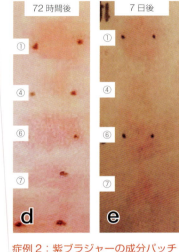

＊数字①〜⑦は紫色ブラジャーの部位

症例2：33歳，女性．2011年秋ごろ初診
(a) 乳房下部および (b) 側胸部のブラジャーの接触する部位に一致して瘙痒感を伴う線状の紅褐色斑がみられた．

症例2：初回パッチテスト結果
(a) の紫色ブラジャーの①，④，⑥の部位は (b) ICDRG +の陽性であった．(c) 同時に貼付した $CoCl_2$, $K_2Cr_2O_7$, $NiSO_4$ は2+の強陽性であった．

症例2：紫ブラジャーの成分パッチテスト結果（NITEにて分析）
(d) 小片①，⑥の抽出物（5% pet.）はICDRG +の陽性であった．同時に貼付した小片④，⑦の抽出物および染料5種，可塑剤3種，樹脂モノマー1種，界面活性剤3種はすべて陰性であった．
(e) 小片①，⑥の抽出物は陽性反応が持続していた．同時貼付したその他のものはすべて陰性のままであった．

●パッチテストの反応と読み方のコツ

症例1ではクロム，コバルト，水銀が陽性を呈した．金属アレルゲンの反応は，刺激かアレルギーかの判別がむずかしい症例もあり，本症例のように陽性反応が遷延することもある．詳細に金属アレルギーを検討する場合，ジャパニーズスタンダードアレルゲン（JSA）のほかに鳥居薬品の金属アレルゲンやアクリル樹脂アレルゲン等も同時に貼付して検討する必要があると考える．本症例では，1回目のパッチテストでJSAの $K_2Cr_2O_7$ がICDRG 2+の強陽性であり，16日後まで陽性反応は持続していた．また，クロムアレルギーを考え，原因として疑わしい靴のパッチテストを行ったところ，部分的にICDRG陽性を示し，同時に貼付した $K_2Cr_2O_7$ は再度2+と強陽性であった．

症例2ではクロム，ニッケル，コバルトが陽性を呈した．また，本人持参のブラジャー（紫とピンク）のうち，紫の小片①，④，⑥が陽性を呈した．NITEに製品の化学分析を依頼し，得られた成分試料（染料，可塑剤，界面活性剤，樹脂モノマー）をアレルゲンとし再度パッチテストを行った．①の抽出物（染料と接着剤）と⑥の抽出物（界面活性剤）にICDRG+の陽性を呈し，7日後まで陽性反応は持続していた．他の抽出成分はすべて陰性だった．小片①と⑥の成分が陽性であったが，含有する染料，樹脂，界面活性剤が陰性であったため，金属酸性染料が原因の可能性を考え蛍光X線定性分析を実施したところ，①にクロムを含有することが明らかとなり，初回パッチテストの結果と合わせ，染料に含有したクロムによる金属アレルギーと考えた．

第6章 Japanese standard allergens とその活用法

6 No.5 パッチテストパネル® (S)-1
カインミックス

伊藤　明子

●カインミックスとはこんなアレルゲンです

ジャパニーズスタンダードアレルゲン（JSA）2008 のカインミックス（Brial 社）には，ベンゾカイン（5% pet.），プロカイン塩酸塩（1% pet.），ジブカイン塩酸塩（1% pet.）が含まれている．2015 年に発売されたパッチテストパネル®（S）（佐藤製薬）には，ベンゾカイン，ジブカイン塩酸塩のほかに，テトラカイン塩酸塩が含まれているが，プロカイン塩酸塩は含まれていない（図）．ベンゾカイン，ジブカイン塩酸塩は，さまざまな国の baseline series に含まれている．カインミックスに加えて，ミックスに含まれている各成分の試薬を揃えておくと，患者指導に有用である．

図1　カインミックスに含まれる成分の構造式

●カインを含む製品

医薬品：局所麻酔注射薬，表面麻酔外用薬，脊椎麻酔，歯科用表面麻酔薬のほか，市販の外用薬（点眼液，口腔外用薬，抗真菌薬，鎮痛・鎮痒・収れん・消炎薬（パップ剤を含む），泌尿生殖器および肛門用薬，耳鼻科用薬など），ほか胃腸鎮痛鎮痙薬にも含まれる．

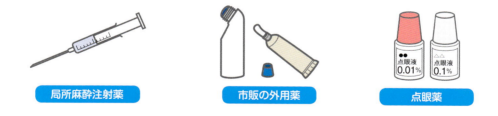

●アレルゲンの特徴・最新のトピックス

市販の外用薬に含有されていることがあり，**症例1**のように，傷を治そうと使用している外用薬に含まれる場合は，難治性の潰瘍を生じることがある．患者は，かぶれていると思わず，もともとの傷の治りが悪いと考え，使用を継続していることがある．難治性の皮膚潰瘍を治療する場合は，外用薬による接触皮膚炎も念頭に置く．カインミックスのうち，ベンゾカインやプロカインはパラフェニレンジアミンと交差反応を生じることが知られている（**症例2**）．

2015年にJSAが改訂されて[1]から，それまでカインミックスに含まれていたプロカイン塩酸塩が含まれなくなった．海外の報告では，獣医が動物の出産や帝王切開でプロカインを使用して，接触皮膚炎を生じた事例の報告もある．この事例では貼付したBaseline seriesのジブカインが陽性であったことから，プロカインのアレルギーを疑い，原因を確認することができた．プロカインを含有した市販薬は本邦でも販売されていることより，カインミックスが陽性となった場合は，プロカインの使用歴も確認するようにしたい．JSA 2015のカインミックスには，テトラカイン塩酸が含まれるようになった（**表**）．点眼液中の本成分による接触皮膚炎の報告によれば，ベンゾカインだけではカインによるアレルギーを見逃す可能性があるとされる[2]．

表　JSA 2008，JSA 2015での成分の比較

JSAアレルゲン名	ミックスの成分	JSA 2008	JSA 2015
カインミックス	ベンゾカイン（アミノ安息香酸エチル）	○	○
	ジブカイン塩酸塩	○	○
	プロカイン塩酸塩	○	×
	テトラカイン塩酸塩	×	○

JSA 2008のカインミックスにはプロカインが含有されていたが，JSA 2015に改訂後はプロカイン塩酸塩は含まれず，テトラカインが含まれている．

●生活指導はこうする

患者さんへの生活指導

症状をおこした製品のみを避けるのではなく，使用する製品にパッチテスト陽性であったカイン成分が含有されていないことを確認しなければならない．医療機関を受診する際には，担当医にカインのうちどの成分にアレルギーがあるかを申し出るのみならず，市販の外用薬等のなかにもカインが含有されている製品があることを説明しておく．ベンゾカインやプロカインが陽性の場合は，酸化染毛剤のアレルギーがおこりうることを伝える．

注意点

パッチテストパネル®（S）には，これまでのJSA2008と同様にカインミックスがあるが，プロカイン塩酸塩は含まれていない．本邦ではプロカイン塩酸塩を含む外用薬が市販されていることを念頭に置いて，問診やパッチテストを行う．

引用・参考文献

1) Bruijn MS, Lavrijsen AP, Zuuren EJ: Contact Dermatitis 60: 182, 2009
2) García-Gavín J et al: Contact Dermatitis 65: 175, 2011

第6章 Japanese standard allergens とその活用法

●カインにより引き起こされる症例

症例 1 ▶ 市販消毒薬

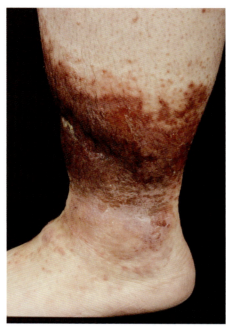
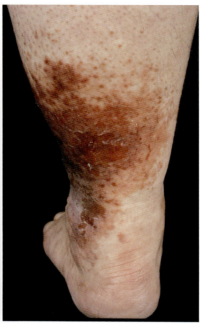
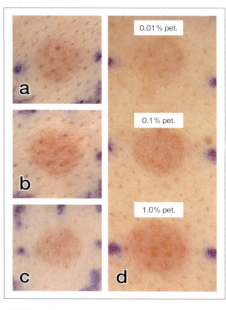

症例1：40歳台，女性．初診時臨床像
階段で転んで下腿前面に裂傷を負ったため，市販の消毒薬を使用したが難治であった．4カ月後には，傷の周囲に湿疹が出現．別の市販外用スプレーに変更し，さらに症状が悪化．いずれの外用薬にもジブカイン塩酸塩が含有されていた．

症例1：パッチテスト結果（1週間後）
(a) 始めに使用した消毒薬（as is）．
(b) 消毒薬を中止したのちに使用したスプレー式外用薬（as is）．
(c) カインミックス（JSA）．
(d) ジブカイン塩酸塩．

●臨床像の特徴

　カインミックスは，アレルギー性接触皮膚炎，接触蕁麻疹やショックなどの即時型アレルギーをひきおこす．注射薬や外用薬に含有されるだけでなく，市販の外用薬にも含まれているため，一般消費者における接触皮膚炎の原因となる．市販外用薬による接触皮膚炎に気がつかずに使用を継続して，難治性皮膚潰瘍の原因となる場合もある．

症例 2 ▶ 歯科用麻酔薬

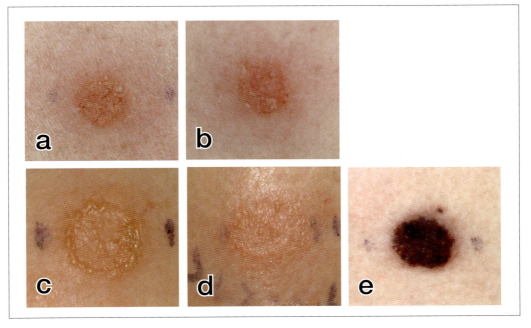

症例2：50歳台，女性．パッチテスト結果（72時間後）
歯科治療後に口腔内の違和感があった．歯科治療に使用されたラテックスグローブによるアレルギーを疑われて紹介されたが，パッチテストの結果，歯科用麻酔薬に含有されていたベンゾカインによる接触皮膚炎と診断した．Japanese standard allergens のうち，カインミックスとパラフェニレンジアミンに陽性．酸化染毛剤使用後に接触皮膚炎を疑う症状は自覚していなかったが，使用を禁じた．
(a) カインミックス（JSA）
(b) ベンゾカイン
(c) 使用していた歯科用麻酔薬（10% pet.）
(d) 使用していた歯科用麻酔薬（50% pet.）
(e) 1%パラフェニレンジアミン（PPD）

◉パッチテストの反応と読み方のコツ

　カインミックスが陽性となった場合には，具体的にどのような製品に気をつければよいのかを知るためにも，ミックス成分のパッチテストを行うことが望ましい．

第6章 Japanese standard allergens とその活用法

7 No.6 パッチテストパネル®(S)-1
香料ミックス

小林 束, 松永 佳世子

● 香料ミックスとはこんなアレルゲンです

　ジャパニーズスタンダードアレルゲン(2008)の香料ミックスはα-アミルシンナムアルデヒド, シンナムアルデヒド(ケイ皮アルデヒド), シンナミアルコール(ケイ皮アルコール), オイゲノール, ゲラニオール, ヒドロキシシトロネラール, イソオイゲノール, サンダルウッドオイル(各1% pet.)の8種類の香料の混合試薬である(図). 2015年5月に保険収載されたパッチテストパネル®(S)の香料ミックスでは, サンダルウッドオイルからオークモスに変更になっている. 香料ミックスに陽性反応を呈した場合は, それぞれ成分の単独試薬で追加パッチテストを試行する必要がある.

　2013年度・2014年度の多施設におけるジャパニーズスタンダードアレルゲン(2008)結果の集計によると, 貼付した全症例のうち香料ミックスの陽性率は2013年6.0%, 2014年5.6%であった[1].

　表はそれぞれの香りの成分となる香料を示す.

（図：α-アミルシンナムアルデヒド, シンナムアルデヒド, シンナミアルコール, オイゲノール, ゲラニオール, ヒドロキシシトロネラール, イソオイゲノールの構造式）

図　香料ミックス中の香料の構造式

● これらの香料を含む製品

食品：シナモン, ナツメグ, 黒胡椒, ローレル(月桂樹), ペパーミント, アイスクリーム, ガム, アメ, コーラ, ウィスキー, ブランデー, レモンやグレープフルーツの皮など.

日用品：線香, お香, アロマオイル, タバコ, 化粧品, シャンプー, リンス, 石鹸, 香水, デオドラント製剤, オーデコロンなど. 歯科用材料, 医薬品にも香料を含むものがある.

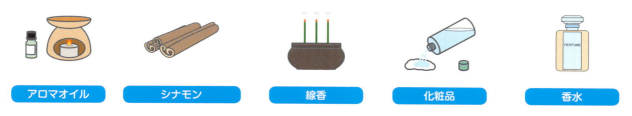

アロマオイル　シナモン　線香　化粧品　香水

表 それぞれの香りの成分

香料ミックス中の香料	作り出される香り
α-アミルシンナムアルデヒド	シナモンの香り
シンナムアルデヒド（ケイ皮アルデヒド）	
オイゲノール	クローブ（丁子），カーネーションの香り
イソオイゲノール	
ゲラニオール	バラの香り
ヒドロキシシトロネラール	スズランの香り
サンダルウッドオイル	白檀の香り（お香）
オークモス	木の香り

●アレルゲンの特徴・最新のトピックス

　線香，お香は一般的に沈香，白檀，丁子など多種の香料を組み合わせて作られ，アロマオイルは複数の香料をブレンドして使用されることもあるため，多種の香料に感作している可能性もあり注意が必要である．香料による接触皮膚炎と診断された症例には，香料ミックスには含まれない香料でのパッチテストも考慮すべきである．

●生活指導はこうする

患者さんへの生活指導

　香粧品，アロマオイル等の製品では使用部位に皮疹が出現するため，接触皮膚炎の原因として疑うことは比較的容易であるが，日常的にくり返し使用するものであるため，患者自身に原因として認識されていない場合がある．また，香粧品が疑われた場合でも，成分表示には香料という記載はあってもその詳細は記載されておらず，製造元に問い合わせないと知ることはできないため，香料は原因として推測しにくいという現状がある．香料ミックスが陽性の場合は，香料を含む香粧品は一度使用を中止してみるべきである．また一方で，airborne contact dermatitis の場合は，煙が原因となっていることに思い至らないことが多い．airborne contact dermatitis は一般的に上眼瞼，耳後部，下顎部などに対称的に皮疹がみられるのが特徴とされる[2]．既報告例によると，タバコによる症例では鼻孔部周囲から鼻唇溝にかけての色素沈着を伴う紅斑が特徴的とのことであった[3]．患者によっては毎日習慣的に線香をあげたり，好みのお香をくり返し使用したりする可能性がある．顔面の色素沈着性接触皮膚炎を疑い，化粧品が原因でない場合は線香，お香の日常的な使用がないか，問診することが重要と考えられる．

引用・参考文献

1) 鈴木加余子ほか：J Environ Dermatol Cutan Allergol 11: 234, 2017
2) 千葉百子：ビタミン 86: 544, 2012
3) 足立厚子：J Environ Dermatol Cutan Allergol 3: 413, 2009
4) 高田裕子, 関東裕美：J Visual Dermatol 13: 69, 2014
5) 吉岡 学ほか：皮膚病診療 33: 1023, 2011

第6章 Japanese standard allergens とその活用法

●香料により引き起こされる症例

症例 1 ▶線香・塗香

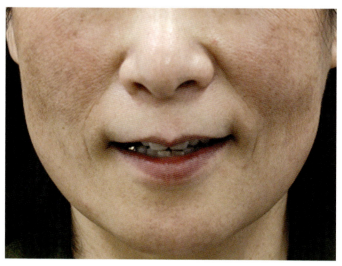

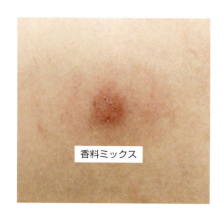

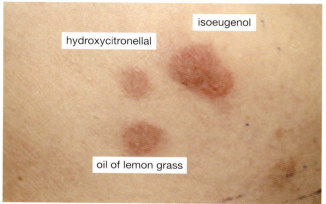

症例1：59歳，女性．2015年2月初診
習慣的に毎日線香をあげて，顔面に塗香も行っていた．
両頬部，下顎部，人中部に灰褐色の色素沈着を伴う紅斑が認められた．

症例1：パッチテスト結果（1週間後）
香料ミックスおよび isoeugenol, hydroxycitronellal, oil of lemon grass に紅斑・丘疹・浸潤を認め，陽性と判定した．

●臨床像の特徴

　香料はさまざまな製品に含まれており，その製品の用途により接触皮膚炎をおこした際の臨床像は異なる．直接接触する製品では使用部位に皮疹が出現し，とくに化粧品によるものでは顔面に広範囲に紅斑，丘疹が認められることが多い．接触皮膚炎診療ガイドラインによると，腋窩の皮疹と香料ミックスの陽性率には有意な相関があり，デオドラント製剤によるものとされる[4]．その他の特徴的なものとしては，**症例1**のような線香等による airborne contact dermatitis があり，色素沈着性接触皮膚炎の報告も散見される[5]．

| 症例 **2** | ▶ 香粧品 |

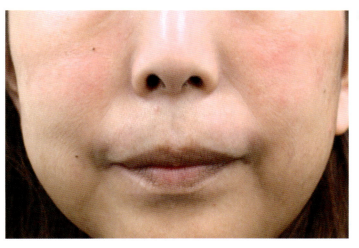

症例 2：44 歳，女性．2017 年 3 月初診
アトピー性皮膚炎にシクロスポリン内服歴あり．四肢体幹の皮疹は落ち着いているが，頬部を中心とした顔面に紅斑をくり返している．2 年前から海外製の香水を使用していた．

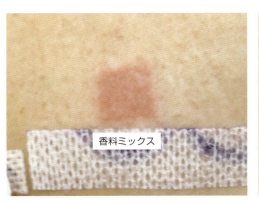
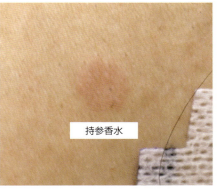
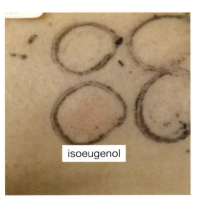

症例 2：パッチテスト結果（1 週間後）
香料ミックスおよび持参香水，isoeugenol に紅斑・丘疹・浸潤を認め，陽性と判定した．顔面紅斑は香水もしくは，使用していた何らかの化粧品によるものと考えられた．

●パッチテストの反応と読み方のコツ

　反応としては，若干の刺激反応が出現する可能性はあるが，ICDRG 基準に則して判定を行えばよい．

第6章 Japanese standard allergens とその活用法

8 No.7 パッチテストパネル®(S)-1 ロジン

足立　厚子

◉ロジンとはこんなアレルゲンです[1, 2)]

　ロジンは，ロジン酸（アビエチン酸，パラストリン酸，イソピマール酸等）を主成分とする天然樹脂である[1)]（図1）．コロホニー Colophony あるいはコロホニウム Colophonium ともよばれる．中国が世界の約3/5（年産約60万トン）を生産している．アメリカ合衆国では製紙工場でクラフトパルプを作るときに副生する粗トール油を蒸留して作るトールロジンが主であるが，アジアでは，松脂を直接立木から集め，蒸留分離して得るガムロジンが主である．ほかに，伐採した松の木の根から抽出して集めるウッドロジンもある．

　2014年における日本国内のロジン消費量は約76.7千トンであり，用途別では印刷インキ：28.2％，紙のにじみ止め：28.0％，合成ゴム：21.4％，接着剤：11.3％，塗料：5.9％，はんだその他：5.2％となっている．

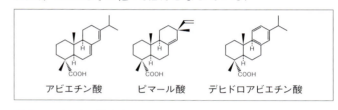

図1　ロジン酸の構造式

◉ロジンを含む製品[1, 2)]

　滑り止め（野球のロジンバッグ，ダンス会場などでの床面への粉末散布，バイオリンなどの弦楽器の弓への塗布）として使われるほか，はんだ用フラックス，レンズ研磨器具，香料，粘着剤，製紙用サイズ剤，印刷インキ，塗料，接着剤，電子部品などの洗浄剤，チューインガムベース，香料，スチレン・ブタジエンゴムなどの合成ゴムの重合用乳化剤，絵具，光沢紙，新聞紙，磨き粉，アイシャドウ，マスカラ，口紅，除毛ワックスなどの原料．

　また，ロジンは日本薬局方に収載され，主にプラスター，貼付薬，いぼ取り軟膏など，外用薬の原料にされる．

　表にわが国で販売されているロジン含有医療用および市販医薬品を示す．

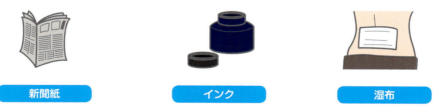

◉アレルゲンの特徴・最新のトピックス

　松脂は，直接触れなくても airborne contact dermatitis をおこしうる[3)]．原因物質は，松のおがくず，はんだの蒸気，紙くず，リノリウムなどの床材，研磨剤，接着剤，塗料（テレビン）などである．職業としては，は

んだ職人，家畜小屋に敷き詰められたマツのおがくずが原因の農畜産業者，テレペン油や，塗料を扱う塗装業者，大工，図工教師，木工職人，植木職人など，木材とくに松を扱っている職種が多かった．

臨床的特徴として，①顔面・頸部・上胸部・前腕などの露出部に好発する，②曝露環境から離れると症状が速やかに改善する，③はんだ職人や木材を扱う職業・趣味をもつ人に多くみられる，などの点があげられる．

airborne contact dermatitis の鑑別疾患として，慢性光線過敏性皮膚炎，日光皮膚炎，脂漏性皮膚炎，アトピー性皮膚炎のほか，シックハウス症候群があげられる．このような場合，患者持参物とともにスタンダードアレルゲンのパッチテストを行い，ロジンが陽性となり，上記のものとの接触の既往があれば診断が可能となる．

表　ロジンを含有する医療用医薬品および市販医薬品

分類	販売名	製造販売業者等
医療用医薬品	エストラーナ®テープ	製造販売元／久光製薬（株）
	モーラス®テープ 20 mg L40 mg	発売元／祐徳薬品工業（株），製造販売元／久光製薬（株）
	スピール膏®M	製造販売元／ニチバン（株）
	サージカルパック口腔用	製造販売元／昭和薬品化工（株）
	ネオダイン®	製造販売元／ネオ製薬工業（株）
	イソビット®テープ 40 mg	発売元／ラクール薬品販売（株），製造販売元／東光薬品工業（株）
	硝酸イソソルビドテープ 40 mg「テイコク」	販売元／日医工（株），製造販売元／帝國製薬（株）
	硝酸イソソルビドテープ 40 mg「東光」	発売元／ラクール薬品販売（株），製造販売元／東光薬品工業（株）
	ツロブテロールテープ 0.5 mg「SN」	販売／武田薬品工業（株），発売元／武田テバファーマ（株），製造販売元／シオノケミカル（株）
	ツロブテロールテープ「YP」	販売元／日本ケミファ（株），製造販売元／祐徳薬品工業（株）
	GSプラスターC「ユートク」	製造販売元／祐徳薬品工業（株）
	フレックス®テープ	製造販売元／久光製薬（株）
	フェンタニルテープ「テルモ」	製造販売元／帝國製薬（株），販売元／テルモ（株）
	Fバニッシュ歯科用	発売元／（株）ビーブランド・メディコーデンタル，製造販売元／東洋製薬化成（株）
	ダイアデント歯科用ゲル	製造販売元／昭和薬品化工（株）
	ファルケン®テープ	製造販売元／祐徳薬品工業（株）
	フルルビプロフェンテープ「ユートク」	製造販売元／祐徳薬品工業（株）
	ヤクバン®テープ	発売／大正富山医薬品（株），製造販売／（株）トクホン
	ロキソニン®テープ	製造販売元／リードケミカル（株），販売元／第一三共（株）
	ロキソプロフェンナトリウムテープ「タイホウ」	販売元／大鵬薬品工業（株），製造販売元／岡山大鵬薬品（株）
	ロキソプロフェンNaテープ「アメル」	製造販売元／共和薬品工業（株）
	ロキソプロフェンNaテープ「DK」	製造販売元／大興製薬（株）
	ロキソプロフェンNaテープ「SN」	製造販売元／シオノケミカル（株）
市販医薬品	DHC ウオノメパッチ	製造販売元／（株）ディーエイチシー
	ら・サロンパス®	製造販売元／久光製薬（株）
	ウオノメバンA，ウオノメバンF	製造販売元／阿蘇製薬（株），販売会社／オールジャパンドラッグ（株）
	エースプラスター®	製造販売元／（株）奥田又右衛門膏本舗
	コーンプラスターワンタッチ	製造販売元／阿蘇製薬（株），販売会社／興和（株）
	コーンプラスト	製造販売元／阿蘇製薬（株）
	ゴルファンG	製造販売元／福井製薬（株），販売会社／日邦薬品工業（株）
	サロンパスハイ®，30®，30ホット®，Ae®，ホット®，ロール®	製造販売元／久光製薬（株）
	スピール膏TM，スピール膏TMCX，スピール膏TMワンタッチEX	製造販売元／ニチバン（株）
	スピール膏TM うおのめ・たこピンポイント除去タイプ	製造販売元／ニチバン（株）
	デルコ	製造販売元／阿蘇製薬（株）
	ノーリツパス	製造販売元／（株）吉田養真堂，販売会社／常盤薬品工業（株）
	パスタイム®A	製造販売元／祐徳薬品工業（株），販売会社／田村薬品工業（株）
	パスタイム®H	製造販売元／祐徳薬品工業（株），販売会社／オールジャパンドラッグ（株），販売会社／日本ドラッグチェーン
	パスタイムフィット®A	製造販売元／祐徳薬品工業（株）
	フェイタス®3.5α，αL，αL温感，α温感，5.0，5.0温感	製造販売元／久光製薬（株）
	ロイヒつぼ膏TM クール	製造販売元／ニチバン（株）
	ロキソニンSテープ，ロキソニンSテープL	製造販売元／リードケミカル（株），販売会社／第一三共ヘルスケア（株）
	奥田家下呂膏®	製造販売元／（株）奥田又右衛門膏本舗
	新カットバン®.A	製造販売元／祐徳薬品工業（株）
	新パスタイム®U	製造販売元／祐徳薬品工業（株），販売会社／オールジャパンドラッグ（株）
	新パスタイム®W	製造販売元／祐徳薬品工業（株），販売会社／日本ドラッグチェーン
	白光®（ネオプラスター）	製造販売元／（株）奥田又右衛門膏本舗
	穴あきサロンパスAe®	製造販売元／久光製薬（株）

引用・参考文献

1) 岩佐 哲：HARIMA Quarterly 89: 1, 2006
2) ハリマ化成（株）ウェブサイト http://www.harima.co.jp
3) 井出葉子ほか：日皮会誌 119: 189, 2009
4) 足立厚子：J Visual Dermatol 13: 39, 2014
5) 中川幹雄，河合敬一：医薬ジャーナル 40: 5, 2004

第6章 Japanese standard allergens とその活用法

● ロジンにより引き起こされる症例

症例 1 ▶ バイオリン用の松脂

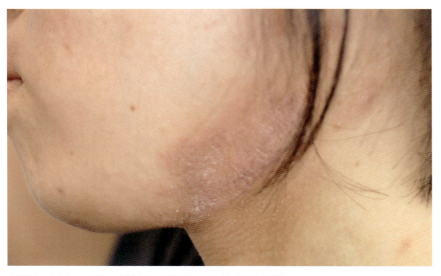

症例1：41歳，女性．2013年5月初診（文献4より転載）
数年前から左下顎から耳下部にかけての苔癬化紅色局面が難治で，右側には症状はなかった．問診にて，バイオリン教師のため1日数時間バイオリンを弾き，同部に接触していることが判明した．

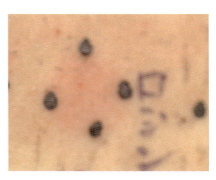

症例1：パッチテスト結果
スタンダードアレルゲンのなかのロジンと，患者持参のバイオリン用松脂が day 2 ～ day 7 まで強陽性を示した．患者は毎日バイオリンの弓を松脂で手入れし，演奏すると松脂が周囲に飛散するということから，接触皮膚炎の原因は松脂と診断した．

症例 2 ▶ 松の木

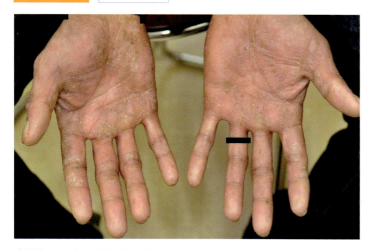

症例2：41歳，男性，植木職人，2011年2月初診
1年来，松の剪定をすると手湿疹が増悪するのに気づいていた．ロジンおよび患者持参の松木屑のパッチテストは陽性であった．

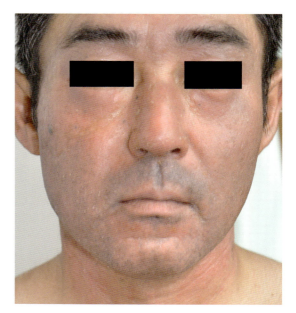

症例2：顔・頸部の臨床像
当初湿疹は手のみであったが，徐々に顔全体，頸部などの露出部にも拡大した．airborne contact dermatitis と診断し，松に近づかないよう指導した．

◉臨床像の特徴

ロジンを含む物質との接触部位が病変部位となるため，マスカラ，アイシャドウ，除毛ワックス，湿布剤ではおのおのの使用部位に湿疹が出現する．症例1のようにバイオリンなどの弦楽器演奏者で，松脂を使用している症例では，Fiddler's neckとよばれているような左顎から頸にかけての湿疹をおこす[4]．症例2のような植木職人や木工職人では，手湿疹をおこすことが多い．紙やインクが原因の症例では，手や顔が病変部位であることが多い．また直接接触しなくても，職業性の場合には手や顔などの露出部に，下記に述べるようなairborne contact dermatitisの像をとることもある[3]．

◉パッチテストの反応と読み方のコツ

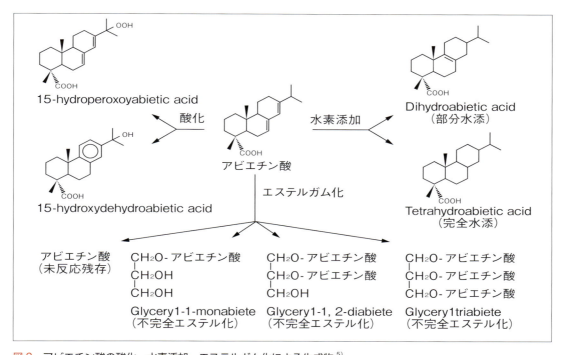

図2 アビエチン酸の酸化，水素添加，エステルガム化による生成物[5]
アビエチン酸自体は皮膚感作性を示さないが，酸化されることによって数々の皮膚感作物が生成される．水素添加によって極性化が減少し，感作性が低下するが，市場のロジンは部分水素添加のものが多く，添加されなかった部分が経時的に酸化され，感作物となる．また市販のエステルガムには，アビエチン酸を主成分とする未反応ロジンや，エステル化が不十分なモノアビエチン酸のグリセリルエステル等が混在し，アレルギー性接触皮膚炎の原因物質となる．

ロジンは700種以上の化合物より成り，その組成は原料となる松の産地や種類，季節や松脂の製造法によりかなり異なる．その主成分はアビエチン酸をはじめとする樹脂酸[3]（図1）で，全体の90%を占め，残り10%は中性の物質である．

また，ロジンや樹脂酸はさまざまに化学的に反応させて，それぞれの用途に使用されている[1,2,5]（図2）．よって，スタンダードシリーズのなかのロジン（20%）のパッチテストのみで，すべてのロジンアレルギーをカバーしているわけではないことに注意すべきである．

第6章 Japanese standard allergens とその活用法

9 No.8 パッチテストパネル® (S)-1
パラベンミックス

鈴木 加余子, 松永 佳世子

◉パラベンミックスとはこんなアレルゲンです

パラベンとはパラヒドロキシ安息香酸エステル類の総称である．パラベンは，抗菌作用および抗真菌作用を有する防腐剤として，1930年代から化粧品，医薬品，食品などに広く使用されている．エステルのアルキル基の違いにより，メチルパラベン，エチルパラベンなどがある．佐藤製薬から発売されているパッチテストパネル®(S) のパラベンミックスは，メチルパラベン（パラオキシ安息香酸メチル），エチルパラベン（パラオキシ安息香酸エチル），プロピルパラベン（パラオキシ安息香酸プロピル），ブチルパラベン（パラオキシ安息香酸ブチル），ベンジルパラベン（パラオキシ安息香酸ベンジル）の5種類の混合である（図）．

図 パラベンミックスに含まれる成分の構造式

◉パラベンを含む製品

化粧品：化粧水，乳液，クリーム，洗顔料，ファンデーションなどの防腐剤として使用されている．日本国内では，「化粧品基準[1]」によって安息香酸塩類として合計量が100 g中1 g以下と定められているが，実際には多くの製品でパラベンを使用している製品のほとんどにおいてその含有量は0.5%以下であった[2]．

医薬品：外用薬，注射薬，点眼薬などの防腐剤に使用される．また医薬品ではないが，超音波エコーを施行する際に使用されるジェルにも含まれている．

食品：日本においては，食品衛生法第10条に基づき，パラオキシ安息香酸イソブチル，パラオキシ安息香酸イソプロピル，パラオキシ安息香酸エチル，パラオキシ安息香酸ブチル，パラオキシ安息香酸プロピルが食品添加物として指定されている．その使用基準も定められており，しょうゆにはパラオキシ安息香酸として0.25 g/L，酢にはパラオキシ安息香酸として0.10 g/L，果実ソースにはパラオキシ安息香酸として0.20 g/kg，清涼飲料水およびシロップにはパラオキシ安息香酸として0.10 g/kg，果実および果菜の表皮にはパラオキシ安息香酸として0.012 g/kgで，これら以外の食品には使用できない[3]．

クリーム

洗顔料

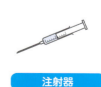
注射器

●アレルゲンの特徴・最新のトピックスなど

パラベンは優れた防腐剤であるが，1960年代にパラベンによる接触皮膚炎が報告されて以降，パラベンの皮膚感作性が問題視されてきた．しかしながら，Svedmanら[4]は，防腐剤7種（パラベンミックス，クオタニウム-15，イミダゾリジニルウレア，ジアゾリジニルウレア，ホルムアルデヒド，メチルジブロモグルタロニトリル，メチルクロロイソチアゾリノン／メチルイソチアゾリノン）の陽性率を比較した結果，パラベンミックスがもっとも陽性率が低かったと報告している．

日本における皮膚疾患患者を対象にしたパラベンミックスの陽性率[5,6]は，パラベンミックス15% pet. で2013年度2.1%，2014年度1.7%，パッチテストパネル®（S）のパラベンミックスは2016年度0.9%[5]であった．ヨーロッパでは日本よりもパラベンの配合規制があるためか，ヨーロッパベースラインシリーズの2009～2012年のT.R.U.E. test®のパラベンミックス陽性率[7]は0.38%，パラベンミックス0.16% pet. は0.7%と日本よりも低い．

●生活指導はこうする

患者さんへの生活指導

パッチテストでパラベンに陽性だった場合，パラベン含有製品の使用を中止し，パラベンフリーの化粧品，日用品を使用するように指導することが必要である．また，ステロイド薬から抗生剤に至るまで，さまざまな外用薬にパラベンは含まれており，外用薬を処方する場合，パラベンを含有していないものを選び，医原性の接触皮膚炎をおこさないようにすることが重要である．

情報

パラベンは接触皮膚炎だけでなく接触蕁麻疹を生じることもあり，臨床症状によってはオープンテスト，または20分クローズドパッチテストでの即時型反応を確認する必要がある．Emmonsら[7]は，化粧品成分のオープンテストを施行したところ50例中7例が45分後にパラベンミックスに紅斑を生じたと報告し，Katsarouら[8]は，同様に化粧品成分のオープンテストを施行した664例中30例が30分後にパラベンミックスに紅斑を生じたと報告している．したがって，臨床症状によってはオープンテスト，または20分クローズドパッチテストでの即時型反応を確認する必要がある．

参考・引用文献

1) 化粧品基準：平成12年9月29日厚生省告示第331号
2) 鈴木淳子ほか：東京健安研セ年報 Ann Rep Tokyo Metr Inst Pub Health 62: 121, 2011
3) 公益財団法人 日本食品化学研究振興財団 各添加物の使用基準及び保存基準
   http://www.ffcr.or.jp/shokuhin/upload/StandardsforUseofFoodAdditives_jp_2018.pdf
4) Svedman C et al: Contact Dermatitis 67: 312, 2012
5) 鈴木加余子ほか：J Environ Dermatol Cutan Allergol 11: 234, 2017
6) 伊藤明子ほか：ジャパニーズスタンダードアレルゲン2015年度・2016年度陽性率，第47回日本皮膚アレルギー・接触皮膚炎学会，第41回皮膚脈管・膠原病研究会, 2017
7) Emmons WW et al: Contact Dermatitis 13: 258, 1985
8) Katsarou A et al: Contact Dermatitis 41: 276, 1999

●パラベンにより引き起こされる症例

症例 1 ▶ 化粧品

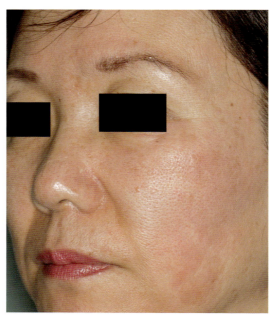

症例1：55歳，女性．2005年5月初診
顔面に紅斑，丘疹を認めた．

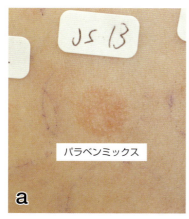
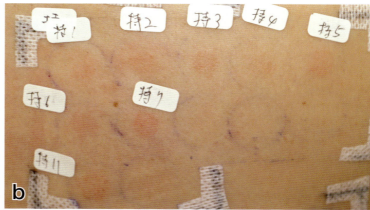

症例1：パッチテスト結果（72時間後）
（a）パラベンミックス，（b）持参化粧品の貼付部位に紅斑，丘疹を認めた．

●臨床像の特徴

　パラベンを含有している製品を外用した部位に痒みを伴う紅斑，丘疹，落屑を生じる．症例1では顔面の比較的広範囲に紅斑，丘疹を認めたが，塗布した部位全体ではなく部分的に紅斑が生じることがある．症例2は，4カ月前から顔面にくり返し湿疹が生じて軽快しないため受診．ステロイド外用すると軽快するが再発するため受診した．

症例 2 ▶ 化粧品

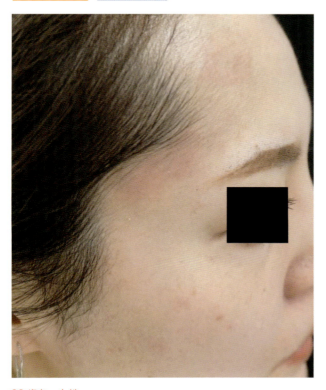

30歳台，女性．
4カ月前から顔面にくり返し湿疹が生じて軽快しないため受診．
ステロイド外用すると軽快するが再発するため受診した．
初診時，前額部，こめかみなど淡い紅斑を認めた．

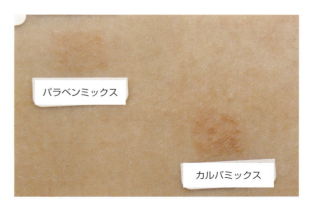

パッチテストパネル®(S)ではパラベンミックスとカルバミックスに陽性であった．

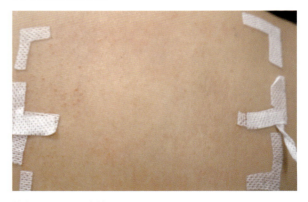

持参品はすべて陰性であった．

◉パッチテストの反応と読み方のコツ

　症例1は顔面の難治性皮疹をくり返しており，洗顔後に悪化することが多いとの問診結果から，化粧品による接触皮膚炎を疑い，使用している化粧品を持参してもらいパッチテストを行った．同時にジャパニーズスタンダードシリーズも貼付した．その結果，パラベンミックスと持参化粧品に陽性反応を認めた．パッチテストで陽性であった持参化粧品は，すべてメチルパラベン，プロピルパラベンを含有していた．

　症例2は，持参品はすべて陰性であったが，化粧水と，洗い流さないトリートメントにメチルパラベン，もう1つの化粧水にパラベンと記載あり，これらを中止し，化粧用パフを使用しないようにして顔は軽快した．

　接触皮膚炎を生じている原因であっても製品パッチテストでは陰性になることがある．本例のように持参化粧品が陽性にならなくても，パラベンミックスが陽性である場合には，患者が日常生活で使用している化粧品や洗浄剤の成分にパラベンが配合されていないかどうかを確認するとよい．

　製品のみのパッチテストでは陽性反応を得られないこともあり，パッチテスト施行時にはパッチテストパネル®(S)を同時に貼付すると有用である．

10 | No.10 パッチテストパネル® (S)-1
ペルーバルサム

関東　裕美

●ペルーバルサムとはこんなアレルゲンです

　樹木が分泌する樹脂が揮発性油脂に溶解した粘性の液体をバルサムと呼称し，粘性で強い香りを有する．香料以外に抗菌，防腐目的で使用されるBalsam of Peru（Myroxylon pereirae）はマメ科熱帯性高木樹から得られる樹脂である．

　判明している含有成分は安息香酸ベンジル，桂皮酸ベンジル，ベンゾイン酸ベンジル，ファルネソール，バニリン，ネロリドール（図）などであるが，樹脂中の含有成分は詳細不明の部分も多い．

図　ペールバルサム中の成分構造式

●ペルーバルサムを含む製品

日用品：美容液，ヘアトニック．
医薬品：外用薬，座薬，ビーズワックス（蜜蠟）含有薬品，湿布，絆創膏，歯科用材料．
食品：ガム，ソフトドリンク．
その他：油絵具．

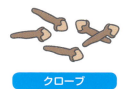
クローブ

ビーズワックス

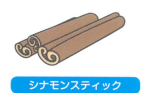
シナモンスティック

●アレルゲンの特徴・最新のトピックス

ペルーバルサムは中央アメリカやメキシコの原住民により傷やリウマチ，風邪やインフルエンザの治療に使用されてきた歴史があり，17世紀に薬用としての使用目的でドイツからヨーロッパに伝播された．現在私達の身の回りの多くの製品に含まれており，矯味剤，着香剤・香料，基剤，防腐剤，分散剤，安定（化）剤として利用されている．日用品ではタバコの風味付け，香水およびサンスクリーン剤をはじめとする多くの化粧品，抗菌性を活かした軟膏やクリーム，防虫スプレー，咳止めシロップおよび歯磨き粉，歯科セメントおよび痔の坐剤などにも使われる．緊張やストレスを緩和させる，活力を取り戻し，穏やかな気持ちでいられるようにしてくれる効果があるといわれ，アロマテラピーでも使用されている．食材としてケーキ，ペストリー，清涼飲料，チョコレート，アイスクリーム，チューインガム，ワイン，アルコール飲料など多数の食品に含まれ蕁麻疹の原因になることもあり，ペルーバルサム除去食餌療法により治療した慢性蕁麻疹の症例報告[1]がある．

●生活指導はこうする

患者さんへの生活指導

いったん感作が成立すると継続使用で感作が強化され，重症化すると接触部位を超えて発疹が拡がるようになってしまう，あるいは経口摂取により全身に発疹が出ることがあると理解させる．日常の香粧品は無香料製品使用を徹底し，医療用外用薬，座薬では成分を確認する．蜜蠟含有薬品使用は禁止，湿布薬，絆創膏は長時間貼らない，ガムやソフトドリンクの過剰摂取にも注意する．また，樹液を使用するような趣味は作らないなど，可能な範囲で生活指導を行う．

情報

その交差感作はシナモン，クローブ，クマリン，オイゲノール，ビーズワックス（蜜蠟），プロポリス，ロジンなどが知られており，蜜蠟含有薬品による接触皮膚炎のパッチテストで交差感作を呈した症例が報告されている[2]．また，去痰剤として使用されるトルーバルサムは類似香料を含有するので，交差感作を示す．

ペルーバルサムは，香料使用量の多い欧米では香料アレルギーの指標となるアレルゲンである[3]が，本邦ではスタンダードアレルゲンのうち化粧品アレルゲン陽性率は染毛剤アレルゲン PPD（p-phenylenediamine）が 7.1% と最多で，香料ミックス 6.6%，ペルーバルサム 4.5% と報告されている[4]．

引用・参考文献

1) Inui Shigeki et al: Environ Dermatol 13: 34, 2006
2) Ohki O et al: Environ Dermatol 4: 137, 1997
3) Frosch PJ, Menne T, Lepoittevin JP: Contact Dermatitis 4th ed, Springer, Berlin, p.465, 2006
4) 鈴木加余子ほか：J Environ Dermatol Cutan Allergol 9: 101, 2015

●ペルーバルサムにより引き起こされる症例

症例 1 ▶化粧品

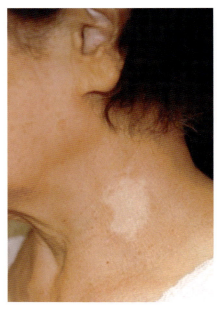
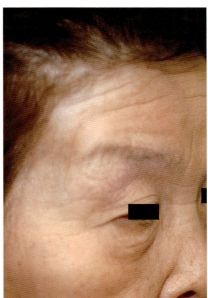
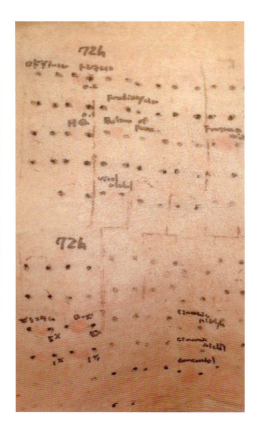

症例1：80歳，女性．当院初診時臨床像
前額・耳前・頸部に脱色素斑がみられた．

症例1：パッチテスト結果
美白成分ロドデノール（−），ハイドロキノン（＋?），トレチノイン（＋），ペルーバルサム（＋），香料ミックス（＋），フラジオマイシン（＋），ウルシオール（＋），香料成分〔ゼラニウム，ローズオイル，シンナミックアルコール，シンナミックアルデヒド〕（＋），ゲラニオール（＋）．

●臨床像の特徴

症例1は65歳から美白化粧品を使用し，77歳〜ロドデノール配合美白剤を使用）していたが化粧品による皮膚障害を感じたことはなかった．78歳より自覚症状のない白斑を生じ，被害対象症例として化粧品企業より紹介されて当院を受診した．

症例2は冬季顔面の瘙痒を伴う紅斑が出現し近医を受診．約1年間治療を継続したが紅斑は増悪・軽快をくり返していた．近医で使用中の化粧品パッチテストを実施したところ美白頸溶液で陽性を呈し，精査目的で当院を受診した．

シミ治療目的で使用していた美白美容液に陽性反応を呈していたことを反映するような臨床像で前額，頬の色素斑部に新たな紅褐色斑を呈していた．

症例 **2** ▶ 化粧品

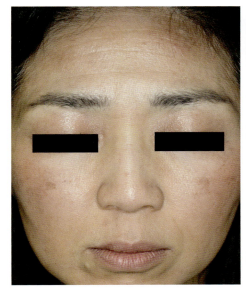
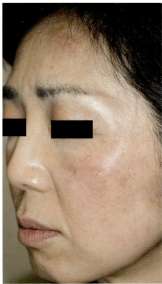

症例2：52歳，女性．当院初診時臨床像
前額，頬の色素斑部に新たな紅褐色斑を呈していた．

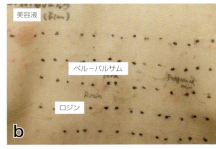
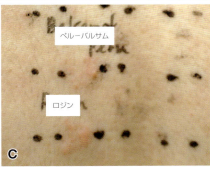

症例2：パッチテスト結果
(a) 48時間後：当院で再度パッチテストを実施したところ，美容液は浸潤を伴う紅斑を呈した．
(b, c) 72時間後：美容液，ペルーバルサム，ロジン，香料ミックスに陽性を呈している（cは拡大像）．

◉パッチテストの反応と読み方のコツ

　化粧品によるパッチテストの場合染毛剤を除き交差感作を生じるような強い陽性反応を来す症例を経験することは多くない．
　症例1ではスタンダードアレルゲンパッチテストでペルーバルサム，香料ミックス，フラジオマイシン，ウルシオールの陽性反応を確認できた．アロマ関連香料アレルゲンについても種々のアレルゲンに陽性を呈した．感作が成立しやすい患者であることがうかがえるが，香料は強感作物質ではないので長期間に及ぶ化粧品使用により成立したものと考える．香料アレルギーの自覚なく皮膚症状もなく化粧品使用を継続していた状況で生じた白斑被害症例である．
　症例2は前医で化粧品陽性確認後の紹介であったが当院で再度パッチテストを実施したところ美容液は浸潤を伴う紅斑を呈した．化粧品の陽性反応としては強い感作を生じていたが，スタンダードアレルゲンでペルーバルサム，ロジン，香料ミックスに陽性を呈した．**症例2**ではこれらの抗原に交差反応が成立していると考えられ，香料アレルギーを確認できた．

第6章 Japanese standard allergens とその活用法

11 No.11 パッチテストパネル®(S)-1
金チオ硫酸ナトリウム

鶴田 京子

◉金チオ硫酸ナトリウムとはこんなアレルゲンです

金チオ硫酸ナトリウムとは，1価の金イオンである．

金はすべての金属のなかでイオン化傾向が最小で，反応性は低いためにアレルギーがおきにくいといわれてきたが，日本では1980年後半ころからピアスが流行し始め，それに伴って，1990年代より金アレルギーの報告例が増えてきた．イヤリングと異なり，耳朶に小孔をあけて直接金を含有したピアスを入れるので，イオン化がおきやすく感作につながったと思われる．

金チオ硫酸ナトリウム

◉金を含む製品

医薬品：シオゾール®，リドーラ®，オーラノフィン®など（抗リウマチ薬）．

装身具：ネックレス，イヤリング，ピアス，指輪，ブレスレット，アンクルレット，ブローチ，ピンバッチ，時計など．

その他：メダル，金貨，金粉，金箔，金糸，貴金属回収作業，電子部品，工業用品，伝統工芸品など．

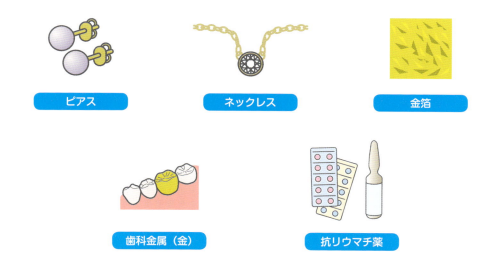

ピアス　　ネックレス　　金箔

歯科金属（金）　　抗リウマチ薬

●アレルゲンの特徴・最新のトピックス

以前には経験なかったが，金属アレルギーを心配した患者さんが，結婚指輪をオーダーする前にパッチテストを希望されることが時々ある．

また歯科との連携で歯科治療開始前にパッチテストの依頼が増えている．

●生活指導はこうする

患者さんへの生活指導

金のアレルギーであることを伝え，金が含有されている製品について説明し，避けるように注意を促す．
症例1は湿度の高い梅雨時や汗をかく夏季に18金のネックレスを着用し続けたことで，金の溶出をおこし，アレルギー性接触皮膚炎を誘導したことを説明し，今後は湿度が高く汗をかきやすい時期に直接皮膚に接触する装身具の着用は避けるように提案した．同時に，痒くなったり，皮膚が赤くなってきた場合には速やかに中止するように指導した．

また，金含有製品の中には慢性関節リウマチの治療薬も含まれているので，この先慢性関節リウマチに罹患した場合には，主治医に金アレルギーであることを報告するように指導した．

表 年度別・家庭用品による皮膚障害延べ報告件数（上位10品目）（文献2より引用）

	平成24年度			平成25年度			平成26年度		
	家庭用品等	件数	%	家庭用品等	件数	%	家庭用品等	件数	%
1	装飾品	23	32.2	装飾品	29	26.9	装飾品	39	35.8
2	ゴム・ビニール手袋	10	11.1	ゴム・ビニール手袋	12	11.1	時計	7	6.4
3	洗剤	8	8.9	めがね	7	6.5	ゴム・ビニール手袋	7	6.4
4	時計	4	4.4	ベルト	5	4.6	ベルト	5	4.6
5	スポーツ用品	4	4.4	スポーツ用品	5	4.6	スポーツ用品	5	4.6
6	下着	3	3.3	下着	4	3.7	下着	4	3.7
7	めがね	3	3.3	時計	4	3.7	めがね	4	3.7
8	履き物（革靴・運動靴を除く）	3	3.3	ビューラー	4	3.7	洗剤	3	2.8
9	時計バンド	2	2.2	履き物（革靴・運動靴を除く）	3	2.8	ビューラー	3	2.8
10	運動靴	2	2.2	洗剤	3	2.8	漂白剤	2	1.8
	上位10品目　計	68	75.6	上位10品目　計	76	70.4	上位10品目　計	79	72.5
	総数	90	100.0	総数	108	100.0	総数	109	100.0

※1 皮膚障害では，原因と推定される家庭用品等が複数あげられている事例があるため，報告件数の合計（109件）は，報告事例数（96例）と異なっている．
※2 「洗剤」：食器等を洗う台所用および洗濯用洗剤
　　「洗浄剤」：トイレ，風呂等の住居用洗浄剤

引用・参考文献

1) 関東裕美：耳鼻・頭頸外科 87: 684, 2015
2) 厚生労働省医薬・生活衛生局審査管理課化学物質安全対策室：平成26年度家庭用品に係る健康被害病院モニター報告 https://www.mhlw.go.jp/stf/houdou/0000118641.html
3) Aro T et al: Contact Dermatitis 28: 276, 1993

金により引き起こされる症例

症例 1 ▶ 18金ネックレス

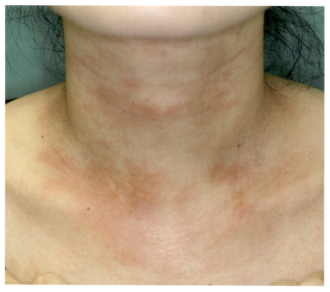

症例1：56歳，女性．
ほぼ毎日18金のネックレスを着用していた．頸部から鎖骨にかけて痒みを伴う浮腫性紅斑を認める．

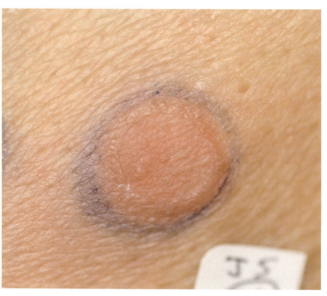

症例1：パッチテスト結果（1週間後）
金チオ硫酸ナトリウム（0.5% pet.）に陽性であった．

臨床像の特徴

症例1は当科初診半年前の6月，梅雨の時期より頸部が時々赤くなって，痒くなることがあった．市販薬を外用すると赤みも痒みもおさまっていた．8月になり皮疹が再燃，痒みが増強し皮疹も拡大してきたために当科を受診した．症例1は湿度の高い梅雨時より症状が出現し，汗をかく時期になるに従って症状が悪化している．汗の刺激で金属が溶出したことで感作され，皮膚症状が発現したと考えられる[1]．

症例2は耳介に痒みと痛みを伴っていた．strongランクのステロイドを外用，抗アレルギー薬を内服し，約2週間で色素沈着を残し略治した．

純金のアクセサリーは，他の金属との割合によって，24金，18金，10金と表示されている．

わが国においては18金が使われることが多く，この場合の純金の割合は75%で，他に銀15%，銅10%が含まれる．

平成26年度の厚生労働省医薬・生活衛生局の調べの「家庭用品等に係る健康被害病院モニター報告」によると，年度別・家庭用品による皮膚障害の報告件数の中で，平成24年から3年間でもっとも頻度が高く報告されている家庭用品は，装飾品であった[2]（表）．

症例 2　ピアス

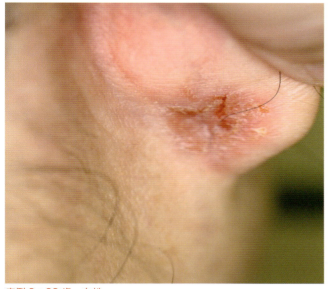

症例2：22歳，女性．
耳朶後面に紅斑，落屑，亀裂，黄色痂皮，腫脹がみられ，痒みと痛みを伴っている．

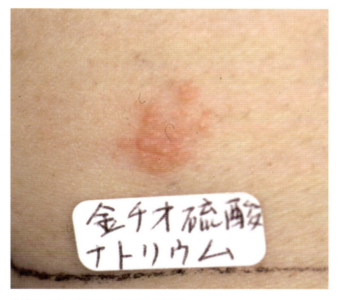

症例2：パッチテスト結果（1週間後）
金チオ硫酸ナトリウム（0.5% pet.）貼付部位に紅斑，丘疹，浸潤があり，ICDRG基準の判定で＋であった．

◉パッチテストの反応と読み方のコツ

　症例1は1週間後判定で，紅斑，丘疹，小水疱，浮腫がみられたので，ICDRG基準において＋＋と判定した．

　18金には，金，銀，銅が含まれているため，同時に銀，銅のアレルゲンも貼付したが，いずれも陰性であったので，今回の症例は，18金ネックレスに含まれる金による接触皮膚炎と診断できた．

　症例2は，1週間後判定で，紅斑，丘疹，浮腫がみられ，ICDRG基準で＋であった．

　金アレルゲンは反応の出現が遅く，また持続は長いといわれているので[3]，1週間後判定が終了しても，患者の受診がある限りは，背部のパッチテスト部の確認をすることが望ましい．

　金は金属としては重く，柔らかく，可塑性があり，非常に薄く延ばしたり広げたりすることもできるので，金糸，金箔などとしても応用されている．イオン化傾向は，全金属の中でもっとも低く，反応性が低いためにアレルギーをおこしにくい．そのため，貴金属としての価値を長年認められてきた．

　しかしピアスの流行に伴い，1980年後半ぐらいから金アレルギーが増えてきた現状がある．

12 | No.12 パッチテストパネル®(S)-1
塩化コバルト

足立　厚子

●コバルトとはこんなアレルゲンです

　コバルト(Co)は，原子番号27の元素で，鉄族元素の一つである．安定した結晶構造をもち，純粋なものは銀白色の金属である．主に合金としてニッケル・クロム・モリブデン・タングステンあるいはタンタルやニオブを添加したコバルト合金，コバルト・クロム・タングステンあるいはモリブデン・炭素を使った4元系の合金，コバルト-モリブデン-ケイ素合金，ニッケル-コバルト-モリブデン鋼などが産業用として用いられている．コバルト-クロム-モリブデン合金とコバルト-クロム-タングステン-ニッケル合金は腐食しにくいため，歯科医療や外科手術などでも使われている．化合物としては，顔料やシリカゲル吸湿具合の指示薬，リチウムイオン二次電池の正極材として用いられ，携帯電話など小型デジタル機器の急速な普及により需要が増大している．

$$\text{Cl} \quad \underset{|}{\text{Cl}} - \text{Co}$$
塩化コバルト

●コバルトを含む製品

工業用品・その他：メッキ製品（ニッケルメッキされたものにはほとんど含まれる），染毛剤，ポリエステル系プラスチック，革製品，接着剤，携帯電話，陶磁器，エナメル，粘土，セメント，セメントブロック，色素，絵具，クレヨン，印刷インキ：青色顔料（コバルトブルー［アルミン酸コバルトが主成分］），緑色顔料（コバルトグリーン［亜鉛とコバルトの複合産物など］），歯科金属，骨接合金属，刺青．

食品・医薬品：チョコレート，ココア，豆類，ナッツ類，レバー，貝類，香辛料，ビール，キャベツ，全粒小麦粉，ビタミンB_{12}製剤．

チョコレート

大豆

青色絵具

●アレルゲンの特徴・最新のトピックス

　コバルトは使用頻度が高いものの，ニッケルと同時に含まれていることが多く，またパッチテストもニッケルとともに陽性となることが多く，これまでニッケルに比較して，アレルゲンとしての注目度が低かった．近年ヨーロッパにおいて革製品に高頻度にコバルトが検出されて，コバルトの感作原となっているとの報告[1]がある．また，ヨーロッパにおけるアクセサリー中のニッケル含有規制の成果により，ニッケル陽性率が減少傾向にある一方で，規制のないコバルトの陽性率の動向が注目されている[2]．

●コバルトアレルギー患者に対する有益情報

製品にコバルトが含有されているかを検出する試薬としては，従来よりpH7から8で紅色を示す2-nitroso-1-naphthol-4-sulfonic acidが知られている．最近簡便なものとして，米国SmartPractice社から製品中のニッケルやコバルトを簡便に検出し，溶出しないようにコートできるreveal & conceal™が購入できるようになった（図1）．これは，検出液とアプリケーターが一体型で，職場や外出先でも使用できる携帯用ディスポーザブルタイプである．数秒でニッケルやコバルトの検出が可能で，金属を傷めないため，アクセサリーやベルト，器具や什器などにも使用可能である．さらに速乾性のクリアコートにより，製品からコバルトが溶出しないようにするコーティングがスムーズだという特徴がある（p.102 硫酸ニッケルも参照）．

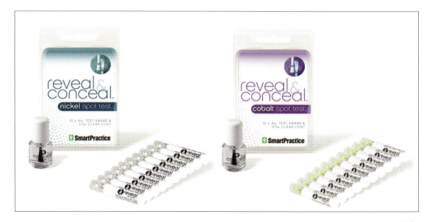

図1　Smart Practice社のニッケル/コバルトスポットテスター「reveal & conceal™」
※ 一般個人の直接購入は不可，医療機関等からの購入のみ

使用方法（reveal & conceal™の添付文書をもとに作成）

ステップ1　テスターでニッケルやコバルトの含有を確認します
スポットテスターの使用方法
1. 検知液の入ったチューブをスリーブから出した後，反対に差し込み，スポンジ部を露出させます．
2. チューブを持ち，反対の手でカチッと音がするまでスリーブを押し，検知液をスポンジに染み込ませます．
3. テストする金属に押し当て，30～60秒間拭くようにして塗りつけます．
4. スポンジの色を確認します．
   明るいピンク～赤色に変化
   　→ニッケルまたはコバルトが含まれている
   　→ステップ2へ
   色の変化なし
   　→ニッケルまたはコバルトが含まれていない
   　→テスト終了

ステップ2　クリアコートでニッケルやコバルトの含まれた金属をコーティング
クリアコートでコーティング
ニッケルやコバルトが検知されたら，クリアコートを塗布し，直接肌に触れないようコーティングします．肌に触れる時間や頻度により，塗布の回数を調整してください．

※口腔内には使用できません

参考・引用文献

1) Thyssen JP et al: Contact Dermatitis 69: 276, 2013
2) Thyssen JP: Contact Dermatitis 65 Suppl 1: 1, 2011
3) 鷲尾文郎ほか：皮膚病診療 16: 597, 1994

web情報（SmartPractice社URL）

https://www.smartpractice.jp/
https://www.smartpractice.com/

●コバルトにより引き起こされる症例

症例 1 ▶ ビタミン B_{12} に含まれるコバルト

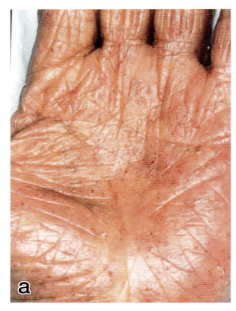

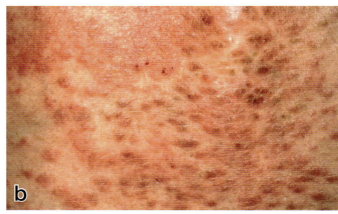

症例1：76歳，男性．臨床像（文献4より転載）
（a）10年前から糖尿病にてグリミクロン®，メチコバール®内服中．1年前から全身に痒みの強い発疹が出現．手掌の紅斑，角化亢進，多数の小水疱，びらんを示す．
（b）体幹には，小豆大までの扁平または半球状に隆起した多発性の紅色丘疹や漿液性丘疹を，散在性，一部集簇性に認めた．

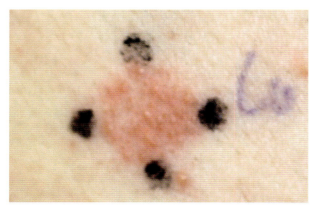

症例1：パッチテスト所見（1週間後）
塩化コバルトには陽性を示した．

●臨床像の特徴

　コバルト接触皮膚炎は，コバルトを含む物質との接触部位が病変部位となる．コバルトはチョコレート，ココア，豆類，香辛料，貝類，レバー，胚芽，ビールなどの食品に多く含まれ，ビタミン B_{12} 製剤や歯科金属にも含まれることがある．これらに含有されているコバルトは口腔粘膜や消化管から吸収され，汗，乳汁，涙，尿，そして糞便中に排泄される．

　全身型コバルトアレルギーを有する患者では，コバルトが生体内に吸収されることにより，汗疱状湿疹，亜急性痒疹，多形慢性痒疹，貨幣状湿疹，pseudo-atopic dermatitis，掌蹠膿疱症，扁平苔癬，紅皮症などを発症もしくは増悪し，その摂取の制限により軽快する．

症例 2 ▶ 電池材料のコバルト酸リチウム

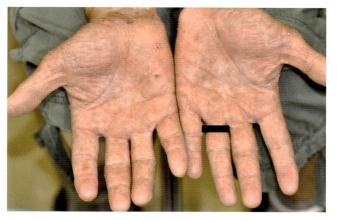

症例2：52歳，男性．
以前からアトピー性皮膚炎と診断され，治療を受けていたが，9カ月前から職場で電池材料のコバルト酸リチウムを扱うようになってから手掌を中心に皮疹が増悪した．パッチテストにて塩化コバルトが day 2，day 4，day 7 で陽性を示したため，職業性のコバルトアレルギーと診断した．金属を加工するときに金属粉が舞うとのことから，防塵マスクと手袋着用を指示し，軽快した．

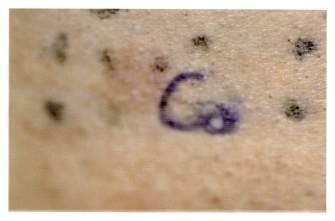

症例2：パッチテスト所見
塩化コバルトに陽性を示した．

◉パッチテストの反応と読み方のコツ

　塩化コバルトは，わが国では硫酸ニッケルやウルシオールに次いで陽性率の高いアレルゲンで，2012年度の陽性率は約9％である．ニッケルと同時に陽性を示すことが多いが，交差反応であるのか，ニッケルとコバルトは同じものに含有されていることが多いので同時に感作が成立しているのか，その要因はわかっていない．

　一方で，パッチテストチャンバーを剥がした際に，点状紫斑のような刺激反応を示すことが多いが（図2），陽性と間違えないようにするべきである．ほかの金属アレルゲンと同様，必ず1週間後まで判定して，浸潤を伴う紅斑が持続しているか否かを確認する必要がある．

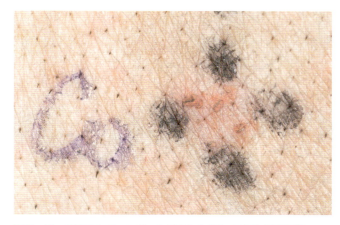

図2　パッチテストチャンバーを剥がした際にできる点状紫斑

13　No.13　パッチテストパネル® (S)-2
p-tert-ブチルフェノール-ホルムアルデヒド樹脂

第6章　Japanese standard allergens とその活用法

鈴木　加余子，伊藤　明子，安部　千佳，松永　佳世子

● p-tert-ブチルフェノール-ホルムアルデヒド樹脂とはこんなアレルゲンです

p-tert-ブチルフェノールとホルムアルデヒドから合成される樹脂で（pt-BPFR），優れた粘着性，耐久性，耐熱性，柔軟性をもち，とくに靴や皮革，合成ゴムの接着剤として使用されることが多い．接着剤以外に，グラスウールやレインコートの表面の仕上げ剤として使用されることもある．

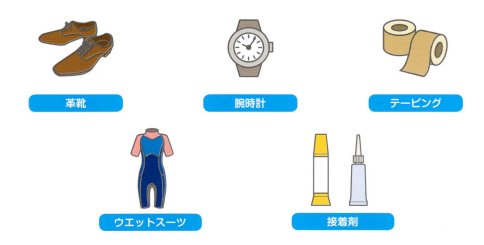

● p-tert-ブチルフェノール-ホルムアルデヒド樹脂を含む製品

日用品・工業用品：ゴムや靴，ハンドバッグ，時計のベルト，テーピングテープ，ウエットスーツ，膝などの整形外科用装具，印刷用インク，複写紙，プラスチック製品，プラスチック製爪（人工爪）の接着，ベニヤ板，絶縁体，車のオイル，消毒剤，脱臭剤，殺虫剤などに使われている．
職業：皮革製品製造業，自動車工業，合板製造業などの職業性接触皮膚炎の原因となることもある．

●アレルゲンの特徴・最新のトピックス

pt-BPFR は 1950 年代から工業製品だけでなく，日用品（時計バンド，靴，鞄など）の接着剤に使われ始め，1958 年，Malten により靴製造業者における職業性皮膚炎の症例が初めて報告された[1]．

わが国においても靴，下肢装具，テーピングテープなどに使用された *pt*-BPFR による接触皮膚炎が報告されている[2〜4]．*pt*-BPFR は主に接着剤として使用されているが，Hayakawa ら[3] は，レインコート表面の仕上げ材に配合されていた *pt*-BPFR による接触皮膚炎を報告しており，接着剤以外の用途でも使用されている可能性がある．

日本皮膚アレルギー・接触皮膚炎学会の共同研究[5]によると，皮膚疾患患者における *pt*-BPFR のパッチテスト陽性率は 1994 〜 2011 年は 2 ％前後で推移していたが，2012 〜 2014 年は 0.9 〜 1.3 ％と近年やや低下している．*pt*-BPFR のパッチテスト陽性率は，アメリカにおいても 2001 〜 2002 年 1.9 ％，2003 〜 2004 年 1.8 ％であったのが，2011 〜 2012 年 1.1 ％，2013 〜 2014 年 1.0 ％と低下している[6]．

pt-BPFR が分解されて生じる PTBP は，脱色素斑を生じることがあり[7]，*pt*-BPFR に接する職業に従事する場合は，接触皮膚炎だけではなく脱色素斑についても注意が必要である．

●生活指導はこうする

症例から考えたこと（注意点）

ウエットスーツはナイロン布地，スポンジシート，ナイロン布地の 3 層構造になっており，スポンジシートには通常ポリクロロプレン，ポリウレタン，天然ゴムなどが使用されている．これらの接着剤は通常スポンジシートと同様の成分が使われていることが多い．症例 1，2 のように，スポーツ用品の布地を貼り合わせる接着剤に含まれていることがある．症例 1 では，化学分析の結果，原因となった数種のグローブすべてから，*pt*-BPFR と構造が類似した成分が多種検出された．日本でキーパーグローブを販売していたメーカーは異なっていたが，海外の製造元は同一であり，デザインは異なっても使用されていた接着剤は同一の製品であった可能性があった．

症例 2 の患者が着用したウエットスーツにはポリクロロプレン系スポンジシートが使用されており，ポリクロロプレン系接着剤には PTBP-FR が配合されることが多いことから，本症例の接触皮膚炎の原因物質はウエットスーツ布地の接着剤に含まれていた *pt*-BPFR であると考えた．

ウエットスーツによる接触皮膚炎はこれまでにも報告されているが，その原因アレルゲンはスポンジシートに含まれる diethylthiourea である症例が多い．しかし，症例 2 は diethylthiourea のパッチテストは陰性であった．

参考・引用文献

1) MALTEN KE: Dermatologica 117: 103, 1958
2) Shono M et al: Contact Dermatitis 24: 281, 1991
3) Hayakawa R et al: Contact Dermatitis 30: 187, 1994
4) 深澤 大, 関東裕美: 皮膚病診療 17: 755, 1995
5) 鈴木加余子ほか: J Environ Dermatol Cutan Allergol 11: 234, 2017
6) DeKoven JG et al: Dermatitis 28: 33, 2017
7) Malten KE et al: Trans St Johns Hosp Dermatol Soc 57: 115, 1971
8) Aizawa A, Ito A, Masui Y et al: Contact Dermatitis. Apr 30, 2018doi:［Epub ahead of print］
9) Nagashima C, Tomitaka-Yagami A, Matsunaga K: Contact Dermatitis 49: 267, 2003

p-tert-ブチルフェノール-ホルムアルデヒド樹脂により引き起こされる症例

症例 1 ▶ キーパーグローブ

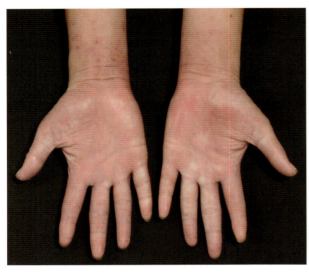
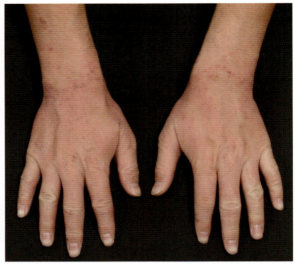

症例1：16歳，男性[8)]
3年前より，両手のグローブ着用部に瘙痒を伴う丘疹とびらんが出現した．

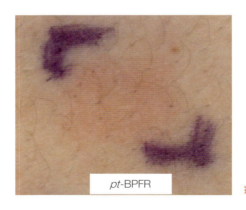

症例1：パッチテストの結果（72時間判定）

臨床像の特徴

症例1の患者は，両手背，手掌，手首の伸側，屈側といったグローブの着用部位に一致して瘙痒を伴う紅斑を認めた．症例2の患者は新調したウエットスーツを初めて着用した12時間後より，頸部，両下腿に激しい痒みを伴う紅斑，丘疹が出現した．また，ウエットスーツの下に水着を着用すると，肌と水着が接触した部位には皮疹を認めなかった．

このように接触部位に一致した紅斑，丘疹が出現し，全身への拡大は認めないのが特徴である．

13. *p-tert-*ブチルフェノール-ホルムアルデヒド樹脂

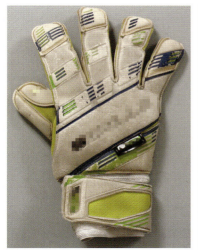

症例1：使用していたキーパーグローブ[8]

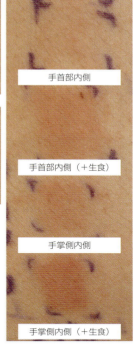
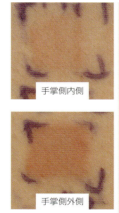

症例1：キーパーグローブのパッチテストの結果

 ウェットスーツ

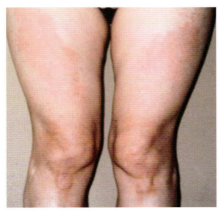
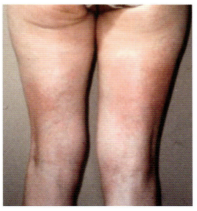

症例2：58歳，女性．初診時臨床像[9]
問診から，患者は靴や時計バンドにかぶれた既往があり，*pt*-BPFR に感作されていたと考えられた．

●パッチテストの反応と読み方のコツ

症例1はJSAに加え，グローブの手掌，手背，手首に触れる部分毎に四角い小片を切り取り，貼付した．JSAの*pt*-BPFRとグローブに陽性反応を得た．本症例では，*pt*-BPFRの反応は1週間以内に確認できたが，*pt*-BPFRは遅発反応を生じる場合もあり，貼付から2〜3週後にも判定すると良い．

症例2はパッチテストではウエットスーツの布地，スポンジシート，縫合糸は陰性，布地とスポンジシートの間の部分と*p-tert-*ブチルフェノール-ホルムアルデヒド樹脂（*pt*-BPFR）に陽性反応を認めたことから，スーツの生地を張り合わせる接着剤が原因であると推測した．

第6章 Japanese standard allergens とその活用法

14 | No.14 パッチテストパネル®(S)-2
エポキシ樹脂

松永　佳世子, 永井　晶代

◉エポキシ樹脂とはこんなアレルゲンです

　職業性接触皮膚炎をおこす代表的物質として多数報告されている.

　1分子中に2個以上のエポキシ基を有する樹脂状物質の総称であり, 通常は硬化剤（フェノール, アミンなど）と併用して3次元網状ポリマーを形成させて利用する. 特性として接着性に優れ, 硬化時の体積収縮が少なく, 強度と強靱性, 電気特性に優れ, 硬化中に放出される揮発分がないことなどがあげられる. 原料により, ビスフェノールA型, ビスフェノールF型, 臭素型, ノボラック型などに分けられ, ビスフェノールA型がもっとも汎用されている[1〜4].

ビスフェノールA型エポキシ樹脂

ビスフェノールF型エポキシ樹脂

◉エポキシ樹脂を含む製品

化土木・建築・接着剤：建築物の床材, 排水・透水舗装, 車両・航空機用接着剤, ゴルフクラブやテニスラケット等のスポーツ用品用複合材料, 金属・ゴム・プラスチック, セラミックの接着剤など.

電気・電子：半導体封止材, 絶縁粉体塗料, コイル含浸用等として家電製品（テレビ, 冷蔵庫等）から, パソコン, ゲーム機, 携帯電話等の通信機器など.

塗料：自動車用電着塗料, 船舶・橋梁用重防食塗料, 飲料用缶の内面塗装用塗料など.

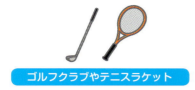
ゴルフクラブやテニスラケット

塗料

●アレルゲンの特徴・最新のトピックス

エポキシ樹脂の感作能はその分子量で異なり，低分子ほどその感作能は高くなる．分子量340オリゴマーが主たる感作物質であり，2～3回の接触で感作は成立するとされる[5]．エポキシ樹脂によるアレルギー性接触皮膚炎が疑われた際には，製品と同時に，原因物質を確認するため，エポキシ樹脂製品の合成に用いられる主剤，硬化剤，反応性稀釈剤なども貼付し，原因物質を同定する．

●生活指導はこうする

患者さんへの生活指導

職業性にエポキシ樹脂に接触し，その製品を用いたパッチテストで陽性反応を呈した場合には，患者の職種・配置転換が第一である．また，同じ部署で従事する職員への感作を避けるため，①原因物質の使用を中止し他の製品に変更する，②保護衣着用の徹底，③作業環境の改善（硬化剤や稀釈剤は蒸散性が高く，これらの蒸気によっても接触皮膚炎を生じるため，職場での換気などを行う）を指導する．

有益情報

エポキシ樹脂は，アレルゲンと直接接触した部位に強い炎症を生じるとともに，全身性の汎発疹も誘発する接触皮膚炎症候群の原因物質の一つとされている．接触皮膚炎症候群はアレルゲンの経皮吸収による一種の自家感作性皮膚炎といわれている[6]．よって，エポキシ樹脂によるアレルギー性接触皮膚炎が疑われる全身性の症状を認めた場合は，適切な濃度・溶媒に調整した試薬を用いたパッチテストにより原因検索を実施し，職場環境の改善もしくは配置転換が必要である．

引用・参考文献

1) 安部正通, 矢上晶子, 松永佳世子 : J Environ Dermatol Cutan Allergol 3: 105, 2009
2) 冨高晶子ほか : 西日皮膚 64: 684, 2002
3) Ikuko Akai et al: Environ Dermatol 9: 86, 2002
4) 大西陽子ほか : 皮膚 28: 261, 1986
5) 請井智香子ほか : 皮膚 25: 291, 1984
6) 池澤優子 : 医学のあゆみ 240: 858, 2012
7) Kaoru Mitsuya et al: Environ Dermatol 2: 217, 1995

● エポキシ樹脂により引き起こされる症例

症例 1 ▶ エポキシ樹脂を含む塗料

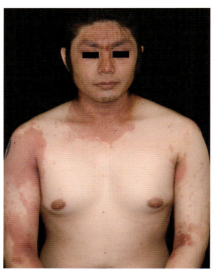
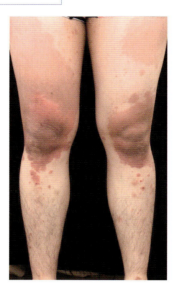

症例1：20歳台，男性，ペンキ塗装業
基礎疾患に特記すべき事項なし．仕事でペンキ塗装をした翌日より顔面の腫脹と紅斑が出現し，徐々に四肢・体幹に拡大した．同一のペンキは初診1ヵ月前に初めて使用し，発症前日の使用を含め2～3回の使用歴があった．
作業時はタンクトップにメッシュの長袖の上着，長ズボンを着用していた．受診時，顔面，頸部，前胸部，腰背部，四肢に，痒みを伴い浸潤を触れる浮腫性紅斑を認めた．

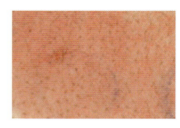

症例1：オープンテストの結果
患者が持参したエポキシ樹脂塗料：ビスフェノールF型エポキシ樹脂中間体として30～35 wt%．塗料そのもののオープンテストでは，搔破により紅斑の拡大反応を認めた．

エポキシ樹脂

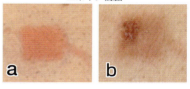

ビスフェノールA エポキシ樹脂1%

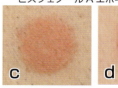
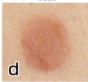

症例1：エポキシ樹脂のパッチテスト結果
エポキシ樹脂［パッチテストパネル®（S）：佐藤製薬，および合成樹脂シリーズ：Brial］の貼付部位に紅斑，丘疹，浮腫を認めた（ICDRG基準：＋）．
(a) 72時間後．
(b) 1週間後．
(c) 72時間後．
(d) 1週間後．

● 臨床像の特徴

エポキシ樹脂による接触皮膚炎は，手などの接触部位だけでなく，接触部位を超える湿疹や多形紅斑などの強い反応を生じ，発熱や全身倦怠感などの全身症状を伴うことが多い．**症例1**においても，接触部位を超えて顔面，頸部，前胸部，腰背部，四肢に，強い痒みを伴う浸潤を触れる浮腫性紅斑を認めた．

症例 2 ▶ エポキシ樹脂とシリカゲルを混合する作業に従事

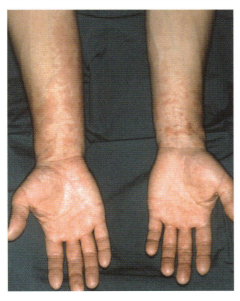
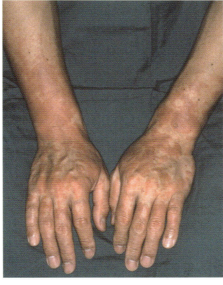

症例2：20歳台，男性．化学薬品製造（既往歴：花粉症，ソバアレルギー）
両前腕，下腿の痒みを伴う皮疹により受診．1カ月前から仕事でビスフェノールF型エポキシ樹脂とシリカゲルを混合する作業を行った．初診の8日前から前腕，下腿に皮疹が出現し近医受診し，外用薬，内服薬を処方されたが，症状が改善しないために当科を受診した．同じ作業には5人従事しているが，当患者のみ症状が出現している．
その後，エポキシ樹脂との接触を断ち，ステロイド内服・外用により全経過2カ月で完治した．労働基準監督署長宛に意見書の提出を行い「エポキシ樹脂によるアレルギー性接触皮膚炎」と診断され，労災認定された．

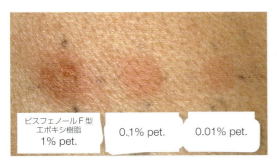

症例2：パッチテスト結果
D3（72時間）判定：ICDRG基準でビスフェノールF型エポキシ樹脂の1%，0.1%，0.01%白色ワセリンに，すべて（+）の陽性．
パッチテスト後翌日に前腕と大腿に紅斑と丘疹が再燃した．

症例2の血液検査結果
- 血　算：異常なし
- 血　沈：正常
- 血液像：好酸球 15%
- 肝機能：正常
- 腎機能：正常
- 総 IgE：67 IU/mL（正常）

◉パッチテストの反応と読み方のコツ

　職業性に使用される製品を用いたパッチテストでは安全に検査を行うため，貼付する製品の安全データシート（Safety Data Sheet：SDS）を取り寄せ，その性質を確認し濃度や溶媒を設定する．
　症例1の場合，臨床症状が重篤であったため，オープンテストを実施した塗料では0.1% pet. もしくは1% pet. に稀釈して塗布すべきであったと考える．同様に，パッチテストにおいても稀釈して貼付すべきであった．
交差反応性：エポキシ樹脂製品は主剤，硬化剤，有機溶剤，反応性稀釈剤などを用いて合成される．一般的にエポキシ樹脂製品（硬化物）には感作性はなく，アレルギー性接触皮膚炎の原因物質としてはエポキシ樹脂の主剤，硬化剤，反応性稀釈剤が報告されている．主剤ではビスフェノールA型エポキシ樹脂，ビスフェノールF型エポキシ樹脂による報告があり，ビスフェノールF型はビスフェノールA型に比して感作性が弱いが，感作が成立するとビスフェノールA型に交差反応を呈し，症状を誘発することになる[1, 7]．

15 | No.15 パッチテストパネル®(S)-2
カルバミックス

峠岡　理沙

●カルバミックスとはこんなアレルゲンです

カルバミックスは，ジフェニルグアニジンおよびカルバミン酸塩（ジエチルジチオカルバミン酸亜鉛，ジブチルジチオカルバミン酸亜鉛）を混合した加硫促進剤のパッチテストアレルゲンである．天然ゴムおよび合成ゴムの製造過程で添加され，ゴム製品に含有されている．

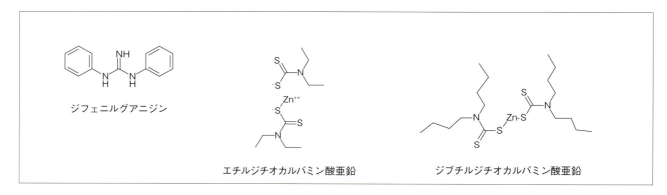

ジフェニルグアニジン　　エチルジチオカルバミン酸亜鉛　　ジブチルジチオカルバミン酸亜鉛

●カルバミックスなどの加硫促進剤を含む製品

ゴム製品：家庭用・業務用・医療用のゴム手袋，ゴム靴，ゴーグル，イヤホン，タイヤ，化粧用パフなど．

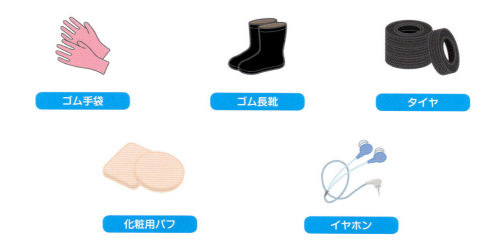

ゴム手袋　ゴム長靴　タイヤ　化粧用パフ　イヤホン

アレルゲンの特徴・最新のトピックス

後述する症例2ではアトピー性皮膚炎にゴム製品による接触皮膚炎を合併していたが，このように外用治療で軽快しない難治性アトピー性皮膚炎患者のパッチテスト結果を検討したところ，4%の症例でジチオカーバメイトミックスに対し陽性反応がみられ，パフなどのゴム製品の使用を避けることにより湿疹の改善を認めた症例があった[1]．したがって，難治なアトピー性皮膚炎の症例はパッチテストにより悪化因子がみつかる場合があり，パッチテストは有用であると考えられる．

生活指導はこうする

患者さんへの生活指導

ゴム手袋による接触皮膚炎の場合は，加硫促進剤を製造工程で使用しないゴム手袋を使用し，その他のゴム製品による接触皮膚炎の場合は，ゴム製品への接触を避けるように指導する．加硫促進剤を含有しない主なゴム手袋を表に示す．

盲点，注意点

天然ゴム手袋に対するアレルギーでは，ラテックスによる即時型アレルギーがよく知られているが，加硫促進剤による遅延型アレルギーもおこりうることを念頭に置く必要がある．症例1で陽性反応がみられたジチオカーバメイトミックスは，以前にジャパニーズスタンダードアレルゲンとして用いられており，ジメチルジチオカルバミン酸亜鉛，ジエチルジチオカルバミン酸亜鉛，ジブチルジチオカルバミン酸亜鉛，エチルフェニルジチオカルバミン酸亜鉛を混合したアレルゲンであり，パッチテストパネル®(S)のカルバミックスとは含まれるアレルゲンの一部が異なる．

表　加硫促進剤を含有しない主なゴム手袋

商品名	販売会社
硫黄フリー・ニトリル手袋	大日貿易
ガメックス® パウダーフリー AF マイクロ	ジェイエムエス
センシタッチ・プロ・センソプレン	東レ・メディカル
ダーマシールド	アンセル・ヘルスケア・ジャパン
テクラップ®F4	ホギメディカル
ネオプレン手袋	アズワン
バイオジェル® ネオダーム	メンリッケヘルスケア
ベルテ キマックス セブンスセンス SF-7000	ミドリ安全

引用・参考文献

1) Tamagawa-Mineoka R et al: J Dermatol 42: 720, 2015
2) Frosch PJ, Menné T, Lepoittevin JP: Contact Dermatitis 4th ed, Springer, Berlin, p.481, 2006
   Contact sensitivity in patients with recalcitrant atopic dermatitis.

第6章 Japanese standard allergens とその活用法

●カルバミックスにより引き起こされる症例

症例 1 ▶ゴム手袋

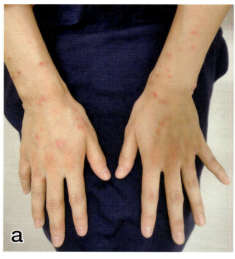
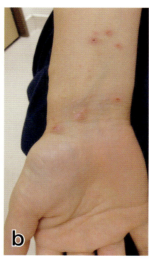

症例1：29歳，女性．初診時臨床像
(a) 7年前から看護師として手術室に勤務し，天然ゴム手袋を着用していた．両手背から前腕伸側にかけて丘疹，表皮剥離，苔癬化を認めた．着用時に膨疹などの即時型アレルギー症状はなかった．
(b) 両前腕屈側に丘疹，表皮剥離がみられた．

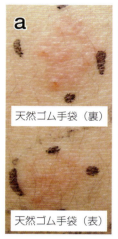
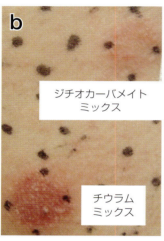

症例1：パッチテスト結果
(a) ゴム手袋，72時間後：使用している天然ゴム手袋表裏面の貼付部位に紅斑，丘疹，小水疱を認めた．
(b) ジャパニーズスタンダードシリーズ，72時間後：ジチオカーバメイトミックスの貼付部位に紅斑，丘疹，小水疱，チウラムミックスの貼付部位に紅斑，水疱がみられた．

●臨床像の特徴

　カルバミックスによる症状は，接触部位における痒みを伴う紅斑，浮腫，漿液性丘疹などである．**症例1**のようなゴム手袋による接触皮膚炎の場合，手掌より手背に症状が強くみられ，手関節部から前腕にも症状を認めることが多い．また仕事中のゴム手袋使用により生じることが多く，その場合，症状が慢性に持続して苔癬化を伴い，休日に症状が軽減するという特徴がある．ステロイド薬外用によりいったん症状は軽減するが，再発をくり返す手湿疹の場合，ゴム手袋の使用歴を問診で確認する必要がある．
　症例2は難治性の湿疹をくり返していたが，身のまわりにあるゴム製品により接触皮膚炎が生じていた．身のまわりにはゴム製品がたくさん存在するため，ゴム製品が難治性湿疹の原因の一つになることを念頭に置く必要がある．

15. カルバミックス

症例 2 ▶ 輪ゴムなどのゴム製品

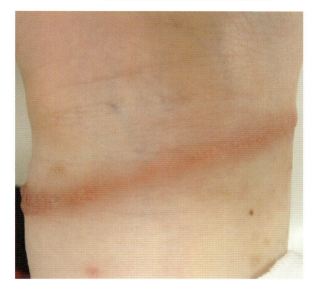

症例2：19歳，女性（手首）
幼少期からアトピー性皮膚炎に罹患している．最近，顔面や手，前腕に難治性の湿疹をくり返していた．輪ゴムを前腕に巻いていたところ，翌日より接触部位に痒みを伴う紅斑，丘疹，水疱が出現した．

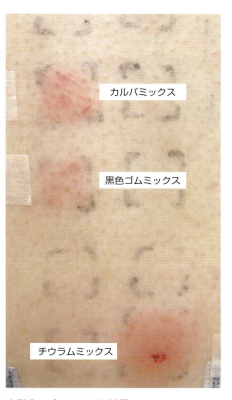

症例2：パッチテスト結果
ジャパニーズスタンダードシリーズ（パッチテストパネル® (S))，72時間後：カルバミックスの貼付部位に紅斑，丘疹，浸潤を認めた．黒色ゴムミックス，チウラムミックスの貼付部位にも紅斑，丘疹，浸潤を認めた．

◉パッチテストの反応と読み方のコツ

　カルバミックスのパッチテストで陽性反応を示す症例の多くは，**症例1**のように他の加硫促進剤であるチウラムミックスにおいても陽性反応がみられる．その理由として，両者は構造が似ており，交差反応が生じている可能性が考えられている[2]．

　症例2のパッチテストではカルバミックス，チウラムミックスで陽性反応がみられた．またカルバミックスは刺激反応をおこして偽陽性反応がみられやすいことも報告されており[2]，判定には注意が必要である．

第6章 Japanese standard allergens とその活用法

No.16 パッチテストパネル® (S)-2
16 黒色ゴムミックス

永井 晶代, 岩田 洋平, 松永 佳世子

●黒色ゴムミックスとはこんなアレルゲンです

　JSA2015（パッチテストパネル® (S)）の黒ゴムミックスは黒いゴム製品の老化防止剤として使用されている．N-N'-diphenyl PPD（DPPD），N-isopropyl-N'-phenyl PPD（IPPD），N-cyclohexyl-N'-phenyl PPD（CPPD））の3剤から構成されている（図1）．JSA2008の黒ゴムミックスはCPPDを含まず代わりにN-(1,3-dimethylbutyl)-N'-phenyl PPD（6PPD）を含んでいた．鈴木らによるジャパニーズスタンダードアレルゲンの陽性率の集計（1994〜2012年）によると，黒色ゴムミックスの陽性率は1〜2％前後であったが[1]，2013年度は1.2％，2014年度は0.8％と低下している[2]．

図1 DPPD, IPPD, 6PPD, CPPD, PPDの構造式

●黒色ゴムミックスを含む製品

ゴム製品：黒色ゴムミックスは黒いゴム製品の老化防止剤として含まれている．黒または灰色のゴム製品（タイヤ，ビューラーのゴム，ゴム長靴，サンダル，手袋，靴底，イヤホン，ステッキの柄，ウインドサーフィンボード，サポートストッキング，チューブ，エスカレーターの手すり，自転車のグリップ[3]，顕微鏡の接眼レンズ部[4]）などに含有されており，さまざまな接触皮膚炎の原因となりうる．

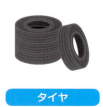
タイヤ

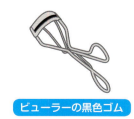
ビューラーの黒色ゴム

黒色ゴム長靴

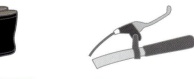
自転車のグリップ

●アレルゲンの特徴・最新のトピックス

JSA2015 および JSA2008 の黒色ゴムミックスに含まれる 3 種類の物質（DPPD，IPPD，6PPD）はいずれも PPD（p-phenylenediamine）と類似した構造をもつ（図1）．そのため，黒色ゴムミックスと PPD は交差反応性をもつことが知られている[5]．後述の症例1，2 とも，パッチテストで JSA2008 の黒色ゴムミックスと PPD に陽性反応を示し，交差反応と考えられる．

●生活指導はこうする

患者さんへの生活指導

黒色ゴムミックスに陽性を示した場合には，上述のような黒色ゴム製品への接触を避けるよう指導を行う．代替品を使用したり，綿やビニール手袋などで原因物質を遮断するよう指導を行うことがもっとも大切である．症例1においても，ビューラーのゴム部分を黒いゴムから白いゴムに変更することで症状の再燃は認められていない．

注意点

黒色ゴムミックスは前述のとおり幅広く黒色ゴム製品に含有されているため，日用品のなかにも患者が原因製品だと気づかずに使用し続け，湿疹病変が慢性化していることも少なくない．そのため，原因不明な慢性湿疹患者では，職業や日常生活について詳細に聴取する必要がある．

職業上，黒色ゴムに日常的に曝露されたことによる感作が疑われた患者においては，職場の産業医もしくは安全衛生担当者に連絡し，取り扱っている機器や製品，商品にアレルゲンが含まれていないか確認して，曝露を避けるように対策を講ずる．また，使用可能なゴム手袋を確認するために，追加でパッチテストを行っておくとよい．

情報

黒色ゴムミックスと黒色の染毛剤の成分である PPD は，交差反応を生じることがあり，自験例でも黒色ゴムミックスと PPD に陽性を示した．

症例1は黒色ゴムで感作され PPD に交差反応を，症例2は PPD で感作され黒色ゴムに交差反応を生じており，双方向で交差反応を生じる可能性があると考える．したがって，黒色ゴムミックスと PPD の両者に陽性を示す患者では，黒色のゴム製品および染毛剤に留意するよう指導が必要である．また，植物性染料である Henna（ヘナ）にも PPD が含有されていることがあるので，Henna を用いた染毛剤や Henna tattoo にも注意を要する（図2）．

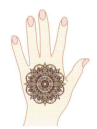

図2 市販の Henna を用いた染毛剤．Henna でペイントした部位の炎症や腫れにも注意する．

引用・参考文献

1) 鈴木加余子ほか：J Environ Dermatol Cutan Allergol 9: 101, 2015
2) 鈴木加余子ほか：J Environ Dermatol Cutan Allergol 11: 234, 2017
3) Ozkaya E, Elinç-Aslan MS: Dermatitis 22: E10, 2011
4) Kuijpers DI, Hillen F, Frank JA: Contact Dermatitis 55: 77, 2006
5) http://www.contactdermatitisinstitute.com/black-rubber-mix-ppd-b.php

●黒色ゴムミックスにより引き起こされる症例

症例 1 ▶ ビューラー

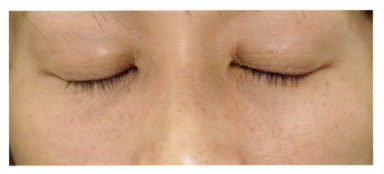

症例1：40歳，女性．2012年3月初診時
両上眼瞼に限局する，境界明瞭な淡い浮腫性の紅斑がみられた．

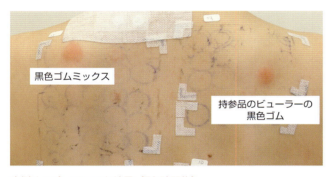

症例1：パッチテスト結果（72時間後）
黒色ゴムミックスおよび持参品のビューラーの黒色ゴムの貼付部位に紅斑・浮腫を認めた．

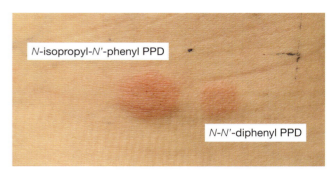

症例1：パッチテスト結果（1週間後）
黒色ゴムミックスを構成する3剤のうちの N-isopropyl-N'-phenyl PPD，N-N'-diphenyl PPD に紅斑，丘疹，浮腫が生じた．

●臨床像の特徴

症例1は点眼薬を使用するようになった2009年ごろから，眼瞼周囲の紅斑が出現するようになった．点眼剤中止とステロイド外用を行っても完全には改善せず，2012年3月に当科を受診した．

初診時には，両上眼瞼に境界明瞭な浮腫性紅斑を認めた．詳細な問診により，化粧品の変更はないが，10年前からビューラーを使用しており，3年前から黒色ゴムに変更していることが判明した．黒色ゴムによる接触皮膚炎を疑い，パッチテストを施行した．

症例2は10年以上前から顔や首に紅斑が出現し，さまざまな病院で治療するも完治しないため2014年秋頃に当科を受診した．初診時には，顔面とくに額の生え際，耳介周囲，後頭部に紅斑を認めた．問診により，10年以上前から染毛剤を使用しており，染毛剤やパーマ液などの接触皮膚炎を疑いパッチテストを施行した．

症例 2 ▶ ヘアダイ

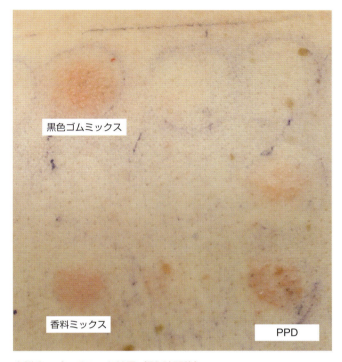

症例2：パッチテスト結果（72時間後）
PPDと黒ゴムミックス，香料ミックスに紅斑・浮腫を認めた．

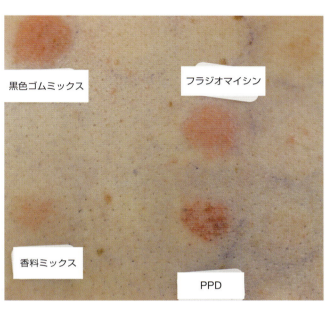

症例2：パッチテスト結果（1週間後）
PPDと黒ゴムミックス，香料ミックス，フラジオマイシンに紅斑・浮腫を認めた．

●パッチテストの反応と読み方のコツ

　症例1はジャパニーズスタンダードアレルゲン2008の黒色ゴムミックス（p-phenylenediamine［PPD］black rubber mix），PPDに陽性反応を示し，本人持参のビューラーの黒色ゴムにも陽性反応を示した．白色ゴムは陰性であった．さらに黒色ゴムミックス内のアレルゲンを特定するためrubber chemicalsを追加貼付したところ，DPPDとIPPDに陽性反応を示した．

　症例2はジャパニーズスタンダードアレルゲン2008の黒色ゴムミックス，PPD，香料ミックス，フラジオマイシンに陽性反応を示した．この症例は10年以上続く頭髪や額，耳介の接触皮膚炎を主訴に当科を受診し，ヘアダイによる接触皮膚炎を疑ってパッチテストを行った症例であり，黒色ゴムの接触歴はなかったことから，PPDと交差反応したものと考えられた．

第6章 Japanese standard allergens とその活用法

17 No.17 パッチテストパネル®(S)-2
イソチアゾリノンミックス

西岡 和恵

●イソチアゾリノンミックスとはこんなアレルゲンです

　イソチアゾリノンミックスはメチルクロロイソチアゾリノン（MCI）とメチルイソチアゾリノン（MI）の合剤で（図），ジャパニーズスタンダードアレルゲン2008ではケーソンCGと表記されていた．防腐剤として日本での化粧品への配合は，洗い流す化粧品にのみ15 ppmまで使用が許可されていたが，メチルイソチアゾリノンが2004年より洗い流さない化粧品にも配合可能となった．日本皮膚アレルギー・接触皮膚炎学会の共同研究では，ケーソンCGのパッチテスト陽性率は従来1%台であったが，2011年以降2.0〜2.7%と上昇しており，今後感作例の増加が予想される[1]．

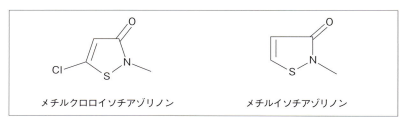

図　メチルクロロイソチアゾリノンとメチルイソチアゾリノンの構造式

●イソチアゾリノン系化合物を含む製品

工業用品・日用品：イソチアゾリノン系化合物は防腐剤としての効果が高いことから，塗料などの工業製品の防腐剤，冷却水用殺菌剤，糊，シャンプー，化粧品などに広く用いられている[2,3]．接触皮膚炎の原因としては，シャンプー，ボディソープなどの皮膚洗浄剤，化粧品のほか，冷感タオル，ウエットティッシュ，印刷用洗浄液などの報告がある．

シャンプー・コンディショナー・ボディーソープ

化粧品

美容パック

ウェットティッシュ

冷感タオル

●アレルゲンの特徴・最新のトピックス

イソチアゾリノン系防腐剤による接触皮膚炎には経皮感作による接触皮膚炎と，塗料などから空気中に放出されたアレルゲンによる airborne contact dermatitis がある．

イソチアゾリノン系防腐剤にはメチルクロロイソチアゾリノン，メチルイソチアゾリノンのほかにオクチルイソチアゾリノン，ジクロロオクチルイソチアゾリノンなどがあり，オクチルイソチアゾリノンが原因であった冷却ジェル寝具や弾性ストッキングによる接触皮膚炎例，ジクロロオクチルイソチアゾリノンが原因であった衣類（ズボン）による接触皮膚炎の報告がある．

●生活指導はこうする

患者さんへの生活指導

スタンダードアレルゲンのパッチテストを行うことで，イソチアゾリノン系防腐剤のような本人には気づかれにくい原因アレルゲンが明らかとなり，生活環境のなかで本人が使用している製品での注意を具体的に指導することができる．イソチアゾリノン系防腐剤を含有する可能性のある製品が多岐にわたっていることを説明し，製品購入の際には成分を確認して本剤を含有しないことを確認のうえ購入するよう指導することが必要である．ただし，化粧品などでは成分表示がされているが，家庭用の雑貨などでは必ずしも表示がなされていないという問題がある．

イソチアゾリノン系防腐剤に含まれる物質間の交差反応については，メチルイソチアゾリノンに感作された場合はメチルクロロイソチアゾリノン，オクチルイオチアゾリノンに，オクチルイソチアゾリノンに感作された場合はメチルイソチアゾリノンに交差反応を生じうるが，メチルクロロイソチアゾリノンに感作された場合はオクチルイソチアゾリノンには交差感作を生じないとの報告があり[5,6]，指導の際の参考となる．

情報

本剤によるアレルギー性接触皮膚炎の報告は，外国製化粧品や外資系会社の製品によるものが多い．西欧ではメチルクロロイソチアゾリノン／メチルイソチアゾリノンが使用されていたが，メチルクロロイソチアゾリノンのほうがメチルイソチアゾリノンよりも感作性が強いことから，2000年初頭からメチルイソチアゾリノンが単独に使用されるようになった．しかし2010年以降，メチルイソチアゾリノンの感作率が上昇していることが各国から報告され，メチルクロロイソチアゾリノン／メチルイソチアゾリノン混合物のリーブオン製品には使用禁止（リンスオフ製品では以前より 15 ppm 以下）となり[1,3]，本邦でも日本化粧品工業連合会において注意喚起がなされ，2013年をピークに，新製品へのメチルイソチアゾリノン配合は減少している[1]．

引用・参考文献

1) 鈴木加余子ほか：J Environ Dermatol Cutan Allergol 11: 234, 2017
2) 河上強志, 伊佐間和郎, 五十嵐良明：J Environ Dermatol Cutan Allergol 8: 147, 2014
3) 関東裕美：J Environ Dermatol Cutan Allergol 11: 103, 2017
4) 西岡和恵ほか：J Environ Dermatol Cutan Allergol 10: 35, 2016
5) Isaksson, Gruvberger B, Bruze M: Contact Dermatitis 70: 270, 2014
6) Aalto-Korte, Suuronen K: Contact Dermatitis 77: 385, 2017

第6章 Japanese standard allergens とその活用法

●イソチアゾリノン系化合物によって引き起こされる症例

症例 1 ▶ 洗浄剤

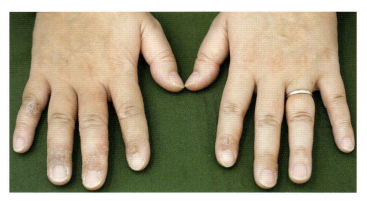

症例1：臨床像
主として手指に紅斑，小水疱，鱗屑を認める．

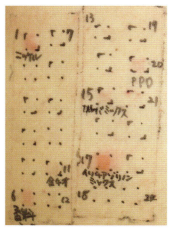

症例1：パッチテスト結果
パッチテストの72時間後の判定ではイソチアゾリノンミックス，硫酸ニッケルに＋＋，香料ミックス，パラフェニレンジアミンに＋の陽性反応を示した．カルバミックス，金チオ硫酸ナトリウムは＋?で，1週間後には消褪していたので刺激反応と判断した．

症例 2 ▶ 冷感タオル

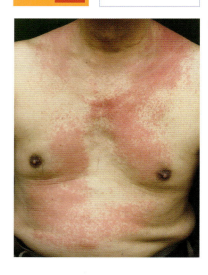

症例2：臨床像
冷感タオルを使用した体幹前面，頸部に一致した紅斑を認める．

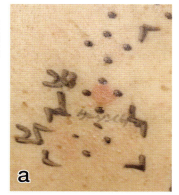

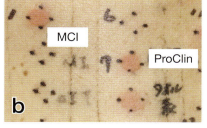

症例2：パッチテスト結果
(a) スタンダードアレルゲンのパッチテストではケーソンCGに＋＋の陽性であった．
(b) メチルクロロイソチアゾリノン（MCI），ProClin 200（MI：MCI＝0.39：1.20の割合で含有），冷感タオルに陽性を示した．

●臨床像の特徴

　症例1は，約3年半前から手湿疹があり，発症時，清掃の仕事をしており頻回に洗剤を扱っていた．その後清掃の仕事は辞めたが症状は続き，近医で加療継続．2カ月前から悪化し当院を紹介受診．6年前まで美容師をしており，ピアスにかぶれたことがある．**症例2**は，量販店で購入した冷感タオルを水に浸して後頸部から体幹前面に使用したところ，同部位に瘙痒性紅色皮疹を生じた．

　症例3は，約4年前から顔面にくり返し瘙痒性紅色皮疹を生じ，化粧品による接触皮膚炎を疑われパッチテストを受けることを勧められた．約10年前から化粧品使用の際には化粧落としに石鹸などの洗浄剤を使用せず，ウエットティッシュで擦り取っていた．

17. イソチアゾリノンミックス

症例 3 ▶ ウェットティッシュ

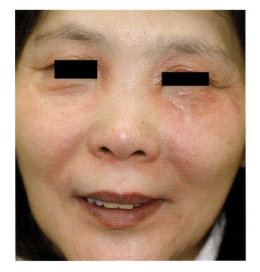

症例3：臨床像
眼囲, 鼻周囲, 口囲にびまん性紅斑を認め, 眼囲では浮腫性に腫大していた.

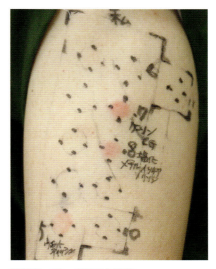

症例3：パッチテスト結果
ケーソンCG, メチルクロロイソチアゾリノン, ウエットティッシュに＋の陽性反応を認めた.

●パッチテストの反応と読み方のコツ

症例1は, パッチテストの72時間後の判定ではイソチアゾリノンミックス, 硫酸ニッケルに＋＋, 香料ミックス, パラフェニレンジアミンに＋の陽性反応を示した. カルバミックス, 金チオ硫酸ナトリウムは＋？で, 1週間後には消褪していたので刺激反応と判断した.

職業歴, ピアスによるかぶれの既往からニッケル, 香料, 染毛剤の感作については説明がつく. 一方, イソチアゾリノンミックスに強い陽性反応を示していたが, パッチテストを行った範囲では, このアレルゲンを含む製品の陽性反応はなかった. 同アレルゲンが洗浄剤や化粧品に含まれることが多いことを説明し, 本人が使用している製品について含有されていないか確認するよう指示したところ, 本人使用のシャンプー2種, ボディソープ1種がメチルイソチアゾリノンを含有していた. 入浴時にはボディソープを手にとり, 子どもの体も洗っていたとのことであった. 洗浄剤などでは製品でのアレルゲン濃度が低く, 製品でのパッチテストの陽性率は高くないため, 注意を要する.

症例2では, メチルクロロイソチアゾリノン, ProClin 200 (MI：MCI ＝ 0.39：1.20の割合で含有), 冷感タオルに陽性を示した. 冷感タオルにメチルクロロイソチアゾリノンが含有されていることを製品の分析で確認. 冷感タオル中のメチルクロロイソチアゾリノンによるアレルギー性接触皮膚炎と診断した. なお, 冷感タオルは使用済みの製品では陰性, 新しい同等品で陽性を示した. 水洗により流出したと考えられ, パッチテストの際には注意を要する.

症例3は, ケーソンCG（イソチアゾリノンミックス）, メチルクロロイソチアゾリノン, ウエットティッシュに＋の陽性反応を認めた. 本症例の使用していたウエットティッシュには除菌剤とのみ記載されていたが, パッチテストでメチルクロロイソチアゾリノンが陽性であり, 製品の成分分析でメチルクロロイソチアゾリノンが含有されていることを確認した. ウエットティッシュ中のメチルクロロイソチアゾリノンによる顔面皮膚炎と診断した.

第6章 Japanese standard allergens とその活用法

18 No.19, 22　パッチテストパネル®(S)-2
メルカプトベンゾチアゾール /
メルカプトミックス

高山　かおる

●メルカプトベンゾチアゾール / メルカプトミックスとはこんなアレルゲンです

　ゴム製品の製造工程で使用される加硫促進剤の一つである．ゴムの加硫剤である硫黄による架橋結合を補助し，手袋の引張強度を強化する目的で使用される．メルカプト系加硫促進剤で熱加硫された実際のゴム製品には，当初配合されたメルカプト系化合物は熱分解されてしまい，メルカプトベンゾチアゾール，あるいはそのジスルフィド体であるジベンゾチアジルジスルフィドが残存していることが確認されている．

　メルカプトミックスはモルホリニルメルカプトベンゾチアゾール，N-シクロヘキシルベンゾチアジルスルフェンアミド，ジベンゾチアジルジスルフィドの3種類の混合試薬である（図）．

図　メルカプトベンゾチアゾール，ジベンゾチアジルジスルフィドの構造式

●メルカプトベンゾチアゾール / メルカプトミックスを含む製品

日用品：ゴム靴（スニーカー，テニスシューズ，長靴など），革靴（接着裏地，敷革），ゴム手袋，軍手，下着（ブラジャー，ガードル，靴下），タイヤ，チューブ，ゴム製おもちゃ，ゴム風船，接着剤，洗剤，殺菌薬．

工業用品・その他：切削油，不凍剤，潤滑剤，腐食防止剤，セメント，獣医用ノミ・ダニスプレーとパウダー，コンドーム，ペッサリー，腎透析装置など．

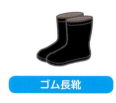
ゴム長靴

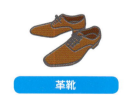
革靴

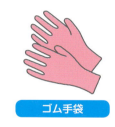
ゴム手袋

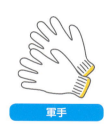
軍手

アレルゲンの特徴・最新のトピックス

2-メルカプトベンゾチアゾールを製造している化学工場では，それに曝露した作業者とイングランド人及びウェールズ人集団との比較によって，膀胱癌の新規診断症例が有意に多いという報告[1]や，米国でも4倍以上の膀胱癌リスク[2]があると報告された．これらの報告をうけてカルフォルニア州環境保健有害性評価局ではメルカプトベンゾチアゾールを発癌性物質リストに載せる予定になっている．

生活指導はこうする

患者さんへの生活指導

職業的にはゴム手袋をよく使用する美容師，医療従事者，清掃業者，工業従事者に生じる．長靴や靴を長時間履くような職業の方も注意が必要である．この物質にアレルギーがある場合には加硫促進剤の含まれない手袋やゴムのない靴下を探して履く必要があり，下着の場合には直接皮膚に触れないように工夫する．靴の場合も，やはりゴムの部分が直接触れないように中に身につけるものを工夫し，長時間着用したままにならないように気をつける．

盲点・注意点

ゴムの加硫促進剤による接触皮膚炎の多くは職業性であるため，気づかれにくく，また原因を除去しにくい．仕事内容の細かな確認，代替品の推奨をするなど，環境改善に努める必要がある．

また，メルカプトベンゾチアゾール/メルカプトミックスは職業性接触皮膚炎の原因として知られる化学物質であるが，化粧品のパフスポンジに含まれていることがあり，顔面の接触皮膚炎の原因だった例も経験した．顔面の皮膚炎のある患者でのパッチテストでゴムの加硫促進剤の陽性率が高かったという論文もある[3]，ほかにも子どもの足の皮膚炎の原因として特定されることもあり[4]職業に関連しない場合にも注意を要するアレルゲンである．

有益情報

ジャパニーズスタンダードシリーズ2015加硫促進剤の陽性率はSSCIネット[5]が集計している．2015，2016年の陽性率をみると，カルバミックスが6%程度と上昇し，チウラムミックスが4%，メルカプトベンゾチアゾール・メルカプトミックスはあわせて2%程度の陽性率で推移している．ゴム加硫促進剤全体としての陽性率は近年やや上昇傾向がみられている．

引用・参考文献

1) Sorahan T：Occup Med（Lond）58: 496, 2008
2) Collins JJ et al：Occup Environ Med 56: 667, 1999
3) Schwensen JF et al: J Eur Acad Dermatol Venereol 30: 1768, 2016（doi: 10.1111/jdv.13684. Epub 2016 May 4）
4) Ortiz-Salvador JM et al: Pediatr Dermatol 34: 535, 2017（doi: 10.1111/pde.13203. Epub 2017 Jul 21）
5) 松永佳世子：皮膚病診療 39: 696, 2017
6) Hashimoto Y et al: J Environ Dermatol Cutan Allergol 1: 54, 2007
7) Warshaw EM et al: Dermatitis 24: 321, 2013

◉メルカプトベンゾチアゾール／メルカプトミックスにより引き起こされる症例

症例 1 ▶ ゴム手袋，長靴

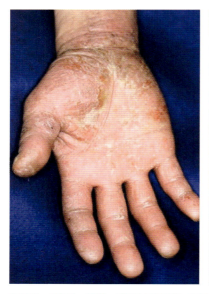
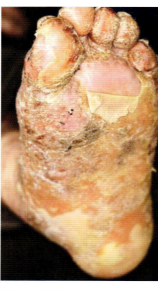
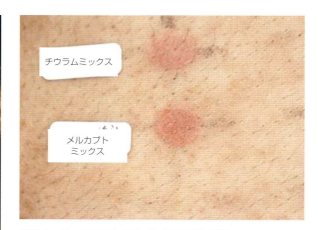

症例1：パッチテスト結果（1週間後判定時）
メルカプトミックスが48時間，72時間，1週間後判定で陽性であった．ほかにチウラムミックス，ジチオカーバメイトミックスも陽性であった．

症例1：37歳，男性，職業は建築業．2013年1月初診
手足には過角化や水疱，膿疱を伴う紅斑を認めた．

◉臨床像の特徴

　メルカプトベンゾチアゾール／メルカプトミックスによる接触皮膚炎の多くは，職業性の接触皮膚炎として報告されている．もっとも原因となるのはゴム手袋であるが，長靴や靴による報告も散見される．そのため，手袋の触れる手から前腕にかけて，また靴の当たる部位に難治性，再発性の湿疹病変を来すことが多い．また手袋をした手で顔を触れたりするために，airbone contact dermatitis[6]を生じ，眼瞼などに症状をみることもある．

◉パッチテストの反応と読み方のコツ

　従来のジャパニーズスタンダードシリーズにはメルカプトベンゾチアゾールを含むメルカプトミックスが一つのアレルゲンとして入っていたが，パッチテストパネル®（S）にはメルカプトベンゾチアゾールの単体のものと，それ以外のものがメルカプトミックスとして入っている．両者はともに陽性になることは半数程度であるが，メルカプトベンゾチアゾールのみに陽性の場合でも，メルカプトミックスが弱陽性のことも多いと報告されている[7]．

　また，ゴム製品には製造過程で数種類の加硫促進剤が使用されるため，複数の加硫促進剤に感作されており，パッチテストを行うとチウラムミックス，カルバミックストも陽性になることがある．

Memo

第6章 Japanese standard allergens とその活用法

19 | No.20 パッチテストパネル® (S)-2
パラフェニレンジアミン

伊藤　明子

●パラフェニレンジアミン（PPD）こんなアレルゲンです

　永久染毛剤のなかの酸化染毛剤の有効成分である酸化染料であり，酸化されると黒色になる．過酸化水素はメラニンを脱色するとともに，酸化染料を酸化重合させて発色する．毛髪中の金属などの還元作用がある物質によっても，さらに酸化重合反応が進む．染毛剤関連成分の *p*-toluenediamine，*p*-aminodiphenylamine，2,4-diaminoanisole や *p*-aminophenol などの成分との交差反応が知られている．そのほかにベンゾカイン，プロカインやハイドロキノンとの交差反応が知られている．

パラフェニレンジアミン　ベンゾカイン　プロカイン　ハイドロキノン

●パラフェニレンジアミン（PPD）を含む製品

染毛剤：接触皮膚炎の原因となる化粧品のうち，もっとも原因となりやすい製品の一つが染毛剤である．PPDは染毛剤によく使用される成分であり，接触皮膚炎を生じることは知られているが，消費者のニーズに合った色を作り出すことができるため，酸化染毛剤によく含有される．また henna tatto のなかにも PPD を含む製品があるため，注意を要する．

その他：毛皮や繊維製品，インクなどにも使用される．

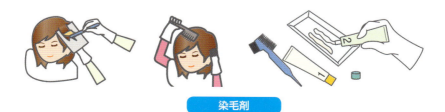

染毛剤

●アレルゲンの特徴・最新のトピックス

2015年10月に，消費者庁公表の3000人の消費者を対象に行ったアンケート調査（消費者安全法第23条第1項の規定に基づく事故等原因調査報告書）の結果，9割以上が「セルフテストについて知ている」と回答したにもかかわらず，「毛染めをする前にセルフテストを必ず行う」と回答した消費者は2％のみであった．この結果を受けて，メーカーは消費者が使用前のセルフテストを行いやすいパッケージの表示や，説明書の記載について工夫をするよう求められている．また1液，2液の混合液を使用したセルフテストには偽陰性もあり，より確実で簡単なセルフテストの方法の検討が行われている．

これまで本邦におけるPPDのパッチテスト試薬の入手が困難であったため，皮膚科医や消費者が染毛剤による皮膚障害を疑いながらもパッチテストで確認できなかったケースも多くあると推察されるが，2015年5月末にPPDを含んだパッチテストパネル®（S）が発売され，皮膚科医であれば確実にPPDのパッチテストができるようになった．

●生活指導はこうする

患者さんへの生活指導

PPDを使用していない酸化染毛剤を使用した製品もあるが，p-toluenediamineをはじめ，酸化染毛剤の成分のなかにはPPDと交差反応を呈する成分もあることから，PPDが陽性であった場合には酸化染毛剤の使用を控え，ヘアマニキュアやピロガロールを用いた製品の使用を勧める．ピロガロールも稀に接触皮膚炎を生じることはある．いずれの製品を使用する場合でも，製品を使用する前にセルフテストを行うように指導する．上記のように，セルフテストは偽陰性を呈することがあるため，セルフテストが陰性であったにもかかわらず症状が出現した場合には，パッチテストを受ける必要があることを説明する．

日本ヘアカラー工業会HP（http://www.jhcia.org）に，ヘアカラーやセルフテストの方法を含めた使用方法，注意事項等が一般消費者にわかりやすく解説されている．

引用・参考文献

1) 伊藤明子：J Visual Dermatol 13: 48, 2014

パラフェニレンジアミン（PPD）により引き起こされる症例

症例 1 ▶ 染毛剤

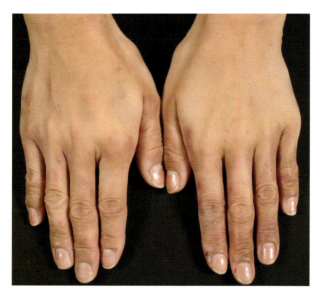

症例1：20歳台，女性，理美容師．初診時臨床像

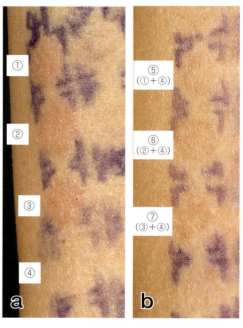

症例1：オープンテスト所見（塗布24時間後）
(a) 酸化染毛剤3製品（①〜③）の1剤塗布部位には，紅斑と丘疹が観察された．2剤のみを塗布した部位（④）は陰性であった．
(b) ①〜③をそれぞれ④に塗布した2剤と混合したものを塗布した部位（⑤〜⑦）は，陰性またはわずかに丘疹を生じる程度の反応で，判定がむずかしかった．48時間後も同様の所見であった．

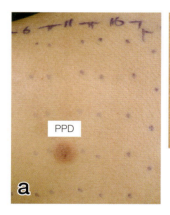
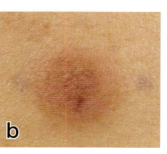

症例1：パッチテスト所見（72時間後）
(a) 1% PPDが陽性．小水疱を伴う浮腫性紅斑が観察された．
(b) PPDの陽性反応（強拡大）．

臨床像の特徴

　パラフェニレンジアミン（PPD）は，以前は理美容師の手荒れの原因とされたが，最近では消費者の顔面や頭皮の接触皮膚炎の原因として問題となっている．また，全身性接触皮膚炎を生じた症例では，原因不明の自家感作性皮膚炎や慢性湿疹として漫然と対症治療が施されている場合がある．遅延型反応のみならず，アナフィラキシーショックも生じることもあるため注意が必要である．

症例 2 ▶ 染毛剤

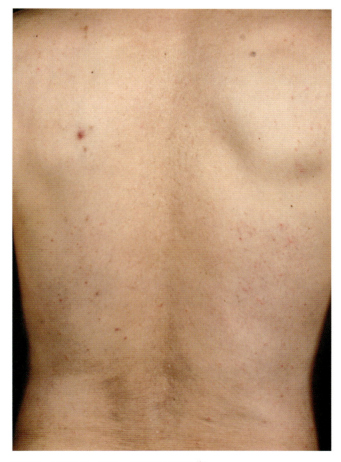

症例2：60歳台，男性，初診時臨床像[1]
約10年前より，体幹に痒みを伴体幹に痒みを伴う丘疹が多発していた．ステロイド軟膏や抗アレルギー薬を処方されて使用するが，軽快しないため，金属アレルギーを疑われて紹介された．

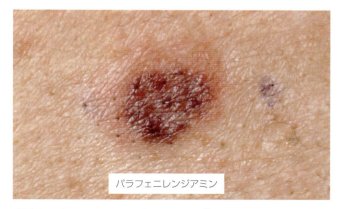

症例2：パッチテスト所見（72時間後）[1]
金属シリーズを貼付したところ，金属はすべて陰性であった．同時に貼付したジャパニーズスタンダードアレルゲンのうち，パラフェニレンジアミンが陽性であった．

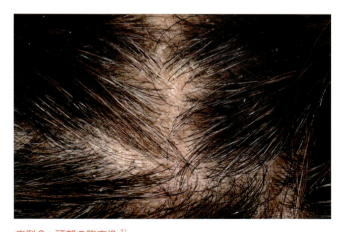

症例2：頭部の臨床像[1]
パッチテストでパラフェニレンジアミンが陽性であったことから，改めて診察を行ったところ頭部に湿疹を認めた．患者が訴えている部位だけではなく，全身を観察することが重要といえる．

●パッチテストの反応と読み方のコツ

　本邦におけるヘアカラーの皮膚テストは，1剤と2剤を混合して行うオープンテストが一般的である．as isで閉鎖貼付はしない．ただし，製品のオープンテストは偽陰性を呈することがあり，ヘアカラーによる接触皮膚炎を疑った場合は，パッチテストパネル®（S）によるPPDの貼付が有用である．反応は貼付から1週前後で出現することもあり，72時間以降も判定を実施した方がよい．

　判定時に検査部位が黒色になることがあるが，注意深く観察すれば紅斑も確認できる．指で触れながら浮腫や浸潤の有無を確認する．

第6章 Japanese standard allergens とその活用法

20 | No.21 パッチテストパネル®(S)-2
ホルムアルデヒド

沼田　茂樹, 岩田　洋平, 松永　佳世子

● ホルムアルデヒドとはこんなアレルゲンです

分子式 CH_2O，常温で気体の強い刺激性をもつ有機化合物であり，37％以上の水溶液は**ホルマリン**とよばれる．一般には，シックハウス症候群の原因としての認知度が高い．ジャパニーズスタンダードアレルゲン（2008，2015）では防腐剤関連アレルゲンに分類される．

ホルムアルデヒドの用途は，樹脂，建材，塗料，衣料品，洗剤，消毒剤，防腐剤，除光液，化粧品など多岐にわたる．

衣料品の防しわ加工剤であるユリア樹脂やメラミン樹脂は，分解してホルムアルデヒドを遊離しやすく，わが国では昭和40年代に多くのアレルギー性接触皮膚炎患者を出した[1]．

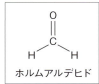
ホルムアルデヒド

● ホルムアルデヒドを含む製品

工業用品：衣料品防しわ加工剤，樹脂，建材，塗料，防腐剤，金属加工油剤．
日用品：新品の衣類，革靴，家具（加工剤・接着剤），海外製の化粧品・洗髪剤を含むパーソナルケア用品（防腐剤）．

医薬品：歯根治療薬（ホルムアルデヒド／パラホルムアルデヒドによるアナフィラキシーの症例が多数報告されているが，そのような症例においてパッチテストやスクラッチパッチテストが陽性になることがある[2]．

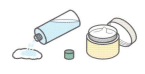
海外製化粧品

海外製洗髪剤

● アレルゲンの特徴・最新のトピックス

最近，米国において**ホルムアルデヒド**はもっとも話題性の高い接触アレルゲンとして，American Contact Dermatitis Society（ACDS）Contact Allergen of the Year for 2015 に選ばれている[3]．この背景には，米国では化粧品に含有できる**ホルムアルデヒド遊離型防腐剤（formaldehyde-releasers）**の規制がなく，接触皮膚炎が多数発生していることがある[4]．ホルムアルデヒド遊離型防腐剤を配合した製品からは，成分表示に含まれないホルムアルデヒドが分解により生じる[5]ため，ホルムアルデヒドアレルギーの患者が使用すると接触皮膚炎を含めた健康被害を生じる場合があり，日本を含め，各国が規制の対象としている[6]．

●生活指導はこうする

患者さんへの生活指導

前述の製品に注意し，避けるよう指導することを基本とする．海外製の化粧品（シャンプー，ソープ，整髪剤などを含む）にはホルムアルデヒド遊離型防腐剤が含まれている可能性を考慮して，表1のようなリストを患者に渡して注意喚起する[6]．ホルムアルデヒドを遊離する化粧品のうちクリームやシャンプーはとくにパッチテストの陽性率が高いとされる（表2）[7]．また，職業的曝露としては金属加工油剤，洗浄剤，歯根管消毒薬，医療器具の消毒薬などがあり，避けるよう指導する．

表1 各国の化粧品で使用できるホルムアルデヒド遊離型防腐剤濃度（文献6より引用，改変）

防腐剤の名称	配合最高濃度（%）			防腐剤の名称	配合最高濃度（%）		
	日本	EU・ASEAN・中国	米国		日本	EU・ASEAN・中国	米国
ホルムアルデヒド	禁止	0.1[*2] / 0.2[*3]	基準なし	ブロノポール		0.1[*4]	基準なし
DMDMヒダントイン	0.3[*1]	0.6		メセナミン		0.15	
イミダゾリジニルウレア	0.3[*1]	0.6		クオタニウム-15		0.2	
ジアゾリジニルウレア	禁止	0.5		ヒドロキシメチルグリシンNa	禁止	0.5	
5-ブロモ-5-ニトロ-1,3-ジオキサン		0.1[*4]		フェニルメトキシメタノール		0.15[*4]	

＊1：粘膜に使用されず洗い流す化粧品のみ使用可，ただし「ホルムアルデヒドに過敏な方および乳幼児のご使用はおさけください」とパッケージに記載する義務がある，＊2：口腔化粧品，＊3：その他の化粧品，＊4：洗い流す製品のみ．

表2 ホルムアルデヒドを遊離する化粧品のカテゴリー毎のパッチテスト陽性率（文献7より引用，改変）

化粧品のカテゴリー	パッチテスト陽性率（%）＊
クリーム	35.1
シャンプー	24.0
ソープ	12.3
メーキャップ	7.6
ヘアスタイリング	5.9
フェイスウォッシュ（洗顔料）	6.4

＊183名のホルムアルデヒドアレルギー患者における陽性率

引用・参考文献

1) 独立行政法人製品評価技術基盤機構 製品安全センター http://www.nite.go.jp/jiko/s_standard/seitaishogai/bussitsu/s114.html
2) 田中博子ほか：臨皮 72: 499, 2018
3) Pontén A, Bruze M: Dermatitis 26: 3, 2015
4) de Groot AC et al: Contact Dermatitis 61: 63, 2009
5) Doi T, Kajimura K, Taguchi S: J Health Sci 56: 116, 2010
6) 化粧品法規制研究会編：国際化粧品規制 2015, 薬事日報社, 東京, p.253, 2015
7) Ida M, Nina H, Jeanne D: Contact Dermatitis 79: 263, 2018
8) Cronin E: Contact Dermatitis 25: 276, 1991
9) Agner T, Flyvholm MA, Menné T: Am J Contact Dermat 10: 12, 1999
10) Lyapina M et al: J of IMAB 18: 255, 2012
11) Kitagawa T et al: Environ Dermatol 8:146, 2001
12) Hauksson I et al: Acta Derm Venereol 90: 480, 2010

第6章 Japanese standard allergens とその活用法

●ホルムアルデヒドにより引き起こされる症例

症例 1 ▶ 手の洗浄剤

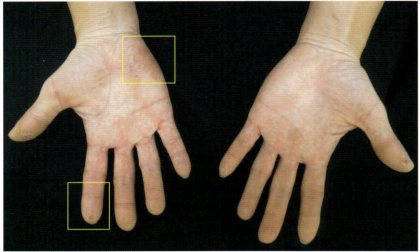

症例1：42歳，女性．食品加工業従事
両手掌・手指に紅斑，丘疹，漿液性水疱をくり返していた．とくに既往はない．

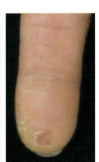

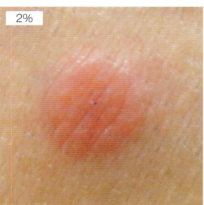

症例1：Finn Chamber を用いたパッチテスト結果（1週間後）
ホルムアルデヒド1%（0.3 mg/cm^2）と2%（0.6 mg/cm^2）の貼付部位に紅斑，丘疹，浮腫を認めた．同時に検査したほかのジャパニーズスタンダードアレルゲンはすべて陰性であった．手の洗浄剤に感作された可能性が考えられた．

●臨床像の特徴

洗浄剤による女性の手湿疹が典型的な症状[4, 8]とされるが，実際にはホルムアルデヒドの用途は多岐にわたり，皮疹の出現する部位はさまざまである．たとえば，新品の衣類や靴の加工剤や接着剤，日用品や化粧品（とくに輸入品）の防腐剤として，ホルムアルデヒドやその前駆物質が含まれることがあり，装着部位，接触部位に一致した左右対称性の湿疹病変を呈することがある[9]．また，パッチテスト陽性例に即時型アレルギーが合併する場合があり，特異的IgE抗体検査が有用である[10]．

職業的には金属加工油剤によるものが多く，曝露された顔や手などの露出部で接触蕁麻疹，または吸入による喘息様の呼吸器症状を生じる場合がある[9, 10]．

歯根管治療薬に含まれるホルムアルデヒド（もしくはパラホルムアルデヒド）で感作された接触蕁麻疹や，アナフィラキシーの症例も報告があり，歯科治療歴の聴取も重要である[10, 11]．

20. ホルムアルデヒド

症例 2 ▶ 海外製化粧品

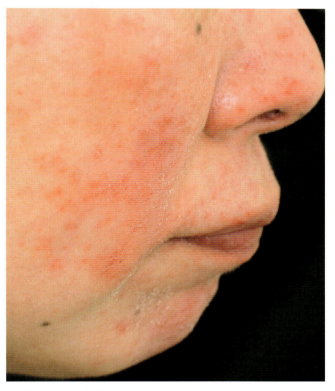

症例2：53歳，女性．主婦
酒皶で通院中．2週間前より顔面に鱗屑を伴う紅斑が拡大した．

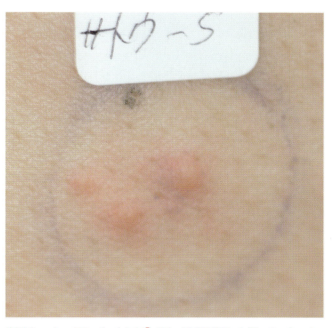

症例2：パッチテストパネル®（S）（佐藤製薬）を用いたパッチテスト結果（1週間後）
ホルムアルデヒドのパッチテストテープ（9×9 mm大の正方形）の貼付部位に一致して，浸潤性紅斑を認め，一部に膿疱を伴っていた．刺激反応と区別するのは困難と考えられたが，実際に患者は海外製化粧品の使用後に皮膚炎を生じており，感作されている可能性が考えられた．

●パッチテストの反応と読み方のコツ

　刺激反応がおこりやすく，72時間後と1週間後の経過を注意深く観察する必要がある．約5％の頻度で，1週間後に初めて陽性になる症例があると報告されている[12]．

　パッチテスト試薬はジャパニーズスタンダードアレルゲン（2008）では1％ホルムアルデヒド溶液（フィンチャンバー法では15 μL滴下，単位面積あたりの重量は0.3 mg/cm^2）が用いられているが，現在，欧州では2％溶液（0.6 mg/cm^2）で検査する方法が主流である[3]．

　一方，佐藤製薬がT.R.U.E. TEST®（SmartPractice社［カナダ］）を基に製造し，2015年5月にわが国で上市された「パッチテストパネル®（S）」は，ホルムアルデヒド試薬としてホルムアルデヒド遊離物質を採用している．これは皮膚中の水と反応してホルムアルデヒドを放出するもので，計算上のホルムアルデヒドの換算値は0.18 mg/cm^{2}である．検査系によって反応性が異なる可能性があることに注意したい．

第6章 Japanese standard allergens とその活用法

21 | No.23 パッチテストパネル®(S)-2
チメロサール

関東 裕美

●チメロサールとはこんなアレルゲンです

　チメロサールは殺菌作用のある水銀化合物であるが，メチル水銀と違って体内に蓄積しない．添加にあたり十分に安全性は確認されているが，インフルエンザワクチン添加防腐剤をチメロサールから2-フェノキシエタノールに変更した接種後には局所副作用が軽減した，と寺田らは報告している[1]．

　西澤らは，口腔粘膜扁平苔癬では金属歯の接触部に病変がある場合を除いて金属アレルゲンとの関与は少ないが，爪扁平苔癬では歯科金属との関与を疑って検索する意義があると報告している[2]．

チメロサール

●チメロサールを含む製品

食品：魚介類（とくにマグロ類，カジキ類）
医薬品：歯科金属・三種混合ワクチン，B型肝炎ワクチン，インフルエンザワクチン等に含有，ただしメーカー，製品ごとにチメロサールの有無は異なる．

日用品・その他：顔料，韓国製化粧品（防腐剤），アジア製化粧品（防腐剤）．

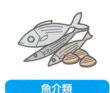
魚介類

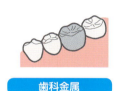
歯科金属

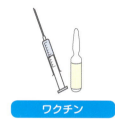
ワクチン

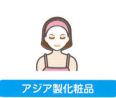
アジア製化粧品

●アレルゲンの特徴・最新のトピックス

歯科金属やチメロサール含有のワクチン接種によりチメロサール感作が成立した症例では，ピロキシカム投与により光線過敏症が発症した症例の報告[3]がある．角田はHBワクチン接種による皮下結節が生じた8カ月男児症例に，パッチテストを行いチメロサールの局所アレルギーを確認しているが，無治療で皮下硬結は消褪し以後の予防接種は問題なく実施できたと報告[4]している．一方，チメロサール含有インフルエンザワクチン接種後に全身に皮疹が出た症例の報告[5]もあり，われわれ臨床医はチメロサールが多くの製品に含有されており，その感作によりワクチン接種後にも全身皮疹誘発の可能性を知っておくべきであろう．

●生活指導はこうする

患者さんへの生活指導

魚介類にはエチル水銀より蓄積性のあるメチル水銀が含まれており，とくにマグロ類，カジキ類に高い濃度で蓄積されるので過食を避ける．顔料，韓国製化粧品などにも含有されている可能性があるので，とくにアジアの土産製品を購入したり，使用したりする際には成分確認をすることを指導する．

情報

環境汚染による公害問題への配慮から，水銀の利用は減少し，近年チメロサールもワクチン防腐剤として使用しない，あるいは減量して使用するなどの措置がとられるようになっている．虫歯治療にも水銀アマルガム使用が減少したことにより水銀感作率が減少しているとの報告[6]もある．

また，韓国化粧品皮膚炎患者の防腐剤アレルゲンのうちチメロサールは9.9%と本邦の2倍以上の陽性率を呈しており[7]，本邦では韓国化粧品の人気が高いことから，今後の陽性率の推移に注目していきたい．

引用・参考文献

1) 寺田喜平ほか：小児感染免疫 22: 145, 2010
2) 西澤 綾，佐藤貴浩：アレルギーの臨床 32: 1354, 2012
3) 澤田俊一ほか：臨床皮膚科 44：677，1990
4) 角田孝彦ほか：山形市立病院済生館医学雑誌 42：63，2017
5) Lee-Wong M et al: Ann Allergy Asthma Immunol.94:90, 2005
6) 松尾閑乃：アレルギーの臨床 32: 714, 2012
7) Lee SS et al: J Dermatol 39: 677, 2012

●チメロサールにより引き起こされる症例

症例 1 ▶ 歯科金属

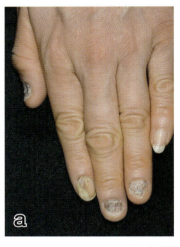
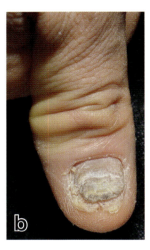
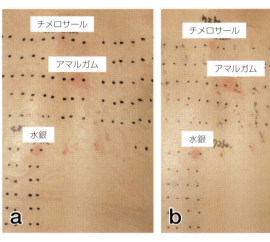

症例1：40歳，女性，初診時臨床像
（a）左手は拇指〜環指爪の一部が白色調に混濁，先端は灰褐色調で陥凹，剥離，栄養障害性変化がみられた．
（b）左手拇指の拡大像．

症例1：パッチテスト結果
（a：48時間後，b：72時間後）チメロサール，アマルガムに加え，金属アレルゲンでは水銀のみ陽性を呈した．

●臨床像の特徴

　症例1の爪病変は歯科治療直後に生じたものではなく口腔病変もみられなかった．IgE 524 IU/mLと高値でRAST値はスギ（3），ハウスダスト（3），ダニ（4）抗体陽性を呈していた．誘引なく進んだ爪変性は一様でなく左第2指内側縁のみ白色調肥厚混濁像を呈しており，他指爪は爪根から先端に向かって灰褐色調で剥離，変性像が増悪していく傾向であった．

　症例2は歯科治療後に口唇の浮腫を生じ他院でクインケ浮腫と診断され加療，軽快したが口唇の痺れが治らないので歯科金属との関係を心配し精査目的で受診．初診時口唇周囲の乾燥がみられるが舌，頬粘膜に病変なくアトピー素因なし，血液検査も異常はみられなかった．

21. チメロサール

| 症例 **2** | ▶歯科金属 |

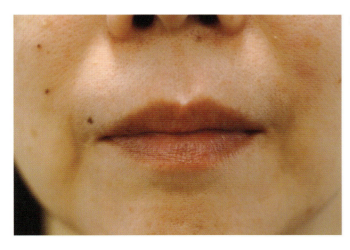

症例2:53歳, 女性. 当院初診時臨床像
口唇の痺れを主訴に来院. 口唇紅部周囲の乾燥と鱗屑, 下口唇中央部は腫脹がみられた.

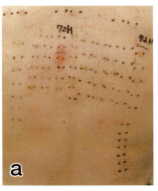
a

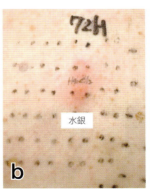
b 水銀

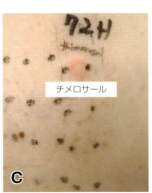
c チメロサール

症例2:パッチテスト結果
a:72時間後, b:水銀の陽性像, c:チメロサール陽性像

●パッチテストの反応と読み方のコツ

　症例1の患者は40歳でかぶれの既往はなかったが, 歯科金属との関与を疑いパッチテストを行ったところ, アマルガム, 水銀, チメロサールに強陽性を呈した. 水銀の歴史的使用状況から高齢者では水銀感作が成立している症例を経験することがあり交差感作でチメロサールも陽性を呈する症例を時に経験する. パッチテスト結果から, 本症例の爪病変は歯科金属との関与を証明できたことになる. 歯科治療は5年前に終了していたが, 歯科定期検診が必要と考える.

　症例2では50代の更年期女性の症例で心因性の反応を疑ったが, 歯科治療後に誘発されたとの訴えでパッチテストを行ったところ, 水銀とチメロサールに陽性を呈した.

第6章 Japanese standard allergens とその活用法

22 No.24 パッチテストパネル®(S)-2
チウラムミックス

鷲崎　久美子

●チウラムとはこんなアレルゲンです

　ゴム製品は，製造工程で加硫剤，加硫促進剤，加硫の二次促進剤，補強材，粘着剤，老化防止剤，接着増進剤などいろいろな物質が配合されている．このうち加硫促進剤はゴム製品の安定性と加硫時間の短縮のために添加される．代表的なものとしてチウラム系加硫促進剤，ジチオカーバメート系加硫促進剤，メルカプトベンゾチアゾール系加硫促進剤などがある．チウラム系加硫促進剤はパッチテスト陽性率が高く，ゴム手袋による接触皮膚炎の主なアレルゲンとなっている．

　ジャパニーズスタンダードアレルゲン2008シリーズのチウラムミックスにはテトラメチルチウラムジスルフィド(TMTD)，テトラエチルチウラムジスルフィド(TETD)，テトラメチルチウラムモノスルフィド(TMTM)，テトラブチルチウラムジスルフィド(TBTD)，ジペンタメチレンチウラムテトラスルフィド(DPTT)が各0.25% pet. 含まれるが，パッチテストパネル®(S)では，テトラメチルチウラムモノスルフィド，テトラメチルチウラムジスルフィド，ジスルフィラム，ジペンタメチレンチウラムジスルフィドである（図）．

●チウラムを含む製品

ゴム製品：ゴム製の医療用・工業用または家庭用手袋，ゴム長靴，ゴーグル，下着のゴム部分，タイヤ，チューブ，コンドーム，化粧用パフ，まつ毛用ビューラーのゴム，ヘッドホン，耳栓，駆血帯，膝装具のゴムベルトやコルセットなど．

その他：殺菌消毒薬，農業用殺虫剤，接着剤，石鹸，腎透析装置，アルコール中毒症治療薬．

ゴーグル

ゴム手袋

ゴム長靴

ビューラーのゴム

図　チウラムミックスに含まれる成分の構造式

●アレルゲンの特徴・最新のトピックス

　ジャパニーズスタンダードアレルゲン2008のチウラムミックス陽性率はゴム関連アレルゲンでもっとも高く，2000年までは2％前後で推移していたが，その後徐々に増え，2011年には5.3％とピークに達した．2012年に3.5％，2013年に3.4％と減少したが，2014年に5.4％と上昇し，2015年パッチテストパネル®(S)でも4.7％となっており，今後も注意を要するアレルゲンである．

　明らかなゴム製品以外にもスニーカーの接着剤[1]，ガードル[2]などの日用品による接触皮膚炎の報告がある．

●生活指導はこうする

患者さんへの生活指導

　身の回りの日用品にも，ゴム製品は多数存在する．とくに手袋は家事以外にも食品製造業，美容師，介護・医療従事者などで広く使用されているため，接触皮膚炎をひきおこす可能性が高い．チウラム系加硫促進剤などの添加剤は，天然ゴム手袋，合成ゴム手袋の製造過程でも使用されるため，パッチテストで陽性を呈した場合は，代替製品として塩化ビニル製手袋の使用を勧める．また最近，ベルテキマックスセブンスセンスなどの加硫促進剤を含まないゴム手袋が発売されている．

盲点・注意点

　チウラム系加硫促進剤は，加硫工程で加熱することにより熱分解され酸化亜鉛と反応してジチオカーバメート系化合物の亜鉛錯体となり，さらに分解してアミンを生成する．この過程でチウラム系化合物は熱分解されてしまい，ジチオカーバメート系化合物が残存することが判明している．そのためチウラム系加硫促進剤の使用されたゴム製品では交差感作も含めチウラム系，ジチオカーバメート系化合物による感作を確認するためジャパニーズスタンダードシリーズのチウラムミックス，ジチオカーバメートミックスを同時にパッチテストすることが推奨されている．

引用・参考文献

1) 増井由紀子，伊藤明子ほか：J Environ Dermatol Cutan Allergol 8: 175, 2014
2) 関東裕美：J Visual Deramatol 3: 38, 2004
3) 高山かおる ほか：日皮会誌 119: 1757, 2009
4) 関東裕美，石原 勝，伊藤正俊：皮膚 27: 501, 1985

●チウラムにより引き起こされる症例

症例 1　マスカラとマスカラのリムーバー

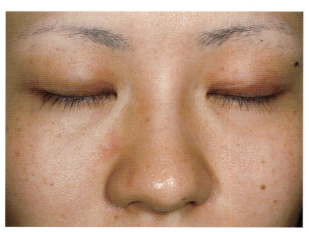

症例1：24歳，女性．2011年8月初診
左右上眼瞼に落屑を伴う暗紫色斑を認める．

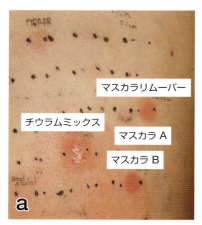
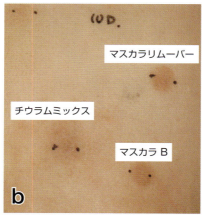

症例1：パッチテスト結果
（a）マスカラリムーバーとマスカラBはセミオープンで陽性．同時に貼付したジャパニーズスタンダードシリーズのチウラムミックスの72時間後判定でICDRG基準2＋の強陽性．
（b）10日後も反応が継続している．

●臨床像の特徴

　チウラムの接触部位に紅斑，丘疹，小水疱，大水疱，落屑を認める．手袋による皮疹は，汗をかいて圧迫される指間，手背，手首から前腕にかけ目立つことが多い．原因が靴の場合，しばしば新しい靴を使用した場合に突然発症することがある[3]．

　症例1は1年前から上眼瞼の腫脹，痒みが出現し，加療を受けていたが，軽快・増悪をくり返していた．毎晩，出勤時に2～3種類のマスカラを重ねて使用していた．

　症例2は職業性接触皮膚炎で頻回の洗浄によるバリア機能低下と治療しながら就業継続していたため，増悪した．
　症例3はスイミングプールに週3回，通っている．ゴーグルのアレルギー性接触皮膚炎であるが，プールの塩素消毒による乾燥，洗顔などの刺激も誘因と考えられるため，ゴーグル使用中止と保湿指導も行い改善している．

症例 2 ゴム手袋

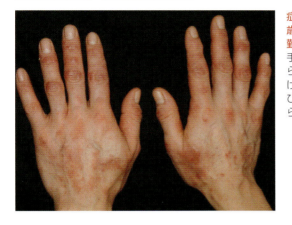

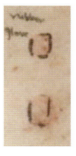
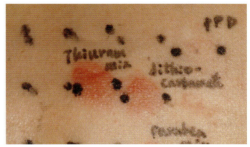

症例2：48歳，食品会社勤務の女性
手指，手背から手関節にかけて紅斑および丘疹が認められる．

症例2：パッチテスト結果（72時間後）
使用ゴム手袋 as is とチウラムミックス，ジチオカーバメートに陽性を示した．

症例 3 スイミング用ゴーグル

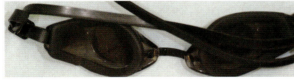
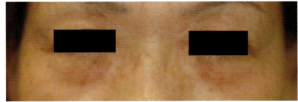

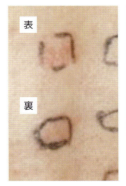
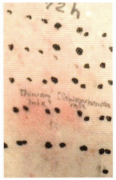

症例3：68歳，女性
スイミング用ゴーグルが原因と考えられる眼瞼周囲の紅斑．

症例3：パッチテスト結果（72時間後）
ゴーグルのゴム部 as is とチウラムミックス，ジチオカーバメートミックスに陽性を示した．

●パッチテストの反応と読み方のコツ

　同じアルキルアミノ基を有するチウラム系化合物とジチオカーバメート系化合物，アミンとの間には交差感作が確認されている[4]．そのため原因物質同定のためには，パッチテスト時に，これらの物質を同時に貼付することが重要である．

　症例1は，眼瞼に皮疹をくり返しているため，使用しているマスカラとリムーバーによる接触皮膚炎を疑い，製品 as is でテストを施行したが，同時にジャパニーズスタンダードシリーズを貼付していたことで，まつ毛用ビューラーのゴムも原因であることが判明した．パッチテスト時には，スタンダードシリーズも同時に貼付することが重要であると考えた．マスカラなど揮発性の製品は，オープンやセミオープンテストで行う．症例2，3は加硫促進剤陽性のため手袋変更のほか，保湿や日常生活も含めゴム製品の使用制限を行い軽快している．ジチオカーバメートミックス（JSA 2008）とパッチテストパネル®（S）（JSA 2015）のカルバミックスは，含まれるアレルゲンの一部は異なるため注意が必要である．

第6章 Japanese standard allergens とその活用法

23 | No.25 鳥居パッチテスト試薬
ウルシオール

大迫 順子, 清水 奈美, 松永 佳世子, 鶴田 大輔

◉ウルシオールとはこんなアレルゲンです

　ウルシオールはウルシの有効成分で, 強力な感作能を有する. ラッカーゼ（脱水素酵素）の酸化作用でウルシオールが重合し, さらに酸化重合が進むと網目状に高分子が形成されて, 硬化が完成する. 完全に硬化した後には感作能力がなくなるが, 硬化過程が不十分だとウルシオールの抗原性が失活せず, 接触皮膚炎の原因となる[1,2].

　ウルシオールは, マンゴー, カシューナッツシェルオイル, イチョウ葉, ギンナンと交差反応する.

　マンゴーはウルシ科マンゴー属であり, 主要抗原のマンゴールは果実にも含有されるが果皮にもっとも多く含まれ, ウルシオールと交差反応する[3,4].

　カシューナッツはウルシ科アナカルディウム属の木の種であり, ナッツの殻に含まれる液を熱処理したものがカシューナッツシェルオイルで, その主成分であるカルダノールとカルドールの化学構造式はウルシオールと類似する[5].

　イチョウ葉とギンナンはイチョウ科に属するが, イチオールとよばれる4種類の抗原成分のうち, ginkgolic acid は脱カルボキシル化されてカルドールになりやすい[3].

$$R = (CH_2)_{14}CH_3$$
$$R = (CH_2)_7CH=CH(CH_2)_5CH_3$$
$$R = (CH_2)_7CH=CHCH_2CH=CH(CH_2)_2CH_3$$
$$R = (CH_2)_7CH=CHCH_2CH=CHCH=CHCH_3$$
$$R = (CH_2)_7CH=CHCH_2CH=CHCH_2CH=CH_2$$

ウルシオール

◉ウルシオールが含まれる植物や製品 [1,2]

植物：ウルシ科ウルシ属のウルシ, ヤマウルシ, ツタウルシ, ヤマハゼ, ハゼノキ.
日用品：塗料・錆び止め・接着剤として, 漆器, 箸, 座卓, 仏壇, アクセサリー, 釣り竿, 三味線, 碁盤, 将棋盤, 将棋の駒, 神輿, 襖の桟, 人形ケース, 南部鉄瓶, 金継ぎなどに使用されている.

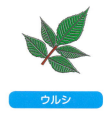
ウルシ

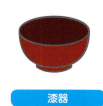
漆器

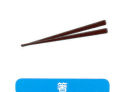
箸

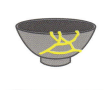
金継ぎ

アレルゲンの特徴・最近のトピックス

ウルシオールの陽性率は2009年以降10%を超えており，2014年度は12.5%と，それまででもっとも高い陽性率となった[6]．また，2014年度のウルシオールの性別陽性率は，男性17.3%，女性11.2%と男性が有意に高く，男性は屋外ですごし感作される機会が多いと推察された[6]．

生活指導はこうする

患者さんへの生活指導

ウルシオールによる接触皮膚炎は，ウルシオールが含まれる植物や製品に直接接触して生じる接触皮膚炎と，airborne contact dermatitis がある．airborne contact dermatitis は大気中に撒布された物質が，顔面などの露出部に付着してひきおこされる接触皮膚炎である．

ウルシを接着剤として修理に使用した茶釜で湯を沸かしたところ，ウルシが気化して airborne allergic contact dermatitis を生じた症例が報告されている[7]．直接接触のみではなく，ウルシオールが撒布される環境も避けるように指導する必要がある．

盲点

ウルシ塗りの箸による接触皮膚炎は，利き手の第1，2指間に小水疱，紅斑が生じる特徴があるが，顔面・頸部などの部位にも皮疹が出現することがあるため[1,8]，詳細な問診と診察が必要である．また，塗られたウルシの抗原性がなくなるのは約半年といわれているが，製作して約2年目の箸で接触皮膚炎を生じたという報告[1]もあり，注意が必要である．

注意点

ウルシオールは，マンゴー，カシューナッツシェルオイル，イチョウ葉，ギンナンと交差反応する．

マンゴーよる接触皮膚炎は，マンゴーを摂取して1〜2日後に，口唇・口囲に瘙痒性紅斑と紅色丘疹，小水疱が出現し，その後遅れて手指や顔面全体に症状が出現することがある．また，マンゴーの摂取後，時間をおいて症状が出現することが多いため，注意が必要である[3]．

カシュー塗料は，ウルシに似た光沢が得られるが，ウルシよりも安価で乾燥させやすいとして使用されている．カシュー塗料には，カシューナッツシェルオイルが含有されており，わが国でも，木製の机の塗料として使用されたカシューナッツシェルオイルによる接触皮膚炎が報告されている．カシュー塗料も避けるように指導する必要がある[1,5]．

参考・引用文献

1) 岡 恵子：皮膚病診療 29（増）: 31, 2007
2) 長村蔵人, 中田土起丈：皮膚病診療 35: 145, 2013
3) 高須英津子, 鷲見康子, 松永佳世子：皮膚病診療 28: 167, 2006
4) 岡 恵子, 安原 義, 杉本昭子：臨皮 63: 9, 2009
5) 宮川真輝ほか：臨皮 59: 721, 2005
6) 鈴木加余子ほか：J Environ Dermatol Cutan Allergol 11: 234, 2017
7) 安田昌史, 磯貝善蔵, 辻 卓夫：皮膚臨床 35: 65, 1993
8) 金子勝美ほか：皮膚病診療 12: 1099, 1990

ウルシオールおよびマンゴーにより引き起こされる症例

症例 1　ウルシオールによる airborne contact dermatitis

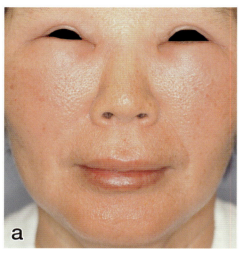
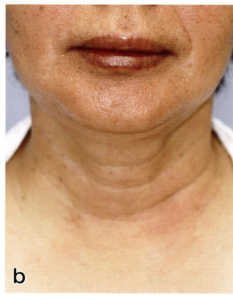
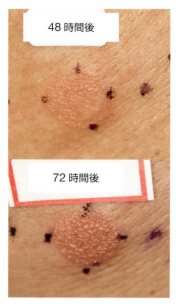

症例1：66歳，女性
初診2日前にウルシ塗り食器を扱う店に来店し，同日夜より眼周囲の瘙痒感が出現し，翌日起床時には顔面が腫脹した．その後も顔面の腫脹が増悪した．
(a) 両上眼瞼，頰部を中心に，顔面全体に著明な浮腫とびまん性紅斑が存在した．
(b) 頸部にも紅斑が存在した．

症例1のパッチテスト結果
（48時間後，72時間後）

臨床像の特徴

　症例1は，初診2日前にウルシ塗り食器を扱う店で竹製箸を購入し，使用を開始した．購入した箸はウルシ塗りではなく，手指に皮疹がなかったため，箸による接触皮膚炎は否定的と考えた．その後，その店では定期的に"ウルシ塗り教室"を行っていることが判明した．皮疹が露出部に限局したびまん性浮腫性紅斑であることより，ウルシオールによる airborne contact dermatitis の可能性が高いと考えた．

　症例2は，ウルシオールと交差反応するマンゴーとの接触・摂取後に，両眼瞼，頰部を中心に浮腫性紅斑，頸部に紅斑・小水疱を生じている．マンゴーの主要抗原のマンゴールは，果実よりも果皮に多く含まれており[4]，果皮を剝いた手が，顔面や頸部に直接接触し，接触皮膚炎を生じたと考えた．また，果実はスプーンで摂取していたため，口周囲には皮疹を生じなかった可能性があると推察した．

　症例1，2ともに，顔面の浮腫性紅斑が著明であり，このような臨床像をみた場合は，原因としてウルシオール，マンゴーを原因物質として疑うべきである．

　症例3は，ウルシオールが含まれるハゼノキに接触後，顔面，前腕に線状の浮腫性紅斑が出現しており，直接接触による接触皮膚炎と診断した．植物の葉が触れると線状配列の皮疹ができ，樹液が触れる場合は面状の皮疹が形成されることも特徴である．

症例 2 ▶ マンゴーによる接触皮膚炎

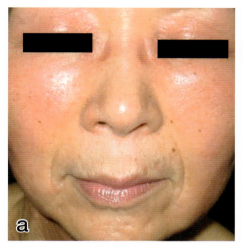
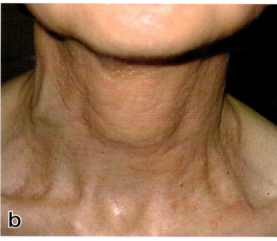

症例2：66歳，女性
小児期に，ウルシの接触皮膚炎の既往あり．初診の4日前にマンゴーを購入し，数日間，スプーンで果実を摂取していた．手で果皮を剥き，その手で顔面，頸部を触った記憶があった．
(a) 初診時，両眼瞼，頬部を中心に浮腫性紅斑が存在した．
(b) 頸部には，紅斑と小水疱も存在した．

症例 3 ▶ ハゼノキによる接触皮膚炎

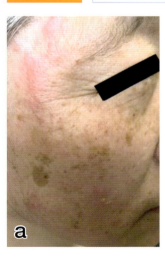
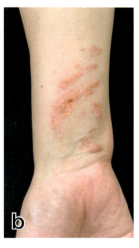

症例3：55歳，女性
初診2日前にハゼノキに接触した夜より，瘙痒感が出現し，翌日に皮疹が出現した．
(a) 右顔面に線状の浮腫性紅斑が存在．
(b) 前腕には，線状に分布する鱗屑・痂皮を付着する浮腫性紅斑，紅色丘疹，小水疱が散在性に存在した．

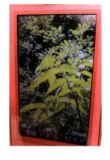

症例3：患者が来院時に持参したハゼノキの写真
携帯・スマートフォンなどを活用して，患者自身に皮膚の状態や原因と思われるものを撮影してもらうようにすると診療がスムーズになることもある．

●パッチテストの反応と読み方のコツ

症例1では48時間後，72時間後判定ともにウルシオール（0.002% pet.）は，紅斑，浮腫，小水疱形成を認め，ICDRG判定で2＋と判定した．さらに72時間後の反応は，48時間後判定時より増強していた．

パッチテストで強陽性反応を示したことは，臨床所見での顔面全体の著明な浮腫性紅斑と対応すると考えた．ウルシオールのパッチテストは，強陽性反応を呈することが多く，注意を要する．

第6章 Japanese standard allergens とその活用法

24　No.26　鳥居パッチテスト試薬
塩化第二水銀

鶴田　京子

●塩化第二水銀とはとはこんなアレルゲンです

塩化第二水銀は2価の無機水銀である．

水銀アレルギーは特殊なアレルギーの形態を示すことが知られている．体温計や血圧計の破損により発生した水銀蒸気を気管から吸入することにより，臀部，間擦部などに紅色丘疹を来す baboon syndrome[1] と，歯科金属中の水銀アマルガムに由来する dental metal eruption[2] がある．

塩化第二水銀

●水銀を含む製品

医薬品：歯科金属，医療器具（体温計，血圧計など），マーキュロクロム液など（通称"赤チン"），ワクチン防腐剤（チメロサールなど），朱肉，防腐剤，殺虫剤，髪の強壮剤，頭皮の治療薬，種子用消毒農薬．

日用品，その他：乾電池，染料，鳥居，木材保存料，帽子製造，写真工業，印刷，金属エッチング，革なめし，蛍光灯，水銀灯，金属うわぐすり，ブラウン管，気圧計，入れ墨（赤色），漂白クリームなど．

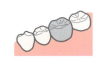
歯科金属

体温計

朱肉

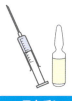
ワクチン

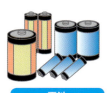
電池

●アレルゲンの特徴・最新のトピックス

歯科におけるアマルガムの使用について

歯科においては，無機水銀と他の金属との合金をアマルガムと呼称し，古くは1826年，フランスで歯科用修復物として使用されたのが始まりといわれている[3]．

わが国でも1960年代から，水銀は常温で咬合圧に耐えうる合金を生成でき，セメントを介さずに修復処置ができる．水銀自体に殺菌作用があることなど，その簡易性や経済性から広く歯科治療で普及した．しかし環境問題として近年クローズアップされるようになり，徐々にその使用量が減り，2013年に「水銀に関する水俣条約」が決定され，わが国では，水銀を使用した製品の製造や輸出入が原則的に禁止されるようになった．さらに2016年4月からは健康保険診療より，［歯冠修復，充填用材料（その他・銀錫アマルガム）］としての収載が廃止された[3]．

歯科においては種々の合金があり，金属は多種類使用さ

れているが，水銀はアマルガムにおいてのみ使用されていた（表）[4]．また以前は水銀血圧計，水銀体温計なども医療機関，あるいは各家庭において広く使用されてきたが，現在では電子血圧計，電子体温計へと需要が変わり，水銀の使用量の減少とともにパッチテストの塩化第二水銀の陽性率も低下してきている[5,6]．

さらに，最近では歯科との連携で歯科治療開始前にパッチテストの依頼が増えている．

表　アレルゲン金属と使用可能な歯科金属との対応表（文献4より引用）

アレルゲン金属＼材料種別	Cu	Pd	Cr	Ni	Co	Hg	Sn	Cd	Au	Pt	Fe	In	Ir	Mo	Ag	Sb	Zn	Mn	Ti	Al	Ba	V
金合金	△	△		*			*		×	*		*	*		△		△			*		
白金加金	△	△					*		×	×		*	△		×		△					
陶材焼付用合金	△						△		△	△	*	△		*	△	*	*	*				
金銀パラジウム合金	△						*		×	*		△	*		×		△					
銀合金	△	△					△		*	*		△	*		×		×			*		
コバルトクロム合金			×	△	×						△			×				△		*		
ニッケルクロム合金	△		×	×	*					*			*	*				*		*		
純アルミニウム																			×			
チタン合金																			×	△		△
純チタン											*								×			
金チタン合金								×											×			
アマルガム	×	*				×	×				*				×	△						
ガリウム合金	×	×					×								×							

注1）表の見方
　×印：該当アレルゲンをすべての製品で含有するので使用不可
　△印：該当アレルゲンをほとんどの製品で含有するので使用困難
　＊印：該当アレルゲンを一部の製品で含有するので使用注意

注2）アレルゲン金属は，パッチテストM17シリーズの元素順に準拠して列挙した．

●生活指導はこうする

患者さんへの生活指導

　水銀のアレルギーであることを説明し，水銀の含まれる製品の説明書を渡して，使用を避けるように注意を促す．歯科金属に関しては，口腔粘膜や舌に所見や症状がある場合は，歯科医と相談して除去し，水銀を含有しない歯科金属に置換してもらうことを勧める．しかし歯科治療では，場合によっては自費診療となるため患者負担が大きくなること，また，置換後に症状が軽減しない場合もありうることをあらかじめ説明する必要がある．

引用・参考文献

1) Andersen KE, Hjorth N, Menné T : Contact Dermatitis 10 : 97, 1984
2) 中山秀夫, 村田真道, 森戸百子 : 歯界展望 43 : 382, 1974
3) 松井秀人, 松村光明 : 歯科アレルギーNOW, デンタルダイヤモンド社, 東京, p.106, 2016
4) 北崎祐之 : GPのための金属アレルギー臨床, デンタルダイヤモンド社, 東京, p.118, 2003
5) 鈴木加余子ほか : J Environ Dermatol Cutan Allergol 9 : 101, 2015
6) 池戸泉美ほか : J Environ Dermatol Cutan Allergol 8 : 460, 2014
7) 高橋英和 : 歯科アレルギーNOW, デンタルダイヤモンド社, 東京, p.58, 2016

第6章 Japanese standard allergens とその活用法

●水銀により引き起こされた症例

症例 1 ▶ 歯科金属（アマルガム）

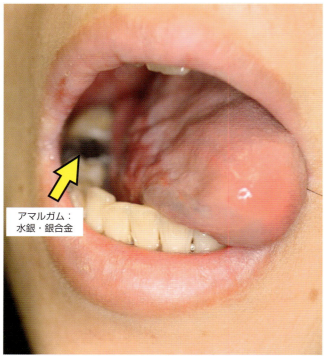

症例1：47歳，女性．舌炎（転載）
舌の右側縁が山形に凹凸を呈し，一部びらんを認める．熱いあるいは冷たいものや，柑橘系の味は痛くてしみる．時々口の中が熱く感じる．

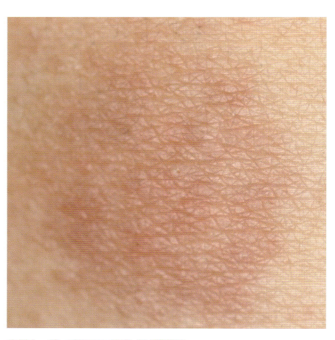

症例1：パッチテスト結果（1週間後）
Mercuric chloride（0.05% aq.）に陽性であった．

●臨床像の特徴

症例1は科初診1年前より，口腔内の違和感が出現．そのまま放置していたが，徐々に違和感が強くなり，時々カーッと燃えるような痛みも出現するようになってきたため，当科を受診した．

右舌側縁に山形の凹凸があり，びらんもみられる．その近傍にはアマルガム充填物がある．

症例2では口腔粘膜に扁平苔癬があり，皮疹近傍にアマルガム充填物が数個みられる．食事の際にしみて痛いという症状があり，アマルガムの除去を希望している．しかし，アマルガムを除去しても症状が改善しない場合もあることを説明した．患者は歯科医と相談し，自費診療になるがアマルガム除去を希望，随時除去を行っている．治療開始後は，いったんしみる感じが増強したようであるが，徐々に減少してきている．しかし，まだ歯科治療継続中のため，経過観察が必要である．

症例 2 　歯科金属（アマルガム）

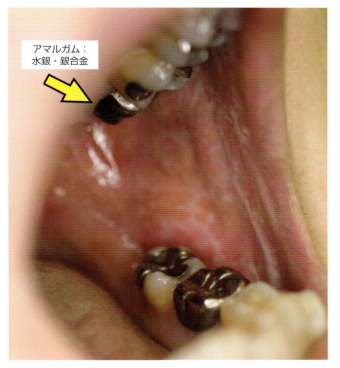

症例2：62歳，女性
頬粘膜には凹凸不整があり，乳白色の白色レース状であった．食事の際にしみることあり．歯科金属としてアマルガム充填物があった．C型肝炎はなし．

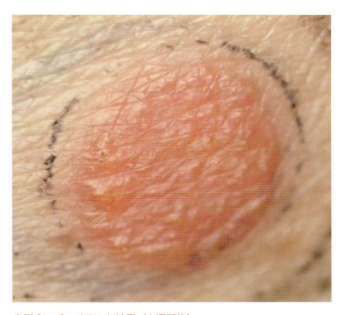

症例2：パッチテスト結果（1週間後）
塩化第二水銀（0.05% aq.）1週間後判定：紅斑，丘疹，水疱，浸潤あり，ICDRG基準で2+であった．

●パッチテストの反応と読み方のコツ

　症例1は1週間後判定で，紅斑，丘疹，浮腫がみられたので，ICDRG基準において+と判定した．

　金属アレルゲンは反応の出現が遅くあらわれ，また長引く場合もあるので，1週間後判定は重要である．

　水銀は金属水銀，無機水銀，有機水銀に分けられる．歯科用アマルガムの中に含有されている水銀は金属水銀で，非常に安定な状態で存在している[7]．

　金属パッチテストの水銀のアレルゲンは2価の塩化第二水銀である．

　症例2は1週間後判定で，紅斑，丘疹，水疱，浮腫がみられ，ICDRG基準で2+と，強い陽性反応を示している．パッチテスト陽性部に強い痒みも有しているので，very strongランクのステロイド外用薬を使用している．同時に水銀と交差反応をおこすといわれている金チオ硫酸ナトリウム（0.5% pet.）も貼付したが，陰性であった．この症例でも，金と水銀は交差反応を示さなかった（p.138：金チオ硫酸ナトリウム 参照）．

第7章

化学分析を要する場合とその方法

第7章 化学分析を要する場合とその方法

1 化学分析を要する場合とその方法 ─家庭用品

佐々木　和実

はじめに

　家庭用品が原因で発症する接触皮膚炎を治療するためには，パッチテストにより原因物質を特定し，患者（被害者）に知らせることが重要である．とくにアレルギー性接触皮膚炎（allergic contact dermatitis：ACD）の場合，原因物質が特定されない限り皮膚炎の再発をくり返すため，患者の負担となっている．

　ACDを発症する製品は，衣料品，靴，時計，メガネ，装飾品，手袋，各種雑貨品，洗剤など多種多様である．また，最近は，レジャー・スポーツ用品によるACDもみられるようになってきた．

　これらの家庭用品にはさまざまな成分が含まれており，一部の製品に家庭用品品質表示法に基づく成分表示があるものの，化粧品，医薬用部外品，医薬品のような全成分表示義務はない．メーカーも成分も公表されていない例が多いことから，ACDの原因物質の特定は大変困難となっている．よって，分析技術により成分を特定し，検出された物質によるパッチテストから，原因物質を確定することが必要となる．

1．化学分析を要する場合の事例

　家庭用品によるACDの原因物質を究明するための成分分析には，次の3つのパターンがある．

　①すでに行われたパッチテストにより原因物質が判明している場合，含有している家庭用品に対して原因物質の探索，確認を行う場合．主に金属アレルギーが該当し，アクセサリー，メガネフレーム等の金属を特定する分析が該当する．

　②分析により家庭用品の含有成分を明らかにし，パッチテストにより，原因物質を特定する場合．メーカーから成分の提供を受けられない家庭用品，主にゴム，プラスチック製品が該当する．

　③メーカーから成分の提供を受け，パッチテストを行った結果，製品は陽性で，成分パッチテストが陰性だった場合．

　①〜③それぞれについての詳細は，以下のとおりである．

① パッチテスト陽性アレルゲンの探索

　パッチテストにより，陽性反応を示した化学物質が家庭用品に含有しているか確認するための分析が該当する．また，ACDを発症させている家庭用品が不明の場合，原因物質を含有する家庭用品の探索をすることもある．

　主に金属アレルギーが該当し，パッチテストで陽性を示した金属アレルゲンがアクセサリー，メガネフレーム等に含有しているかを分析する．

　また，パッチテストアレルゲンが充実している加硫促進剤などのゴム関連アレルゲンの場合も，製品の含有を確認することがある．最近になり，ゴムアレルギーの原因物質としてチウラム，カルバメート系加硫促進剤の原因物質は，ゴム製品の加硫後に加硫促進剤が分解したものではないかとの報告が出された[1]．この場合，分析により分解物を検出する必要がある．

② 成分不明な家庭用品の原因アレルゲンの探索

　ほとんどの家庭用品は，成分表示がなく，含有成分が不明な場合が多い．また，繊維製品や雑貨品などは製造メーカーからの成分提供がほとんど見込めない製品群でもある．これらは，化学分析により含有成分を明らかにし，パッチテストアレルゲンや試薬などによってパッチテストを実施し，原因物質を確定する必要がある．

③ 製品パッチテスト陽性，成分パッチテスト陰性の場合の原因アレルゲンの探索

　製品パッチテストは陽性であったが，メーカー等から提供を受けた成分によるパッチテストでは陰性を示した場合，製品中でなんらかの化学反応によって別の物質に変化し，それらがACDの原因となっている場合がある．

具体的には，紫外線吸収剤の Parsol MCX が紫外線を吸収したことにより光変換し，アレルゲンを生成すると考えられている[2〜5]．光変換する化合物の場合，製品に混入するときは光変換前であるため，成分パッチテストでは陰性となってしまう．このような場合は光パッチテストを実施するか，試薬を光変換させてパッチテストすると陽性所見が得られる．

同様に可塑剤の Di（2-ethylhexyl）fumarate（DEHF）と Di（2-ethylhexyl）maleate（DEHM）の事例がある．繊維製品に添加されたのは DEHF と考えられるが，天日干しにより光変換をおこして，トランス体からシス体へ変化し，DEHM が生成したものと考えられる．アレルゲンは DEHM と考えられている[6]．

最近では，いわゆる「サイレントチェンジ」の問題もある[7]．日本企業の海外生産への移行に伴い，現地企業がコスト削減等の理由により，発注元の企業に知らせずに，素材，添加剤等の仕様を変更し，納品してしまう．製品パッチテストが陽性でも，発注企業側が知らないうちに含有成分が変更されているので，変更成分により ACD が発症している場合，発注企業側から成分を取り寄せて成分パッチテストを施行しても陰性となってしまう．こういった場合には，化学分析により原因物質を特定する以外に方法はない．

2．アレルギー性接触皮膚炎に関係する家庭用品と分析対象部位・材料

ACD に関係する家庭用品の分析対象部位・材料について表にまとめた．意外なものが皮膚に接触して ACD を発症していることがわかる．皮膚障害を発症させた家庭用品について，実際に発症させたものがその家庭用品とは違う場合が存在する．一例として衣料品で，ブラジャーが皮膚炎を発症することがあるが，分析の結果，実際の原因は，洗濯に用いられていた柔軟剤であった．ブラジャーのカップ内に界面活性剤が洗濯時に徐々に蓄積していったことが原因と考えられる．当初考えられた ACD の原因製品と違うものが原因だった場合，成分パッチテストでは陽性にならない．原因と想定される分析を実施する前に，皮膚炎を発症した患者からの問診や，家庭用品に関連するさまざまな要素にも目を向けることが重要となる．

3．金属分析

金属アレルギーは，ACD の代表的なものである．対象となる家庭用品も多種類にわたるが，装飾品としてのネックレス，ピアスなどのほか，時計バンド，メガネなども原因で発症している．金属アレルギーを発症する原因金属としては，部品を構成している貴金属，メッキのニッケル（Ni），クロム（Cr）等がある．装飾品は，部品ごとに使用されている金属が違ったり，多層のメッキにより表面と内部で金属が違ったりするなど，複雑な構造となっているものもある．

金属アレルギーの患者に金属成分のパッチテストを実施して原因金属を確定しても，どの家庭用品，装飾品が原因であったのか判定できない場合がある．このような場合に患者の使用していたものを分析し，原因を特定する．

金属アレルギーの原因究明方法について図1に示した．金属製品は，身体に直接触れる製品が限定されるため，発症部位と関連づけることができ，原因製品をみつけやすい．原因金属は，製品の主要材料として存在しているだけではなく，部品の一部，メッキ等いろいろな部分に使用されているので，目視や光学顕微鏡を使ってよく観察する必要がある．メッキでは，金色のアクセサリー等金メッキが施されたものは使用初期は問題なく着用することができても，傷，摩擦等で表面の金メッキ層が序々に剥がれ，下地の Ni メッキが露出してくると，Ni による金属アレルギーを発症することもあるので，表面の状態を観察することも重要である．

金属を測定する分析技術は，対象となる製品の形態により，各種選定することとなる．分析技術の進歩により，蛍光 X 線分析装置，電子線マイクロアナライザーの感度が上がり，金属アレルギーの原因究明のほとんどが実施可能となっている．

蛍光 X 線分析装置（XRF）は，試料に X 線を照射して発生する蛍光 X 線のエネルギーや波長，強度を解析することにより構成する元素の種類や含有量を分析する装置である．最近は，XRF のなかでも小型かつ高感度化が進んだエネルギー分散型蛍光 X 線装置（EDX）が普及している．試料は，非破壊で試料室に入るものであれば，固体，粉体，液体などの元素分析ができる．とくに光学顕微鏡の画像をみながら元素分析が可能な機種では，金属アレルギーの原因製品の腐食部分，メッキの剥離部分を探しながら，原因

第7章 化学分析を要する場合とその方法

表 接触皮膚炎に関係する家庭用品と分析対象部位・材料

家庭用品名	部位	材料名	主な分析対象成分
メガネ	フレーム（金属）	銅ニッケル合金（洋白）	ニッケル（Ni）
	フレーム，先セル（樹脂）	アセテート樹脂	色素，可塑剤，酸化防止剤，紫外線吸収剤
	フレーム，先セル（樹脂）	熱可塑性エラストマー	色素，可塑剤，酸化防止剤，紫外線吸収剤
装飾品，アクセサリー，ピアス	金属部品	銅ニッケル合金（洋白），ステンレス	ニッケル（Ni），クロム（Cr）
	メッキ部分	ニッケル，クロム，金	ニッケル（Ni），クロム（Cr），金（Au）
ポリ塩化ビニル手袋	樹脂部分	ポリ塩化ビニル樹脂（PVC）	可塑剤，塩素ラジカル吸収剤
使い捨て手袋	手袋全体	ポリ塩化ビニル樹脂（PVC）	可塑剤，塩素ラジカル吸収剤
	手袋全体	ゴム	加硫促進剤，老化防止剤，酸化防止剤
衣料品	生地	合成繊維	染料，残留モノマー，界面活性剤，機能付与剤
帽子	生地	合成繊維	染料，残留モノマー，界面活性剤，機能付与剤
シーツ	生地	合成繊維	染料，残留モノマー，界面活性剤，機能付与剤，防腐剤
まくら	生地	合成繊維	染料，残留モノマー，界面活性剤，機能付与剤
	充填物	樹脂	残留モノマー，界面活性剤，香料
カーペット	パイル	合成繊維，接着剤	染料，残留モノマー，界面活性剤，機能付与剤
	基布	接着剤，樹脂	可塑剤，残留モノマー，酸化防止剤，紫外線吸収剤
靴，サンダル	生地	合成繊維，天然繊維	染料，残留モノマー，界面活性剤，機能付与剤
	合成皮革	ポリウレタン	酸化防止剤，紫外線吸収剤
	皮革	皮革	染料，樹脂モノマー，オリゴマー，クロム（Cr）
水中メガネ	ベルト部分	熱可塑性エラストマー	色素，可塑剤，酸化防止剤，紫外線吸収剤
	カップ部分	シリコンゴム	シリコンオイル，可塑剤，酸化防止剤，紫外線吸収剤
デスクマット		ポリ塩化ビニル樹脂（PVC）	機能付与剤
マウスパッド	本体表面	合成繊維	染料，残留モノマー，界面活性剤，機能付与剤
		ポリエステル樹脂	残留モノマー，紫外線吸収剤，機能付与剤
		ゴム	加硫促進剤，老化防止剤，酸化防止剤
マウス	スクロールホイール	ゴム	加硫促進剤，老化防止剤，酸化防止剤
イヤホン	イヤーピース	シリコンゴム	シリコンオイル，可塑剤，酸化防止剤，紫外線吸収剤
携帯電話	本体表面	樹脂	残留モノマー，酸化防止剤，紫外線吸収剤，機能付与剤
		金属端子	ニッケル（Ni），クロム（Cr）
化粧パフ	本体	ゴム	加硫促進剤，老化防止剤，酸化防止剤
ウエットティッシュ		紙	防腐剤
スポーツ用手袋	皮革部分	合成皮革	残留モノマー，酸化防止剤，紫外線吸収剤，機能付与剤
	生地部分	生地	染料，残留モノマー，界面活性剤，機能付与剤
ウエットスーツ	生布	ゴム	加硫促進剤，老化防止剤，酸化防止剤
洗濯洗剤			界面活性剤，香料
柔軟仕上剤			油剤，界面活性剤，香料

金属の探索が可能となっている．

電子線マイクロアナライザー（EPMA）は，主に電子顕微鏡に付属され，試料に電子線を照射して発生する特性X線のエネルギーや強度を解析することにより構成する元素の種類や含有量を分析する装置である．試料は，非破壊で電子顕微鏡の試料室に入るものであれば，固体，粉体などの元素分析ができる．とくに電子顕微鏡の画像をみながら元素分析が可能で，金属アレルギー原因製品の微少の腐食部分，メッキの穴を探しながら，原因金属の探索が可能となっている．ただし，電子顕微鏡の特性上，試料室を真空

にする必要があり，真空に耐えられる試料が測定対象となる．

4．金属アレルギーの解析事例

メガネフレームによる金属アレルギーの事例について紹介する（図2）．

患者は，パッチテストの結果のニッケル（Ni）に陽性反応を示しており，Niに感作されているものと考えられる．

ACDを発症したメガネは，フレームの先セル部分が抜ける構造となっている．先セル部分を取り外したところ，内部の金属に腐食がみられ（図2a），EDXで分析したところ，銅（Cu），Ni，鉄（Fe），亜鉛（Zn）が検出（図2b）された．検出された金属の種類から，メガネフレームに用いられていた金属はCu，Ni，Zn合金の洋白と考えられる．フレーム金属部の腐食状況および金属部の分析結果から，汗，皮脂等が先セル内に浸透し，金属フレームを腐食したものと考えられる．腐食部分から，Cu，Ni，Znが溶出し，患者はNiにより金属アレルギーを発症したものと考えられる．なお，洋白，Ni合金は，貨幣によるACDの報告が多数みられる[8〜16]．

5．特殊な金属アレルギーの事例

金属アレルギーをもっている人が，繊維製品の着用により，ACDを発症する事例が発生している[5, 17〜18]．これらの事例において患者が着用していた繊維製品をEDXで分析したところ，クロム（Cr）の含有が確認された．患者は，パッチテストでCrが陽性を示したことから，繊維製品に含有していたCrがACDの原因と考えられる．繊維製品へのCrの含有は，含金属染料によるものと考えられる．含金属染料または媒染染料は，染料の分子内に金属を含み錯体となっている．代表的な含金属染料の化学構造を図3に示す．Cr等の金属の作用により繊維と強固に結合しており，安定で抽出ができないことから，含金属染料自身を分析することは現状ではできない．染料中の金属は，安定して存在しているため，アレルギーを発症させることが可能かどうかは現状では不明であるが，本例の発生状況から金属アレルギーを発症している可能性がある．

繊維製品に対する品質性能の要求が高くなり，染色堅牢

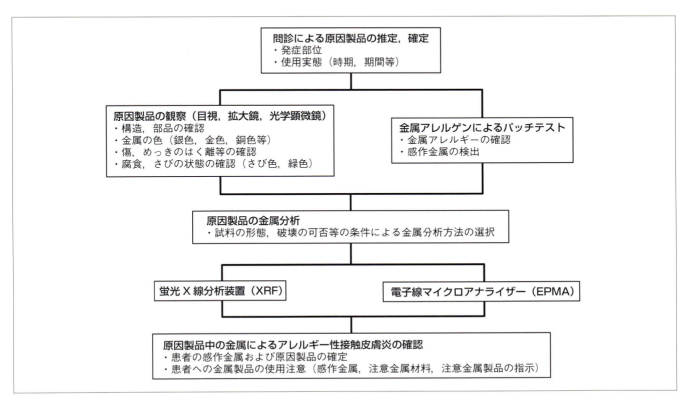

図1　家庭用品中の原因金属究明方法

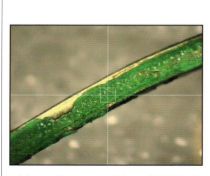
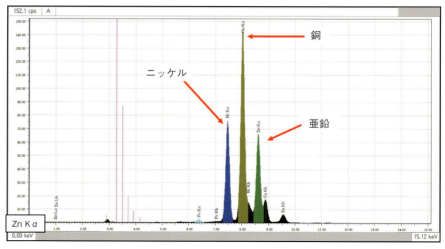

(a) メガネフレーム内部のX線照射部位

(b) 蛍光X線測定結果（銅，ニッケル，亜鉛合金）

図2　メガネフレームによる金属アレルギー事例

図3　代表的な含金属染料の化学構造（C.I.Acid Black 52:1）

度に対する高い要求から，含有金属染料が復活してきている．含有金属染料で染色されている繊維は，ナイロンが主なもので製品としては濃色で染色されたパンティストッキング，水着などである．

6．分析による家庭用品中の原因物質探索方法

　家庭用品中のアレルゲンを探索するため，体系的分析方法が「日本工業規格 JIS L 1041 樹脂加工織物及び編物の試験方法」を参考に開発された[19〜22]．その分析方法を図4に示す．本来この方法は繊維製品向けであったが，プラスチック製品などの他の家庭用品でも実施されている．分析方法としては，家庭用品中の成分全体を抽出，分離・精製し，パッチテストとの融合により，アレルゲンを探索しようとするものである．

・抽出：特定の物質を対象とするのではなく，家庭用品中に含まれる成分全体を抽出するため，2種類の有機溶媒による浸漬抽出としている．

・分離・精製：抽出物は，多くの物質の混合物であるため，シリカゲルカラムクロマトグラフ法による分離・精製を行う．

・成分分析：分離・精製物の残渣をガスクロマトグラフ質量分析計（GC/MS），高速液体クロマトグラフ計（LC/MS）などを用いて成分の分析を行う．なお，分離・精製物であっても，混合物であるため，さらに，高速液体クロマトグラフ（HPLC）などを用いて分離・精製し，質量スペクトル，赤外吸収スペクトルを測定して成分分析を行うこともある．

1. 化学分析を要する場合とその方法—家庭用品

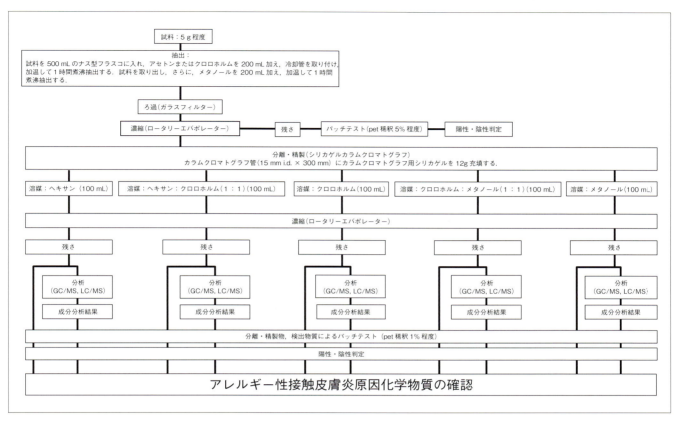

図4 化学分析による家庭用品中の原因物質探索方法

　もっとも，アレルゲンは，機器分析の各種スペクトルデータベースにすべてが登録されているわけではないので，原因物質を確定できない場合もある．よって，機器分析用のアレルゲンデータベースの整備が急務となっている．

・パッチテスト：抽出物，シリカゲルカラムクロマトグラフ法により分離・精製した各溶出成分およびガスクロマトグラフ質量分析計 (GC/MS)，高速液体クロマトグラフ質量分析計 (LC/MS) などによる成分分析の結果から得られた物質を試薬等で入手し，白色ワセリンと混合し，パッチテスト用試料とする．通常，抽出物5%程度，分離・精製物1%程度としている．

　このパッチテストの結果から，抽出物に陽性反応が出れば，試料から原因物質が抽出されたことになり，分離・精製溶出部分の陽性反応の結果から原因物質の含まれている溶出部分が判定できる．

　ただし，パッチテスト試料の濃度設定は，大変困難な問題となっている．分離・精製物の場合，アレルゲンが濃縮している可能性があり，パッチテストにおいて大変強い反応となることがある．逆に，抽出物または，分離・精製物であっても混合物であるため，相対的にアレルゲンの濃度が薄くなり，パッチテストの反応が出ないこともある．検出物質について，スタンダードアレルゲンが存在している場合は，濃度設定もされており，それらを用いることを推奨される．パッチテストの結果からアレルゲンを確定する．

　この分析方法を用いて解析された事例として，ポリ塩化ビニル手袋[23〜28]，軍手[29, 30]，トランクス[31]，肩パット[32]，作業服[33]，ポリエチレン手袋[34]，ブラウス[35, 36]，スポーツウェア[37]，サンダル[38]，デスクマット[39]，工事用ヘルメット[39]，冷却シーツ[40]，スポーツ用手袋[41,42]，スポーツ用靴[41]，パジャマ[43]，トイレットペーパー[44]，ブラジャー[6]，メガネ[45, 46]，化粧用スポンジパフ[47]がある．

7. 分析による家庭用品中の特定の原因物質探索方法

　家庭用品中のアレルゲンを探索するための体系的分析方法を紹介したが，水溶性有機物のアレルゲンは生成段階で

第7章 化学分析を要する場合とその方法

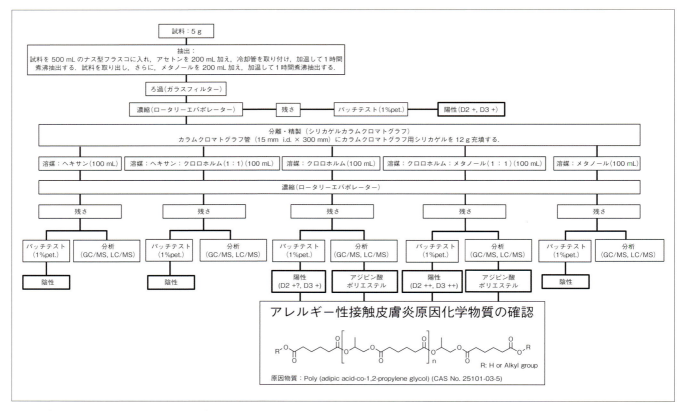

図5 ポリ塩化ビニル手袋によるアレルギー性接触皮膚炎の原因物質探索事例（症例1）

の損失があり，検出しにくい．具体的にはアレルゲンとして有名な 5-Chloro-2-methyl-4-isothiazolin-3-one（CMI）:2-Methyl-4-isothiazolin-3-one（MI）; mixture 3:1（Kathon CG）の場合，メタノール抽出物をそのまま GC/MS で分析すると，検出できる．解析された事例として，冷汗タオル[48]，美容液マスク[48]がある．

また，製造メーカーからの情報，文献情報等から対象物質がある程度絞られている場合は，抽出物をそのまま GC/MS で分析することで対象物質を検出することができる．解析された事例として，女性用ズボンに含有された 4,5-Dichloro-2-n-octyl-4-isothiazolin-3-one（DCOIT）検出の報告がある[49]．

その他，繊維製品からのホルムアルデヒドの分析方法[50, 51]，感作性分散染料の分析方法[52, 53]がある．

8．アレルゲン探索事例（原因物質が未知の事例）

原因物質が未知の事例で，前述の分析方法によりアレルゲン探索を行った，ポリ塩化ビニル手袋による ACD の事例を以下に示す[26]．

症例1：55歳の女性で，農業用ハウスでトマト栽培を行うためポリ塩化ビニル手袋（厚手のもの）を使用していた．

分析結果およびパッチテスト結果を図5に示す．アセトン，メタノール抽出物に陽性（D2 +，D3 +），カラムクロマトグラフ精製物のクロロホルム溶出物に陽性（D2 +?，D3 +）およびクロロホルム：メタノール溶出物に陽性（D2 ++，D3 ++）であった．このことから，ACD の原因物質は，ポリ塩化ビニル手袋から抽出され，カラムクロマトグラフ精製物のクロロホルム溶出物およびクロロホルム：メタノール溶出物に溶出したことがわかる．クロロホルム溶出物およびクロロホルム：メタノール溶出物を LC/MS で分析したところ，分子量分布をもつ物質であることがわかり，検出質量の分布から，可塑剤のアジピン酸ポリエステルの Poly（adipic acid-co-1,2-propylene glycol）（CAS No. 25101-03-5）であることが判明した．可塑剤メーカーから提供された同一のアジピン酸ポリエステルを用いてパッチテストを施行したところ，陽性反応

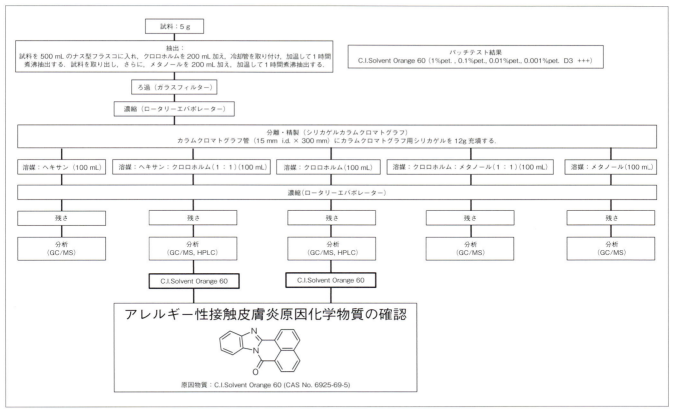

図6 メガネの先セルによるアレルギー性接触皮膚炎の原因物質探索事例（症例2）

（5% pet. D2 ++，D3 ++）が確認された．この事例では，製造メーカーより成分の提供が受けられ，成分パッチテストの結果，安定剤の Di (n-octyl) tin-bis (2-ethylhexylmaleate)（CAS No. 10039-33-5）に非常フレームに強い陽性反応（0.05% pet D2 ++，D3 ++）が確認された．よって，症例の患者は，ポリ塩化ビニル手袋に含有していた2種類の物質に感作されていたことが判明した．なお，製造メーカーは，この2種類の物質の使用を中止した．

9．アレルゲンの探索事例（原因物質を検出する事例）

原因物質を検出するための分析事例で，前述の分析方法によりアレルゲン探索を行ったメガネフレームによるACDの事例を示す[46]．

症例2：45歳の女性で，赤茶色のメガネを着用してから6週間後に，プラスチックフレームと接触する耳周囲にACDを発症した．

事前の成分パッチテストにより，C.I.Solvent Orange 60 に強陽性（1% pet.，0.1% pet.，0.01% pet.，0.001% pet. D3 +++）を示した．製造メーカーより，プラスチックフレームに C.I.Solvent Orange 60 は含まれていないとの回答であったため，化学分析を実施することとした．分析結果を図6に示す．

カラムクロマトグラフ精製物のヘキサン：クロロホルム溶出物およびクロロホルム溶出物は，着色しており，GC/MS で分析したところ，C.I.Solvent Orange 60 を検出した．なお，C.I.Solvent Orange 60 と交差反応を示すC.I.Solvent Red 179 は，検出されなかった．この事例では，製造メーカーは，C.I.Solvent Orange 60 の使用を認めていなかったが，化学分析の結果，原因物質が検出されたことから，製造工程，材料の調達を見直すこととなった．

10．アレルゲン探索事例（製品陽性，成分パッチテスト陰性の事例）

製品陽性，成分パッチテスト陰性の事例で，前述の分析方法によりアレルゲン探索を行ったブラジャーの肩紐によるACDの事例を示す[6]．

症例3：60歳の女性で，ポリ塩化ビニル手袋による

第7章 化学分析を要する場合とその方法

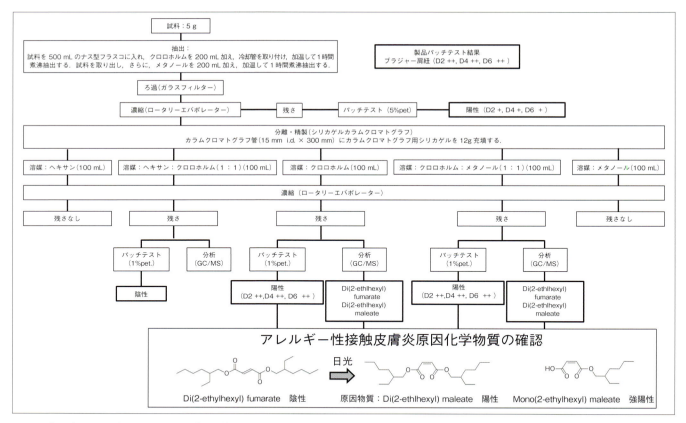

図7 ブラジャーの肩紐によるアレルギー性接触皮膚炎の原因物質探索事例（症例3）

ACDの発症を経験している．新しく購入したブラジャーを2日間着用しても症状はあらわれなかったが，3日目より，ブラジャーの肩紐と接触する部分に一致して，ACDを発症した．ブラジャー肩紐のパッチテストの結果，陽性反応（D2 ++，D4 ++，D6 ++）を示した．

分析結果およびパッチテスト結果を図7に示す．アセトン，メタノール抽出物に陽性（D2 +，D4 +，D6 +），カラムクロマトグラフ精製物のクロロホルム溶出物に陽性（D2 ++，D4 ++，D6 ++），およびクロロホルム：メタノール溶出物に陽性（D2 ++，D4 ++，D6 ++）であった．このことから，ACDの原因物質は，ブラジャーの肩紐から抽出され，カラムクロマトグラフ精製物のクロロホルム溶出物およびクロロホルム：メタノール溶出物に溶出したことがわかる．クロロホルム溶出物およびクロロホルム：メタノール溶出物をGC/MSで分析したところ，Di（2-ethylhexyl）fumarate（トランス体）（CAS No. 141-02-6）を大量に検出したため，パッチテストを施行したところ，陰性であった．GC/MSの分析結果を詳細に検討したところ，Di（2-ethylhexyl）fumarateのシス体であるDi（2-ethylhexyl）maleateが含まれていることが判明した．Di（2-ethylhexyl）fumarateの太陽光線の照射実験を行い，Di（2-ethylhexyl）maleateが生成することが確認され，太陽光線により，トランス体からシス体へ変換することが判明した．再度，Di（2-ethylhexyl）maleateおよびポリ塩化ビニル手袋によるACDの患者で強陽性反応を示すMono（2-ethylhexyl）maleateのパッチテストを施行することとした．再パッチテストの結果，Di（2-ethylhexyl）maleateに陽性反応（2% pet.，D2 ++，D4 ++，D6 ++），Mono（2-ethylhexyl）maleateに陽性反応（0.1% pet.，D2 -，D4 -，D6 +）を確認された．よって，ACDの原因は，ブラジャーの肩紐に含有していたDi（2-ethylhexyl）fumarateが天日干しにより，Di（2-ethylhexyl）maleateに光変換し，皮膚炎を発症したものと考えられた．

その後のメーカーの調査により，Di（2-ethylhexyl）fumarateは，染色時に用いられる薬剤の不純物として混

入していたとのことであった．また，患者は，以前にポリ塩化ビニル手袋にACDを発症し，Mono（2-ethylhexyl）maleateに陽性反応を示していることから，すでにポリ塩化ビニルの安定剤に感作が成立しており，光反応により生成したDi（2-ethylhexyl）maleate皮膚反応を示したものと考えられる．なお，製造メーカーは，染色時に用いられる薬剤を変更している．

おわりに〜医師と分析技術者との協力の必要性

家庭用品おいて化学分析を要する場合は，非常に多いと思われる．化粧品や医薬部外品では全成分表示が行われており，成分が把握しやすい．また，食品ではアレルゲンの表示が行われるようになってきている．しかし，家庭用品のほとんどは成分表示がなく，また，複雑な化学物質の集合体となっているため，成分の把握が困難である．家庭用品に関しては，パッチテストと分析技術を一体化し，皮膚科医師と分析技術者との協力関係が重要であるが，医師が家庭用品の化学分析を要望しても制度や分析を実施できる機関も少なく，なかなか実施できない現状もある．結果として家庭用品中の成分を分析し，患者に対してパッチテストを実施して原因究明を行った事例は，全症例数から比べればかなり少ない．家庭用品に含まれている多種多様な成分の分析技術を向上させるとともに，知識の蓄積，原因究明体制の整備等が重要であり，制度の改善を望みたい．

引用・参考文献・web情報

1) Ramzy AG et al: Contact Dermatitis 72: 139, 2015
2) Kimura K, Katoh T: Contact Dermatitis 32: 304, 1995
3) Collaris EJ, Frank J: Int J Dermatol 47 Suppl 1: 35, 2008
4) 脇田素子ほか：日皮アレルギー会誌 6: 141, 1998
5) 佐々木和実：MB Derma. 231: 67, 2015
6) 今村真也ほか：J Environ dermatol Cutan Allergol 11: 55, 2017
7) 経済産業省：サイレントチェンジに注意（2017/11/7）http://www.meti.go.jp/product_safety/producer/point/silent_change.html
8) Husain SL: Br Med J 2: 998, 1977
9) Boonk WJ, van Ketel WG: Contact Dermatitis 5: 341, 1979
10) Donati S: Can Med Assoc J 128: 638, 1983
11) Räsänen L, Tuomi ML: Contact Dermatitis 27: 250, 1992
12) Lidén C, Carter S: Contact Dermatitis 44: 160, 2001
13) Zhai H et al: Br J Dermatol 149: 311, 2003
14) Nucera E et al: Br J Dermatol 150: 500, 2004
15) Foti C et al: Contact Dermatitis 52: 167, 2005
16) Seidenari S et al: J Eur Acad Dermatol Venereol 19: 449, 2005
17) 須貝哲郎：アトラス接触皮膚炎，金原出版，東京，p.18, 1986
18) 佐野晶代ほか：J Environ dermatol Cutan Allergol 6: 280, 2012
19) 佐々木和実：MB Derma. 46: 66, 2001
20) 佐々木和実：医薬ジャーナル 37（5）: 5, 2001
21) 佐々木和実：医薬ジャーナル 37（7）: 5, 2001
22) 佐々木和実：綜合臨牀 52: 545, 2003
23) 細野久美子，清水亜紀子，佐々木和実：日皮アレルギー会誌 7: 163, 1999
24) Sugiura M et al: Environ Dermatol 9: 98, 2002
25) Ueno M et al: Contact Dermatitis 57: 349, 2007
26) 西岡和恵ほか：日皮会誌 118: 1967, 2008
27) Ito A et al: Contact Dermatitis 60: 59, 2009
28) 足立厚子ほか：J Environ Dermatol Cutan Allergol 8: 271, 2014
29) Sugiura K et al: Contact Dermatitis 43: 237, 2000
30) Sugiura K et al: Environ Dermatol 7: 211, 2000
31) Aoyama F et al: Environ Dermatol 8: 15, 2001
32) Sugiura M et al: Environ Dermatol 8: 76, 2001
33) Sugiura K et al: Contact Dermatitis 46: 13, 2002
34) Sugiura K et al: Contact Dermatitis 46: 262, 2002

35) 矢島 純, 米山英子, 佐々木和実：皮膚病診療 24: 1127, 2002
36) Okumura M et al: Environ Dermatol 10: 21, 2003
37) Sugiura K et al: Contact Dermatitis 53: 353, 2005
38) Kanto H et al: J Environ Dermatol 12: 89, 2005
39) 藤原 進ほか：J Environ Dermatol Cutan Allergol 2: 25, 2008
40) Fukunaga A et al: Contact Dermatitis 62: 317, 2010
41) Sugiura K et al: Australas J Dermatol 51: 208, 2010
42) Aizawa A et al: Contact Dermatitis 79: 113, 2018
43) 浮田 彩ほか：西日本皮膚科 76: 442, 2014
44) 足立厚子ほか：J Environ Dermatol Cutan Allergol 9: 116, 2015
45) Shono M, Numata M, Sasaki K: Contact Dermatitis 78: 83, 2018
46) Shono M, Numata M, Sasaki K: 日皮免疫アレルギー会誌 1: 54, 2018
47) 飯島茂子ほか：日皮免疫アレルギー会誌 1: 116, 2018
48) 西岡和恵ほか：J Environ Dermatol Cutan Allergol 10: 35, 2016
49) Umekoji A et al: Contact Dermatitis 75: 326, 2016
50) 家庭用品安全対策研究会 編：家庭用品規制関係実務便覧：保健衛生安全基準, 第一法規出版, 東京, p.2046, 1975
51) 佐々木和実ほか：分析化学 46: 1009, 1997
52) 佐々木和実ほか：分析化学 57: 833, 2008
53) International Organization for Standardization: ISO 16373-2: 2014（en）Textiles-Dyestuffs -Part 2: General method for the determination of extractable dyestuffs including allergenic and carcinogenic dyestuffs（method using pyridine-water）

Memo

第7章 化学分析を要する場合とその方法

2 化学分析を要する場合とその方法 ―医療機器，化粧品等

五十嵐　良明，河上　強志

はじめに

皮膚安全性症例情報ネット（SSCI-Net）に2016年度登録された症例のうちアレルギー性皮膚障害事例は507件で，その原因となった製品を区分別件数にみると，もっとも多いのは化粧品（薬用化粧品を含む）で294件（58％），医薬品は119件（24％），装飾具・装飾品は51件（10％）などとなっている．化粧品の中では医薬部外品に分類されるシャンプー，染毛剤などの製品で皮膚障害を起こしていることが多い（図1, 2）[1]．これらの製品による皮膚障害が遅延型アレルギーの接触皮膚炎かどうかを検査するために，皮膚科医によるパッチテストが実施される．患者が使用していた製品およびジャパニーズスタンダードアレルゲン（日本皮膚免疫アレルギー学会が認定するアレルゲンで，日本人がかぶれやすい化粧品，金属，ゴム，樹脂関連化合物が含む）[2]の市販パッチテストユニットを48時間貼付し，72時間および1週間後に皮膚反応の有無を判定する．製品で陽性を示し，かつアレルゲン試薬のいずれかで陽性を示した場合，患者の皮膚炎の原因物質はその試薬化合物と考えられる．しかし，製品のパッチテストでは陽性反応を示したものの試薬にはいずれも反応を示さない場合や，製品のパッチテストでは明らかな陽性反応は認められないものの試薬に反応を示す場合などは，貼付した化合物以外が当該製品による皮膚炎の誘発原因物質となっている可能性がある．そのような場合は，製品の化学分析を行い，皮膚炎誘発の原因物質を探索する必要がある．一方，パッチテストによる患者の負担を減らすため，前もって製品の化学分析を行って候補物質を絞り込み，パッチテスト用の適切な基剤や貼付濃度を決定する場合もある．

本項では，化粧品や医薬品等によるアレルギー性皮膚障害事例における製品の化学分析の必要性を，それらの法規制の現状に実際の対応例も含めて述べる．

1．化粧品，医薬品等の法規制

化粧品や医薬品等は「医薬品，医療機器等の品質，有効性及び安全性の確保等に関する法律」（以下，薬機法と略す）により規制を受けている．薬機法で医薬品は，「日本薬局方に収められている物」「人又は動物の疾病の診断，治療又は予防に使用されることが目的とされている物であっ

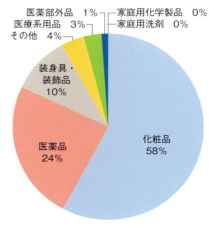

図1　2016年度アレルギー性皮膚障害事例：製品区分別件数内訳（文献1より引用）

2016年度　SSCI-Net登録症例件数
アレルギー性皮膚障害事例　製品区分別件数

製品分類	件数
化粧品	294
医薬品	119
装身具・装飾品	51
その他	22
医療系用品	14
医薬部外品	3
家庭用化学製品	2
家庭用洗剤	2
合計	507

2. 化学分析を要する場合とその方法—医療機器，化粧品等

図2 2016年度アレルギー性皮膚障害事例：化粧品の原因製品件数内（文献1より引用）
アレルギー性皮膚障害事例　原因製品件数内訳（製品区分別）

化粧品			
シャンプー	34	アイクリーム	2
染毛剤	29	BBクリーム	2
美容液	25	アイブロウ	2
化粧水	19	リップクリーム	2
日焼け止め	15	ボディローション	2
洗顔料	16	制汗剤	2
化粧下地	15	保湿クリーム	1
ジェルネイル	11	保湿ジェル	1
乳液	10	ハンドソープ	1
パーマ液	10	トリートメント	1
クレンジング	10	カラーシャンプー	1
ファンデーション	9	メイク落としシート	1
石鹸	8	フェイスパウダー	1
ボディソープ	6	ピーリングジェル	1
フェイスクリーム	6	チーク	1
整髪料	6	コンシーラー	1
クリーム	6	アイライナー	1
コンディショナー	5	リップグロス	1
口紅	5	ポイントメイクアップリムーバー	1
カラートリートメント	4	美白マスク	1
美白剤	3	マスカラ	1
ヘアトリートメント	3	ハンドクリーム	1
オールインワン化粧品	3	エッセンシャルオイル	1
アイシャドウ	3	カーリング剤	1
ヘアトリートメントオイル	2	CCクリーム	1
合計			294

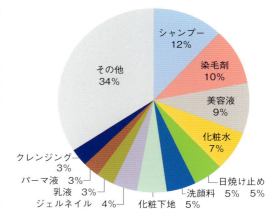

て，機械器具等でないもの，人又は動物の身体の構造または機能に影響を及ぼすことが目的とされている物であって機械器具等でないもの」である．逆に，同目的で使用される機械器具等は医療機器と定義される．医薬部外品は，「吐きけその他の不快感又は口臭若しくは体臭の防止」「あせも，ただれ等の防止」「脱毛の防止，育毛又は除毛」を目的に使用される物であって人体に対する作用が緩和なものをいう（表1）．また，「ねずみ，はえ，蚊，のみその他これらに類する生物の防除の目的のために使用される物」および厚生労働大臣が指定するものとして，有効成分を含み効能効果を標ぼうできる薬用化粧品があり，染毛剤，パーマネント・ウェーブ用剤，浴用剤などが該当する．化粧品は，「人の身体を清潔にし，美化し，魅力を増し，容貌を変え，又は皮膚若しくは毛髪をすこやかに保つために，身体に塗擦，散布その他これらに類似する方法で使用される

ことが目的とされている物で，人体に対する作用が緩和なもの」と定義されている．具体的には，洗顔クリーム，口紅，ファンデーション，化粧水，乳液等が該当する．

皮膚感作性は，ヒトが化学物質に繰り返し曝露されることによって，その化学物質に特異的な免疫反応が起こり，紅斑，浮腫，落屑等の皮膚反応を生じることであり，感作性試験は化学物質がそうした特異的免疫反応を誘導し，皮膚反応を惹起するかどうかを予測するために実施される．古くはモルモットを用いた maximization test，adjuvant and patch test，Buehler test が実施されていたが，代替法としてマウスを用いた local lymph node assay (LLNA) およびその改良法で放射性同位元素を用いない LLNA-DA や LLNA-BrdU-ELISA が開発され，OECD テストガイドライン 429，442A，442B として示されている（表2）．欧州では2013年より動物愛護の観点から動物実験を用い

表1 薬機法における定義

	医薬品	医療機器	医薬部外品	化粧品
使用目的	・人または動物の疾病の診断，治療または予防 ・人または動物の身体の構造または機能に影響	同左	・吐きけその他の不快感または口臭もしくは体臭の防止，あせも，ただれ等の防止，脱毛の防止，育毛または除毛 ・ねずみ，はえ，蚊，のみ等の防除 ・その他厚生労働大臣指定（薬用化粧品など）	人の身体を清潔にし，美化し，魅力を増し，容ぼうを変え，または皮膚もしくは毛髪をすこやかに保つ
要件	器具機械等でない	器具機械等	人体に対する作用が緩和	・身体に塗擦，散布その他これらに類似する方法で使用 ・人体に対する作用が緩和

表2 皮膚感作性試験法

試験名	使用動物	OECDテストガイドライン番号
guinea pig maximization test（GPMT）	モルモット	406
adjuvant and patch test	モルモット	
Buehler test	モルモット	406
local lymph node assay（LLNA）	マウス	429
LLNA-DA	マウス	442A
LLNA-BrdU-ELISA	マウス	442B
direct peptide reactivity assay（DPRA）		442C
KeratinoSens™ assay		442D
human Cell Line Activation Test（h-CLAT）		442E

た化粧品の販売が禁止されたことから，動物を使わない感作性試験法（in vitro法）の開発も進み，日本でも「医薬部外品・化粧品の安全性評価のための複数の皮膚感作性試験代替法を組合せた評価体系に関するガイダンス」が厚生労働省から事務連絡として発出されている[3]．

医薬品分野においては，皮膚外用薬として用いる医薬品の接触感作性のリスクを予測するため，非臨床試験で動物を用いた皮膚感作性試験が行われている．医薬品には添付文書が付けられており，薬剤成分の名称と含量および添加剤の名称が記載され，配合成分の把握は容易であることが多い．配合成分のほとんどについては日本薬局方や日本医薬品添加物規格で品質が規定されており，有効成分についての副作用情報も記載されている．

医療機器の製造販売承認申請等に際しては，生物学的安全性評価に関する資料の添付が必要であり，その評価の基本的考え方が厚生労働省医薬安全局審査管理課医療機器審査管理室長通知[4]として示されている．医療機器の生物学的評価は，原則としてJIS T 0993-1あるいは国際規格であるISO 10993「医療機器の生物学的評価」シリーズに準拠して行うこととされている．個々の医療機器において評価すべき安全性評価項目は，医療機器の接触部位および接触期間を考慮した分類により選択される．このうち感作性や刺激性については，医療機器の接触部位や接触期間によらず，すべての医療機器で実施すべき試験項目としてあげられている．感作性試験に当たっては，ISO 10993-12の抽出溶媒に関する規定やISO 10993-3およびISO 10993-10に記載されている抽出法を参照し，各材料に適したものであって，かつ抽出効率の高い抽出溶媒を選択して実施するとしている．

医薬部外品は品目ごとに製造販売の承認が必要である．医薬部外品に用いる原料は，「医薬部外品原料規格2006」によって品質が規定されているが，これに収載されていない原料で新規に有効性成分として用いる場合や，既存医薬部外品と適用方法が異なる場合などは，承認申請に際して，有効成分の起原や効能や効果に関することのほか，その品質規格と，連続皮膚刺激性，皮膚感作性等の安全性に関する資料の提出が必要である．

化粧品基準[5]では，「化粧品の原料は，それに含有される不純物等も含め，感染のおそれがある物を含む等その使用によって保健衛生上の危険を生じるおそれがある物であってはならない」とし，医薬品成分等の配合禁止，配合に制限がある成分，および配合できる防腐剤，紫外線吸収

剤およびタール色素（ポジティブリスト）を規定している．化粧品基準に適合していれば，製造会社の自己責任に基づいて，都道府県への届出のみで化粧品を製造販売できるようになっているが，業界団体としては収載成分について医薬部外品とほぼ同様の試験法で安全性を確保するよう推奨している．さらに，配合されている全成分を表示することが義務づけられており，配合含量が多い順に記載し，1％以下の成分は順序不同でよいとされている．この表示に用いる成分名称は，原則として日本化粧品工業連合会が作成した「化粧品の成分表示名称リスト」に公表された名称であるが，欧米との表示名称に合わせるため化粧品原料国際命名法（INCI）に準拠して作成された成分名称もある．一方，医薬部外品である薬用化粧品の有効成分名称は，承認書に記載された名称を表示することとされ，同一の成分であっても異なる名称がつけられていることがある．

2. 皮膚障害の原因究明のための化学分析の必要性

医薬品によるアレルギー性接触皮膚炎は外用薬によるものがほとんどで，主薬である薬剤によって引き起こされている．フラジオマイシンのような抗菌薬や，ブフェキサマクやイブプロフェンピコノール（非ステロイド系消炎薬）による頻度が高く，ステロイド外用薬によるものもまれにみられる．ケトプロフェンは，接触皮膚炎よりもむしろ光接触皮膚炎を引き起こしやすく，日焼け止めに含まれている紫外線吸収剤と交差反応することが知られている．また，フラジオマイシンにかぶれた患者は基本化学構造が同じゲンタマイシン，アミカシン，カナマイシンなどと交差反応することが報告されている[6]．複数の外用薬による接触皮膚炎の場合，主薬である薬剤の交差反応によるものや含有量が関係するもの，外用薬の基剤や添加されている防腐剤などが原因のこともあり，パッチテストだけで患者が感作を起こしている物質の特定が困難な場合は，化学分析が必要である．

医療機器については，使用部位にアレルギーの症状が現れた場合，その機器に使われている材料に含まれる化学物質が原因と考えられる．医療機器の感作性試験は，各材料に適したもので，かつ抽出効率の高い抽出溶媒によって得た抽出物で実施するとしている．よって，この前臨床試験による陽性結果はヒトに感作を引き起こす可能性が検出できたことを意味するものだけである．独立行政法人医薬品医療機器総合機構（PMDA）のホームページ（https://www.pmda.go.jp）には一部の医療機器の添付文書が公開されており，機器の形状・構造，使用目的，警告記載等から構成部品の主な材質を知ることができる．たとえば，天然ゴム製品については注意書きにラテックスアレルギーとあり，ラテックスゴムとわかる．しかし，それ以外の製品では構成部品の材質に関する記載はほとんどされていない．さらに天然ゴム製品ではゴム加硫促進剤や老化防止剤などが，高分子材料から成る製品では重合剤，紫外線吸収剤，酸化防止剤，染料等の添加剤が遅延型アレルギーの原因物質としてあげられることも多いが，これらについての記載はまったくといってない．そのため，製造販売業者に問い合わせて配合成分等の開示を求めたりするが，それで十分な情報が得られない場合には化学分析となる．したがって，医療機器によるアレルギー性皮膚炎の原因究明は，使われている材料の化学分析，次に，同定された化学物質もしくは抽出物および製品のパッチテストによる確認という手順をとる．

医薬部外品のカテゴリーは欧米には存在せず，類似のものとしては，米国に Cosmetic Drugs，韓国に機能性化粧品といったカテゴリーが存在する．日焼け止め（サンスクリーン剤）は日本では化粧品あるいは医薬部外品に分類されるが，国によって化粧品，機能性化粧品，OTC（医薬品）として取り扱われる．こうした定義の違いは許認可制度に関わり，安全性確保に必要な試験項目，配合可能な成分の種類や量，成分の表示の仕方も異なってくる．日本では化粧品や医薬部外品については全成分表示が義務づけられており，消費者に自身が選択して使う化粧品の配合成分を認識させ，健康被害を未然に防ぐことに役立つとともに，事故が起きてしまった場合には原因成分を特定し対応することを可能としている．よって，接触皮膚炎の原因究明は，基本的にはその製造販売会社から配合成分を入手してパッチテストを行う，もしくは前述したジャパニーズスタンダードアレルゲンのパッチテストをすればよい．

一方，製品の化学分析が必要となるのは，製品や原料に含まれる不純物が原因となっている場合，個人輸入等した海外製品で配合成分の全部が記載されていない場合，あるいは天然由来成分やエキス等化学物質の素性が明確でない場合など，限定的なケースに限られる．ベルギーにおいて化粧品に該当するゲルマスクによりアレルギー性接触皮膚炎が生じた事例では，メーカーから配合成分の提供を受け

パッチテストを実施したところ，ヒアルロン酸ナトリウムに陽性となったが，実際には成分表示の必要のなかったヒアルロン酸ナトリウムに防腐剤として使用されたメチルイソチアゾリノンが原因であることが化学分析によって明らかにされている[7]．

3．実際の化学分析事例について

(1) 化学分析の概要

皮膚障害の原因物質を「製品に含まれる化学物質」と考えて探索する場合，本項で対象としている医薬品，化粧品，医薬部外品および医療機器と家庭用品との間で分析化学的考え方に大きな違いはない．家庭用品の原因物質の探索のためのアプローチ方法やさまざまな手法については，すでにまとめられた報告がある[8, 9]．よって，ここではその概要について簡単に述べた後，我々が実際に行った3例の医療機器によるアレルギー性接触皮膚炎の原因究明に関して，分析方法を交えて解説する．

原因物質が金属の可能性がある場合には，蛍光X線分析装置等で分析を実施する．一方，樹脂添加剤等の有機化合物が原因と考えられる場合には，試料からそれらを抽出する操作をした後，機器分析する．抽出の際には，材質や想定される原因物質の物性等を考慮しつつ，抽出効率を考えて抽出溶媒や方法を選択する．この抽出液にはさまざまな素材，添加剤等が抽出されており，原因物質を分析する上で妨害となる夾雑物質も存在する可能性がある．そのような場合には抽出物を精製する必要があり，シリカゲル等の担体を用いたカラムクロマトグラフィーが一般的に使用される．得られた試料溶液について各種分析機器を用いて測定を行うが，試料に存在する可能性のある化合物を想定してデータを解析することが重要である．最終的には可能な限り標準物質を入手して同条件で分析し，試料のデータと比較することで同定することが望ましい．

(2) 実例

①医療用弾性ストッキング

・経緯

医療用弾性ストッキングは，下肢の末梢部から中枢にかけて漸減的に圧力を加えることで，下肢の静脈血およびリンパ液のうっ滞を軽減または防止する目的で使用されている．また，深部静脈血栓の予防や下肢静脈瘤患者の症状改善のためにも使用されている．先に医療用弾性ストッキングの使用に伴う接触皮膚炎事例が報告されている[10]．今般，下肢静脈瘤に対して着用していた医療用弾性ストッキングによりアレルギー性接触皮膚炎が生じ，製品パッチテストで陽性となった事例[11]について，原因物質の探索を行った．

・分析

添付文書には，当該製品の素材としてポリウレタン，ポリアミド（ナイロン），シリコンの記載があった．ポリウレタンやナイロンのような高分子材料にはさまざまな添加剤が使用されるが，弾性ポリウレタン繊維に添加されたベンゾトリアゾール系紫外線吸収剤の 2-(2'-hydroxy-5'-methylphenyl) benzotriazole (Tinuvin® P) による接触皮膚炎が報告されている[12]．そこで，この報告に準じて図3に示した方法で，新品および使用済み製品を分析した．試料1gを細切し，50 mLのアセトン・クロロホルム混液（1：1）で30分振とう抽出を4回行った．抽出液をロータリーエバポレーターにて少量まで濃縮した後，乾燥窒素気流下で溶媒を留去した．残渣をシリカゲルカラムに負荷し，

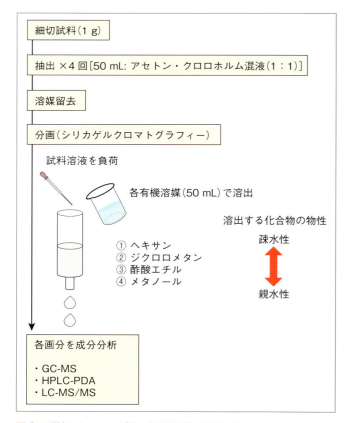

図3　弾性ストッキング中の原因物質の分析方法

2. 化学分析を要する場合とその方法—医療機器，化粧品等

表3 医療用弾性ストッキングから検出された化合物とその用途

化合物名	CAS No.	用途等
2-Ethylhexyl palmitate	29806-73-3	保湿クリーム等の基材
2-Ethylhexyl stearate	22047-49-0	保湿クリーム等の基材
2-n-Octyl-4-isothiazolin-3-one（OIT）	26530-20-1	防腐剤
5-Chloro-2-(2,4-dichlorophenoxy)phenol（Triclosan）	3380-34-5	抗菌剤
Triphenyl phosphate（TPP）	115-86-6	可塑剤
4-Trimethyl-1,3-pentanediol diisobutyrate（TXIB）	6846-50-0	可塑剤
Triethylene glycol bis(3-tert-butyl-4-hydroxy-5-methylphenyl)propionate（Irganox®245）	36443-68-2	酸化防止剤

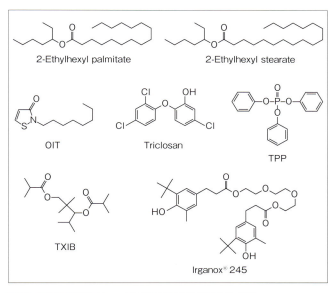

図4 医療用弾性ストッキングから検出された化合物

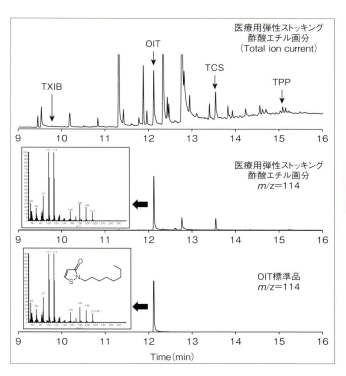

図5 弾性ストッキング抽出液のGC-MSクロマトグラムおよびマススペクトル例

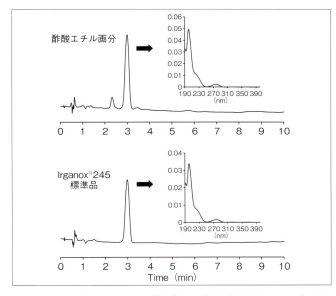

図6 医療用弾性ストッキング抽出液のHPLC-PDAクロマトグラムおよび紫外可視スペクトル例

ヘキサン，ジクロロメタン，酢酸エチル，メタノールの順に各50 mLずつ順次溶出し，その溶出液を分析した．分析には，ガスクロマトグラフ-質量分析計（GC-MS）および高速液体クロマトグラフ-フォトダイオードアレイ検出器（HPLC-PDA）を用い，HPLC-PDAで検出された化合物はさらに液体クロマトグラフ-タンデム質量分析計（LC-MS/MS）でも定性した．GC-MS分析は，指定した範囲のイオンをすべて測定するScanモードで測定した．

- 結果

検出された化合物を表3および図4に示した．弾性ストッキング抽出液を分画した溶液についてGC-MS分析を

表4 弾性ストッキング中の化合物濃度およびパッチテスト結果

化合物名	試料中濃度（μg/g）		パッチテスト濃度	パッチテスト判定	
	新品	使用済		48時間後	72時間後
2-Ethylhexyl palmitate	40	84	5% pet.	−	−
2-Ethylhexyl stearate	53	57	5% pet.	−	−
OIT	143	272	0.1% pet.	＋	＋
Triclosan	24	165	2% pet.	−	−
TPP	11	20	5% pet.	−	−
TXIB	14	1.5	5% pet.	−	−
Irganox®245	2983	2733	5% pet.	−	−

行った．得られたGCクロマトグラム上のピークのマススペクトルを観察し，必要に応じてデータベースも用いて検出化合物を推定した．最終的に推定した化合物の標準品を同条件で測定し，カラムでの保持時間とマススペクトルの一致度合いを確認することで同定した．ジクロロメタン画分からは2-ethylhexyl palmitateおよび2-ethylhexyl stearate，酢酸エチル画分からは2-n-octyl-4-isothiazolin-3-one（OIT），5-chloro-2-（2,4-dichlorophenoxy）phenol（Triclosan），triphenyl phosphate（TPP）および4-trimethyl-1,3-pentanediol diisobutyrate（TXIB）が検出された．実際の試料溶液のクロマトグラム，試料溶液でOITと推定したピークとOIT標準品のマススペクトルおよびそのうち強度の強いm/z=114のイオンのみで描いたマスクロマトグラムを図5に示した．マススペクトルと保持時間が一致していることから，このピークはOITであることが確認された．

HPLC-PDA分析では，保持時間および紫外可視スペクトルを標準品と比較することで，化合物の同定を実施した．弾性ストッキングの酢酸エチル画分のHPLC-PDA分析では，triethylene glycol bis（3-*tert*-butyl-4-hydroxy-5-methylphenyl）propionate（Irganox® 245）が検出され（図6），その存在はLC-MS/MSでも確認できた．一方で，以前にアレルギー性接触皮膚炎の原因物質として報告されたTinuvin® Pは，当該製品からは検出されなかった．

検出された化合物のうちのいくつかはアレルギー性接触皮膚炎の原因物質としての臨床報告があり，パッチテストを実施したところ，OIT（0.1% pet.）に対し48および72時間で紅斑・浮腫・小丘疹が認められた（表4）．そのため，弾性ストッキングに含まれるOITによるアレルギー性接触皮膚炎と診断された．

OITは検出された濃度から，製品に意図的に使用されていると考えられた．当該製品は防臭効果を謳っており，その添付文書には素材の記載はあるが，OITの使用についての記載はなかった．この弾性ストッキングは医療機器番号が付与された医療機器であることから，担当医より当該製品に含有されたOITによる接触皮膚炎として，PMDAに報告された．当該製品が海外製ということもあり，販売業者はOITの使用について把握しておらず，その確認には長時間を要したが，最終的に，防臭加工を目的に染色工程において染料とOITおよびTriclosanを含む薬剤とを混合して使用していたことが判明した．その後，販売業者は製品に注意喚起文書を追加する対応をとった．さらに，防臭加工薬剤を変更しOITを使用しない製品が現在では流通している．なお，海外でも同時期に，下肢潰瘍患者が同製品を1カ月間使用してOITによるアレルギー性接触皮膚炎を生じた事例が報告されている[13]．この報告でもGC-MS等を用いた成分分析により原因物質を明らかにしており，化学分析と成分パッチテストが原因究明に重要であることが示されている．

②留置外套針
- 経緯

長時間の点滴等が必要な患者では，静脈留置針が使用される．この留置針は，金属製の内針とプラスチック製カテーテルからなる外套針とで構成されている．金属針をカテーテルが覆う形で装着されており，血管に挿入した後に，金属針を引き抜きカテーテルが血管内に留置される．近年では，金属針を引き抜く際に血液が飛散することを防止するために，外套針に止血弁が備えられている．

留置針を用いてカテーテルを留置したところ刺入部に一致して掻痒を伴う好色丘疹が認められ，外套針による接触皮膚炎が疑われた事例がある[14]．この原因物質の探索のため実施した成分分析について説明する．

- 分析

添付文書には当該製品の素材として，ポリウレタン（カ

2. 化学分析を要する場合とその方法—医療機器,化粧品等

表5　留置外套針から検出された化合物とその用途

構成部分	化合物名	CAS No.	用途等
カテーテル	Isobornyl acrylate	5888-33-5	塗料・接着剤・光硬化反応性希釈剤
	2,6-Di-*tert*-butyl-1,4-benzoquinone	719-22-2	BHT等の分解物
	Glycidyl 3-trimethoxysilylpropyl ether	2530-83-8	シランカップリング剤
	2,6-Di-*tert*-butyl-4-methylphenol(BHT)	128-37-0	酸化防止剤
	N-Butylbenzenesulfonamide	3622-84-2	可塑剤
	2,2-Dimethoxy-2-phenylacetophenone(DMPAP)	24650-42-8	光重合開始剤
	Methyl 2-benzoylbenzoate	606-28-0	光増感剤・紫外線吸収剤
	4,4'-Diaminodiphenylmethane(MDA)	101-77-9	ポリウレタン原料(イソシアネート)由来化合物
	Isodecyl diphenyl phosphate	29701-21-5	可塑剤
	Triphenyl phosphate(TPP)	115-86-6	可塑剤
	Stearyl 3-(3,5-di-*tert*-butyl-4-hydroxyphenyl) propionate (Irganox®1076)	2082-79-3	酸化防止剤
	Pentaerythritol tetrakis[3-(3,5-di-*tert*-butyl-4-hydroxyphenyl) propionate] (Irganox® 1010)	6683-19-8	酸化防止剤
カテーテルハブ	Bisphenol A(BPA)	80-05-7	エポキシ樹脂,ポリカーボネート樹脂原料
	2,4-Di-*tert*-butylphenol	96-76-4	酸化防止剤中間体
	4-*tert*-Butylphenol	98-54-4	フェノール樹脂,紫外線吸収剤等の原料

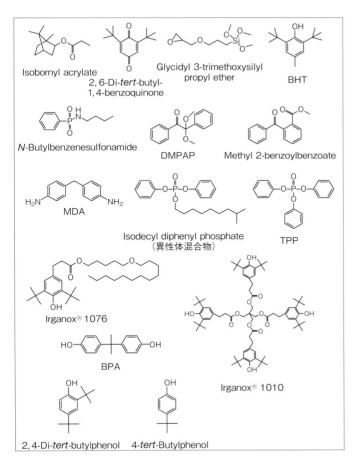

図7　留置外套針から検出された化合物

テーテル部),イソプレンゴム(止血弁)およびポリカーボネート(カテーテルハブ)の記載があった.皮膚に接触している,もしくは接触する可能性のある部分として,ポリウレタン製カテーテルおよびカテーテルハブについて化学分析を実施した.カテーテルについては,抽出溶媒としてアセトン・ヘキサン混液(3:7)を用いた[15].細切したカテーテルを数十mg量り取り,抽出溶媒を5 mL加えて攪拌した後,37℃で一晩放置した.抽出液は乾燥窒素気流下で溶媒留去し,適切な溶媒に溶解して分析に供した.ポリカーボネート製カテーテルハブについては細切し,ジクロロメタンを添加して溶解した.次に,この溶液にアセトンを添加して樹脂成分を析出させた後,遠心分離して上清を採取し,分析に供した.また,抽出液の一部をシリカゲルカラム(Waters製 Sep-Pak® Plus Long Cartridge, 690 mg/1.6 mL)を用いて,ヘキサン,ジクロロメタン,酢酸エチル,メタノールの順で各5 mLずつ順次溶出し,その溶出液も分析した.分析には,GC-MS,HPLC-PDAおよびHPLC-蛍光検出器(FD),ならびにLC-MS/MSを用いた.

● 結果

検出された化合物を表5および図7に示した.カテーテル部からは,ポリウレタンの原料であるイソシアネート

に由来する 4,4'-diaminodiphenylmethane（MDA）や，isobornyl acrylate，2,2-dimethoxy-2-phenylacetophenone（DMPAP）等のポリマー重合に関する化合物，2,6-di-*tert*-butyl-4-methylphenol（BHT）のような酸化防止剤などが検出された（図8）．次に，シリカゲルクロマトグラフィーにより分画したものを GC-MS 分析した結果，リン酸エステル系可塑剤の isodecyl diphenyl phosphate と triphenyl phosphate が検出され，HPLC-PDA および LC-MS/MS 分析ではフェノール系酸化防止剤の stearyl 3-(3,5-di-*tert*-butyl-4-hydroxyphenyl) propionate（Irganox® 1076），pentaerythritol tetrakis[3-(3,5-di-*tert*-butyl-4-hydroxyphenyl) propionate]（Irganox® 1010）が検出された．なお，isodecyl diphenyl phosphate はアルキル基の分枝がさまざまな異性体の混合物であり，クロマトグラム上には複数のピークが観察された（図8）．

カテーテルハブ部の試料溶液を GC-MS にて分析したところ，bisphenol A（BPA）およびそれに由来すると思われる化合物が検出された．しかし，BPA はカテーテルハブ部の素材であるポリカーボネート樹脂の原料であり，試料溶液中の樹脂成分が GC-MS 分析時に熱分解して生成，検出された可能性が考えられた．そこで HPLC-FD で分析したところ，同様に BPA とその関連化合物が検出され，カテーテルハブ部にその化合物として存在することがわかった．

検出された化合物のうちのいくつかは皮膚感作性が報告されており，近年では不織布中の Irganox® 1076 によるアレルギー性接触皮膚炎が報告されている[16]．しかし，検出された 15 化合物（表6），カテーテル部の抽出物（0.1 および 1% pet.）とカテーテルハブ部の抽出物（0.1% pet.）のスクラッチパッチテストおよびパッチテストの結果はいずれも陰性となり，原因物質の特定には至らなかった．

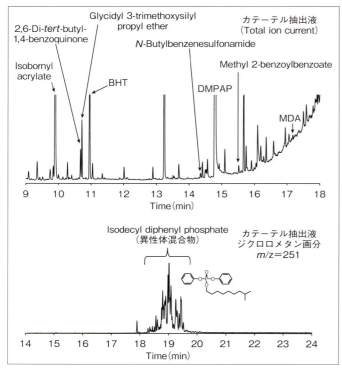

図8　留置外套針抽出物の GC-MS 分析例

表6　留置外套針に検出された化合物の濃度およびそのパッチテスト濃度

構成部分	化合物名	試料中濃度（μg/g）	パッチテスト濃度
カテーテル	Isobornyl Acrylate	236	0.1% pet.
	2,6-Di-*tert*-butyl-1,4-benzoquinone	7.1	1% pet.
	Glycidyl 3-trimethoxysilylpropyl ether	12	1% pet.
	BHT	42	2% pet.
	N-Butylbenzenesulfonamide	5.9	1% pet.
	DMPAP	422	0.1, 1% pet.
	Methyl 2-benzoylbenzoate	3.4	1% pet.
	MDA	16	0.5% pet.
	Isodecyl diphenyl phosphate	54	0.01, 0.1, 1% pet.
	TPP	1.8	5% pet.
	Irganox® 1076	727	0.01, 0.1, 1% pet.
	Irganox® 1010	660	0.01, 0.1, 1% pet.
カテーテルハブ	BPA	0.14	1% pet.
	2,4-Di-*tert*-butylphenol	1.3	0.1, 1% pet.
	4-*tert*-Butylphenol	1.0	1% pet.

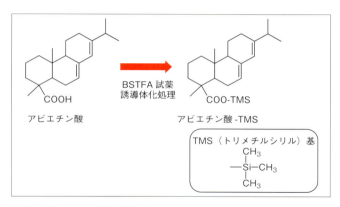

図9　アビエチン酸の誘導体化

③家庭用創傷パッド

●経緯

皮膚を創傷した場合に使われる絆創膏は傷口の保護が目的なのに対して，創傷パッドは傷口からの滲出液を乾燥させずに治癒力を高めて治療することから，管理医療機器とされている．10代女性が部活動中に受傷して，家庭用創傷パッドを用いたところ接触皮膚炎を生じ，パッチテストを実施したところ当該製品およびロジンが陽性となった事案が発生した[17]．本製品の添付文書には，ハイドロコロイドの粘着面をポリウレタンフィルムで被覆し，さらに全体を保護用被覆物で被覆していることが記載されていたが，材質等に関してそれ以上の情報は得られなかった．ロジンは接着剤等に使用されることから，当該製品にロジンが含有しているかどうか化学分析を実施した．

●分析

ロジンは松脂由来の天然樹脂成分であり，単一の化合物ではなくロジン酸とよばれるアビエチン酸（abietic acid）やpalustric acid等を主成分とする混合物である[18]．これらは，そのまま使用されるだけではなく，化学的な処理を行うことにより，インク，ゴム製品，樹脂原料および接着剤等に使われる．今回は，abietic acid等を指標としてロジンの有無を確認した．しかしabietic acid等は構造中に極性の高いカルボキシル基を有し，そのままではGC-MSで分析することは困難である．そこで，カルボキシル基にトリメチルシリル基を導入して誘導体化し（図9），分析した．

皮膚炎を生じた創傷パッド（製品A）およびパッチテストで陰性を示した他社製創傷パッド製品（製品B），ならびにパッチテスト試薬を測定した．細切した創傷パッドを数百mg量り取り，エタノール5 mLを加え攪拌し，37℃で一晩放置した．希釈後，必要に応じてN,O-bis(trimethylsilyl)trifluoroacetamide（BSTFA）を用いて誘導体化し，GC-MSで測定した．

●結果

製品Aについて，抽出物を誘導体化せずに分析した試料からはdehydroabietic acid methyl esterが，TMS誘導体化した試料からはそれに加えてdehydroabietic acidおよびdehydroabietic acidのTMS誘導体が検出された（図10）．製品Aからは，ロジンの主成分とされるabietic acidは不検出であったが，その脱水素体または水素付加体が含まれており，ロジンを化学処理した物が接着剤に使用されていると考えられた．パッチテスト試薬からは誘導体化しない場合にロジン関連化合物は検出されなかったが，TMS誘導体化後はabietic acid，dehydroabietic acidおよびpalustric acidのTMS誘導体化物がそれぞれ検出された．一方，パッチテスト陰性であった製品Bでは誘導体化の有無にかかわらず，ロジン

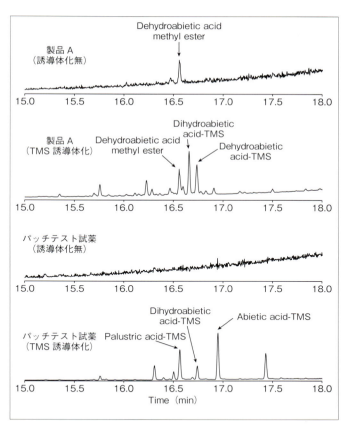

図10　家庭用創傷パッド抽出液およびパッチテスト試薬から検出されたロジン関連化合物

関連化合物は不検出であった．

製品Aとパッチテスト試薬でdehydroabietic acidが共通して検出されたことから，これが接触皮膚炎の原因物質として考えられた．しかしながら，それ以外のロジン関連化合物との交差反応の可能性も考えられる．ロジンおよびその関連化合物はさまざまな製品に添加されており，注意が必要である．

おわりに

感作性評価は医薬品や医薬部外品等の製造承認申請時に求められる安全性に関する試験項目であり，製造会社は配合成分とその製品における試験の結果をリスク評価して上市している．これは，その製品がすべてのヒトに対して絶対にアレルギーを生じないということではない．実際，医療製品によるアレルギー性皮膚炎の原因物質は，主剤ではなく原料に残存する添加剤であったり不純物であったりすることも多い．

医療製品によるアレルギー性皮膚炎の原因物質はジャパニーズスタンダードシリーズ化合物，製品そのものおよび製品に表示されている含有成分を一緒にパッチテストすることにより特定できることが多い．それと同時に，製品を適当な溶媒を用いて抽出し，含まれている化学物質をGCやHPLC等により化学分析を行って定性・定量すると，パッチテストの結果を照らし合わせることによって，原因物質を高い確度で推定することができる．

原因物質が特定されることによって，患者はそれが使われる同様の製品の使用を避け，健康被害の再発を防ぎ，製造会社は代替物質を使用する等の改良品の開発に役立てることが可能になる．併せて，同化学物質や類似化学物質のアレルギー性に関する情報を収集し，種々の製品における実態を把握することで新たな健康被害の未然防止につながる行政施策の必要性について考えることができる．今後，アレルギー性皮膚炎等の健康被害の原因究明と対策のために，パッチテストとともに化学分析の必要性はますます高まると考えている．

引用・参考文献

1) 松永佳世子, 篭橋雄二：フレグランスジャーナル 447: 74, 2017
2) 松永佳世子編：J Visual Dermatol 15: 229, 2016
3) 厚生労働省 医薬・生活衛生局医薬品審査管理課長事務連絡：薬生薬審発 0111 第1号 平成30年1月11日
4) 厚生労働省 医薬食品局審査管理課医療機器審査管理室長通知：薬食機発 0301 第20号 平成24年3月1日
5) 厚生省告示第331号 平成12年9月29日
6) 高山かおるほか：日皮会誌 119: 1757, 2009
7) Kerre S et al: Contact Dermatitis 78: 421, 2018
8) 鹿庭正昭：国立医薬品食品衛生研究所報告 124: 1, 2006
9) 佐々木和実：MB Derma 231: 67, 2015
10) 鈴木加奈子ほか：J Environ Dermatol Cutan Allergol 9: 436, 2015
11) 竹原友貴, 庄田裕紀子, 河上強志：J Environ Dermatol Cutan Allergol 11: 326, 2017
12) Arisu K et al: Contact Dermatitis 26: 311, 1992
13) Hamnerius N, Pontén A, Mowitz M: Contact Dermatitis 78: 419, 2018
14) 松立吉弘ほか：皮膚病診療 39: 735, 2017
15) Kawakami T et al: J. Liq. Chrom. Rel. Technol.（in press）
16) Hattori J et al: Contact Dermatitis 79: 117, 2018
17) 大村玲奈ほか：第48回日本皮膚免疫アレルギー学会総会学術大会（2018年11月．奈良市）
18) 岩佐 哲：Harima quarterly 109, 2011

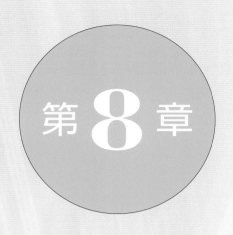

第8章

パッチテストの結果と症状の因果関係の確認および生活指導

第8章 パッチテストの結果と症状の因果関係の確認および生活指導

1 パッチテストの結果と症状の因果関係の確認および生活指導

関東　裕美

1. パッチテストの歴史とわが国における問題点

　パッチテストは19世紀にJadassohnが水銀軟膏やヨードフォルムを用いて皮膚反応を再現させた検査に始まり[1,2]20世紀にはBloch[3]やBonnevieらにより広められ，1931年，SulzbergerとWise[4]によりその手技が確立され，1960年代からは主にヨーロッパの皮膚科医により接触皮膚炎患者に対し積極的にパッチテストが行われた．やがて北欧，アメリカ，日本，カナダと世界各国で検査手技が検討されるようになってきた．すなわち偽性陽性，偽性陰性反応を出さないように，検査で得られる情報をより正確で有益にするために貼付すべきアレルゲンの選択がなされ，スタンダードアレルゲンの決定，アレルゲン貼付濃度，溶媒などが決められてきた[5,6]．以後，多くの皮膚科医によってパッチテスト結果が報告され[7]，接触皮膚炎のみならずアトピー性皮膚炎，難治性皮膚炎患者には外的増悪因子の有無を判断するのに重要な検査であることは周知の事実となっている．

　ところが検査は1日で終了するものではなく，患者・医師間の稠密な連携および共同作業を維持できないと信頼に値する検査結果を得ることはむずかしい．このような背景もあり，残念ながらわが国でのパッチテスト実施率，とりわけ積極的に実施されている施設は30％に満たなかった[8]．実施率をあげるため検査準備の煩雑さをなくす必要があり，簡便な手技としてスタンダードアレルゲンがすでにチャンバーについているT.R.U.E. test®（パッチテストパネル®（S））の使用が2015年夏から日本でも可能になり，以後皮膚科，アレルギー科の医師たちにとって有益な手段となっているはずである．検査が簡便になったことで患者がパッチテストを受ける機会が増えてきた現状はあるが，アレルゲン貼付をしてもその結果と皮膚症状の因果関係および生活指導に結びつけることが十分でないと検査の意味がない．有意義なパッチテストを行うには検査すべき患者の選択，原因アレルゲンやテープ剤の選択，皮膚炎は終息しているか，していない場合でも貼付するに十分な健常皮膚であるかどうかなど，パッチテスト実施にあたり考慮すべき条件がある．

　パッチテストは患者に成立した皮膚反応をアレルゲン負荷により健常部位で再現させる検査であり，検査後に治癒していた病変が再燃して新たな治療を要することもある．また，パッチテストによる感作も危惧されるので，パッチテストで原因物質の究明をすることが患者の治療上有意義であるか，生活の質改善につながるか，社会貢献，啓発教育上必要かなどを見極めて，検査にあたり具体的な実施方法を含め十分な説明をして患者の承諾を得て行う．患者にとっては痒い反応を誘発する，新たな皮疹が生じ得る可能性のリスクがある検査なので，担当医は検査結果については詳細に説明し，今後の生活を豊かにするための指導をする必要がある．

　この章ではパッチテストの結果と症状の因果関係について原因別に症例をあげながら，患者への説明，生活指導まで具体的に述べていく．

2. 原因別パッチテスト結果および生活指導例

◆症例1（図1～2）：23歳，女性（化粧品企業勤務を希望の大学院生）

◎主訴と現症

　小児期から冬季に乾燥皮膚があり，高校生ころから春先花粉症の症状に気づく．乾燥対策にはスキンケアのみで医療はせずに過ごせていたが，成人後口紅をつける機会が増えて口唇周囲の痒みが出るようになった．自身の3種類の口紅でパッチテストを行ったところ（図1），2種類の陽性を確認，原因成分把握目的で，貼付1週間後に当科を受診．

1. パッチテストの結果と症状の因果関係の確認および生活指導

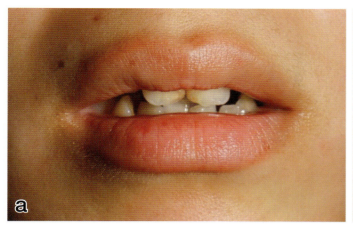
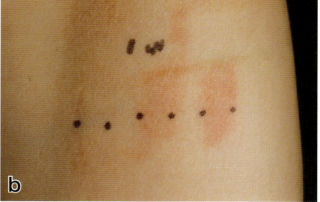

図1　症例1：23歳，女性
（a）初診時臨床像および（b）自身で実施したパッチテスト1週間後．

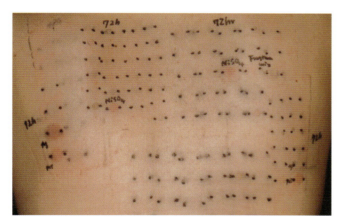

図2　症例1：再パッチテスト実施後
リンゴ酸ジイソステアリル（水溶性・油溶性基剤ともに）と硫酸ニッケルに陽性を確認．

◎パッチテスト結果

受診時，口唇周囲の線状浮腫性紅斑がみられ，局所ステロイド外用で軽快．血液検査でスギ花粉陽性を確認した．患者の化粧品に対する知的レベルが高く，製品パッチテストは正確にできていたが再度口紅成分と製品，スタンダードアレルゲンについてパッチテストを実施したところ，口紅成分のリンゴ酸ジイソステアリルに陽性を呈した．スタンダードアレルゲン貼付でニッケルアレルギーが判明（図2）．

◎生活指導
・口紅購入時には原因成分表示をみて購入する⇒現在のアレルギー把握．

・パッチテスト結果から香料や防腐剤など香粧品成分の反応はないことを確認．
・ニッケルアレルギーの注意⇒意識せず成立したものであるが，認識することで今後の皮膚炎を予防．

◆症例2（図3～6）：61歳，男性
◎主訴と現症
庭仕事であせもができて市販薬を2種類外用したが軽快せず，むしろ薬で皮疹は身体中に拡がってしまったとの訴えで，治療に加え外用薬の精査を希望して当科を受診（図3）．

◎パッチテスト結果
2種のチャンバーで持参外用薬のパッチテストを実施したところ，A軟膏のみ陽性を，同時に貼付したスタンダードアレルゲンでウルシオール陽性，カインミックス陰性を確認した（図5，6）．

◎生活指導
・臨床経過，臨床像，パッチテスト結果から皮疹の重症化はウルシかぶれの可能性があると指摘したところ，庭にハゼノキがあるのを患者が確認して納得⇒業者に伐採を委ね，以後皮疹の再発なし（図4）．
・外用薬成分テストは患者が希望せずに未実施であるが，A軟膏のみ陽性であったことから原因成分はメントール，カンファの可能性⇒共通成分のクロタミトンは貼付したが陰性，カインミックスも陰性で市販薬が使用できないわけではないが，成分確認が必要であることを指導．

第8章　パッチテストの結果と症状の因果関係の確認および生活指導

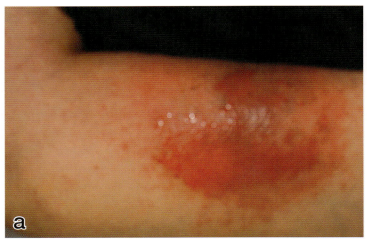
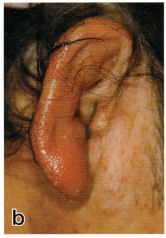

図3　症例2：61歳，男性．初診時臨床像
外用部（a）のみでなく顔面～耳介まで，（b）漿液性丘疹を混じた紅斑局面．

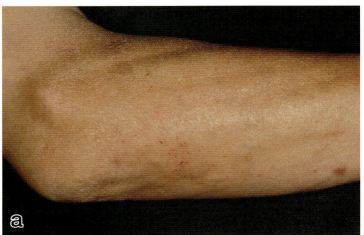
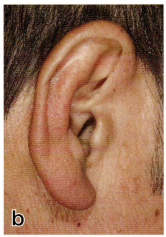

図4　症例2：治療後パッチテスト時の臨床像
（a）外用部，（b）顔面～耳介．皮疹は消褪．

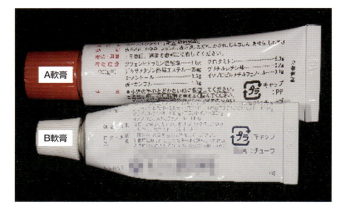

図5　症例2：患者使用の2種の外用薬
2種は異なるステロイドホルモンを含有するが，ジフェンヒドラミン塩酸塩，クロタミトン，イソプロピルメチルフェノールは共通成分で，A軟膏にはメントール，カンファ，B軟膏にはリドカイン，トコフェロール酢酸エステル，グリチルレチン酸，アラントインを含む．

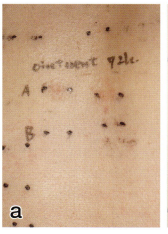
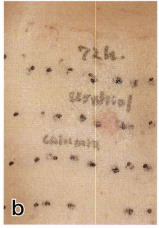

図6　症例2：パッチテスト結果
2種のチャンバーで持参外用薬のパッチテストを実施したところ，図5のA軟膏のみ陽性を示し，同時に貼付したスタンダードアレルゲンでウルシオール陽性，カインミックス陰性を確認した．

1. パッチテストの結果と症状の因果関係の確認および生活指導

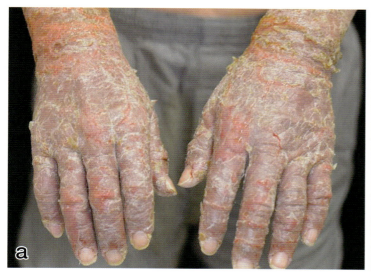

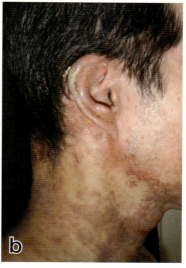

図7 症例3：59歳，男性．初診時臨床像
手背全体に湿潤を伴う落屑性紅斑（a）と腫脹，顔〜頸部，下肢にも拡大（b）．

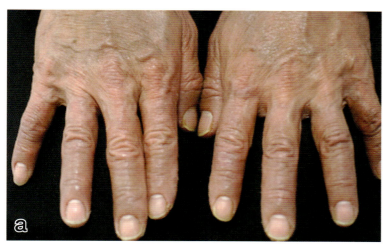

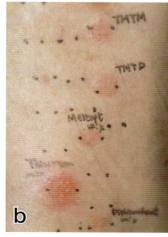

図8 症例3：加療軽快後パッチテスト実施時の臨床像とパッチテスト結果
（a）臨床像．（b）パッチテスト結果．作業時着用していたゴム手袋，チウラム系ゴム加硫促進剤陽性を確認した．

◆症例3（図7，8）：59歳，男性（食品取り扱い業）
◎主訴と現症
　10年前より弁当調整作業時にゴム手袋を使用，冬季乾燥で加療するも漸次悪化し受診半年前から湿潤傾向，就業継続により全身に拡大し入院加療目的で当科を紹介された（図7）．

◎検査所見とパッチテスト結果
　血液検査では，入院時WBC，CRP，LDH，CKの上昇，IgE 353 IU/mL，MASTはスギ（3）ラテックス（0）TARC 16,130 pg/mLと著明上昇．ステロイドホルモン全身投与で軽快退院．減量後にパッチテストを実施．作業時着用していたゴム手袋，チウラム系ゴム加硫促進剤陽性を

確認した（図8）．

◎生活指導
・臨床経過，臨床像，パッチテスト結果から皮疹の重症化は就業時着用するゴム手袋加硫促進剤が汗で溶出し感作が成立してしまったが，アレルゲン曝露が継続したため接触皮膚炎症候群に進展してしまったことを確認⇒チウラム系加硫促進剤除去ゴム手袋の使用指導，あるいはビニル手袋に変更指導．
・手指の保湿・保護の徹底を指導．

◆症例4（図9，10）：28歳，女性（助産師）
◎主訴と現症
　5年前からカレー，マンゴージュースで口唇浮腫を自覚，

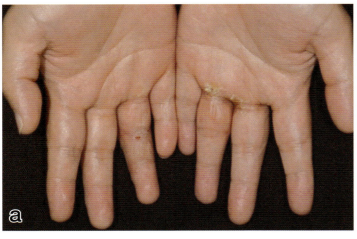
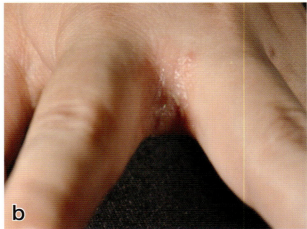

図9 症例4：28歳，女性．初診時臨床像
手掌（a），指間（b）に小水疱と落屑性紅斑局面あり，びらんを伴う．

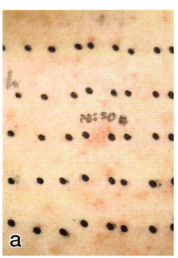
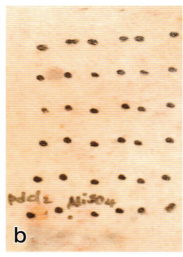

図10 症例4：パッチテスト結果
（a）着用するゴム手袋，ゴム添加剤はすべて陰性でスタンダードアレルゲンで $NiSO_4$（+）．
（b）金属アレルゲンシリーズでは $PdCl_2$（+），$NiSO_4$（+）であった．

同時期より夏季になると指間に痒い皮疹をくり返し，指輪接触部の皮疹が軽快せず．就業上ゴム手袋使用が欠かせないので，使用可能な手袋の把握と皮疹の精査希望で当科を受診（図9）．

◎検査所見とパッチテスト結果

血液検査は IgE 416 IU/mL，MAST スギ（3）のみで $NiSO_4$ のリンパ球刺激試験で539％と高値陽性を示した．パッチテストの結果，着用するゴム手袋，ゴム添加剤はすべて陰性でスタンダードアレルゲンで $NiSO_4$（+），金属アレルゲンシリーズで $PdCl_2$（+），$NiSO_4$（+）であった（図10）．

◎生活指導

・臨床経過，臨床像，パッチテスト結果から⇒ゴム手袋は安全に装着可能．
・ニッケルアレルギーは全身性と局所性両者の感作成立の可能性あり，発汗時期にはニッケル含有食品の過剰摂取は制限するように指導⇒ニッケル，パラジウムは交差感作の可能性もある．
・歯科金属接触部の口腔粘膜に白色調異常角化病変の有無について観察する．歯科金属の溶出を避けることや歯科治療時には注意が必要．

参考・引用文献

1) Jadassohn J: Zur Kenntniss der medikamentösen Dermatosen, Fifth Congress of the German Academy of Dermatology, Graz, 1895
2) Jadassohn J: Archiv für Dermatologie und Syphylis 34: 103, 1896
3) Bloch B: Zeitschrift für Experimentelle Pathologie und Therapie 9: 509, 1911
4) Sulzberger MB, Wise F: Archives of Dermatology 23: 519, 1931
5) Cronin E: Contact Dermatitis, Churchill Livingstone, Edinburgh, 1980
6) Fisher AA: Contact Dermatitis, Lea & Febiger, Philadelphia, 1986
7) 須貝哲郎：アトラス接触皮膚炎, 金原出版, 東京, 1986
8) 鈴木加余子, 松永佳世子：J Environ Dermatol Cutan Allergol 5: 91, 2011

第9章

金属，歯科金属アレルギーが疑われる患者へのパッチテスト

第9章 金属，歯科金属アレルギーが疑われる患者へのパッチテスト

1 金属，歯科金属アレルギーが疑われる患者へのパッチテスト

関東　裕美

はじめに

　私たちの日常生活に金属製品は欠かせないものであるが，食事から栄養素として生体の正常な機能維持のためにも金属は利用される[1]．すなわち必須元素として水素，炭素，窒素，酸素，ナトリウム，マグネシウム，リン，硫黄，塩素，カリウム，カルシウム，鉄があげられ，欠乏症になると生命維持がむずかしくなることもある．逆に過剰に摂取すれば過剰症や中毒症状もおこるが，金属摂取は通常の生活環境，常識的な食事量と種類だけ食べていればほぼ適正な範囲内で収まるといわれており，特定の品目に偏って摂取してしまうことは新たな病体をもたらす．一方，ホウ素，フッ素，アルミニウム，ケイ素，バナジウム，クロム，マンガン，コバルト，ニッケル，銅，亜鉛，ヒ素，セレン，モリブデン，ヨウ素の合計15種類の微量元素の調整によって体内代謝バランス調整をするともいわれている．たとえばバナジウムは体内のコレステロール合成を制御するメカニズムに関与し，また6価のクロムは毒性が強く，3価クロムはインスリン分泌を助けて炭水化物の代謝に関わり，加えて脂質の代謝にも関与してコレステロール値を一定に保つ作用もあるという．マンガンはエネルギー産生を助け，炭水化物（糖質）と脂質を分解する酵素を活性化させ，尿酸代謝を助ける働きがあって下垂体機能の向上，各種ホルモン分泌活性化に関与し，骨成長に欠かせないといわれる．

　また，情報過多時代であるためか，亜鉛は免疫力を高めるのに多くとるのが良いという情報を聞いて亜鉛過剰摂取で生じた中毒疹症例を加療した経験がある．一方で亜鉛は不足すると味覚異常が現れ，免疫機構の補助，創傷治癒，精子形成，胎発生，小児の成長など多岐にわたり，成人では10〜15 mg/日が必要であると報告されている[2]．近年，亜鉛欠乏に伴う腸性肢端皮膚炎の本態が一次刺激性接触皮膚炎であることも明らかにされるようになり，一次刺激性接触皮膚炎の病態も新たな視点で検討されている[3]．

　このように金属は生活用品としてだけでなく生体内維持のためにも欠かせないものであるが，高齢化社会では人体の器官や組織が欠損あるいは障害を生じた際に補充，修復目的で生体内埋入材料に医科歯科領域で金属の需要はますます伸びてくる．

1. 金属製品による接触アレルギーと全身型金属アレルギー

　人間の皮膚は金属に触れてもアレルギー反応をおこさないが，汗や唾液などで金属が溶けてできた"金属イオン"が体に入り，ハプテンとよばれる接触アレルゲンとなり表皮内を通過し，ヒト蛋白と結合したハプテン蛋白結合物を抗原提示細胞である皮膚樹状細胞（Langerhans細胞，真皮樹状細胞）が捕獲し，所属リンパ節に遊走，抗原情報をTリンパ球に伝え，感作リンパ球が誘導された結果感作が成立する．

　汗をかきやすい夏季には皮膚表面で金属がイオン化しやすいので，過剰に擦ったり掻いたりして皮膚のバリアが壊れると異物は皮膚に吸収されやすくなる．さらに二次感染も生じやすい季節である背景から経皮的に金属アレルギーを発症する機会が多くなる．

　皮膚組織を貫通するピアスが金属アレルギー発症要因としてリスクが高いのは周知の事実であるが，日本ではニッケルの使用規制がないため，金属アレルギーが増加しているとの疫学調査報告[4]もなされている．

　このように金属アレルギーには，汗で製品から金属が溶け出て皮膚表面から吸収された金属アレルゲンでおこる接触皮膚炎と，歯科金属や食事の影響で生体内の金属イオンバランスが崩れることによって発汗中に溶け出た金属イオンによって腋窩や乳房下，股部などの間擦部から全身に拡がってくる全身型金属アレルギーがあると足立は提唱した[5]．金属製品の接触はないのに汗貯留部に皮膚炎が生じ，自分の汗でかぶれたようにみえる皮膚症状がおこるので，全身型金属アレルギーは内因性アトピー性皮

膚炎としても理解されるようになってきている[6].

2. 金属アレルギーの診断

金属アレルギーを診断するには慎重な問診と臨床像の観察が必要である．経皮的に感作されて発症するアレルギー性接触皮膚炎は原因製品と皮膚症状の関係が明らかな場合は誰もが診断に苦慮しない．一方，生命維持には金属が必要であることは先に記述したとおりであるが，歯科治療や人工関節置換術などによる生体内金属イオンバランスの崩れが引き金になって発症する皮膚症状が知られている．金属アレルギーが原因で生じたとされる人工膝関節のゆるみの報告[7]や骨融解症例で，感染症を完全には否定できなかったが，金属アレルギーによる融解がもっとも疑われたとされる報告[8]もある．

生体内に食事から吸収された金属に加えて，医療で負荷された金属をリンパ球がアレルギー認識をするようになって，やがて血流によって全身に運ばれ全身型金属アレルギーをおこす．スギ花粉の抗体があるのに個体の免疫状態によって花粉症の症状が出ないこともあるのと同様に，金属アレルギーが成立していたとしても個体の免疫状況によって発症リスクが揃わなければ皮膚症状は顕症化しない．無分別なパッチテストにより発症リスクを高めてしまう可能性があるので，金属パッチテスト実施時には専門医師により実施すべき症例の選択が必要である．

1) 問診
皮疹発現時の状況とその経緯を詳細に聞くことで，原因を推定することができる．

2) 視診
間擦部を中心とした皮疹，頭皮の瘙痒，皮疹では全身型金属アレルギーを疑い口腔粘膜の観察をする．金属歯接触部の頬粘膜に炎症所見や白色調異常角化局面が観察できることがある．歯科金属の関与が疑われる症例では口内炎ができやすく，舌炎や口唇炎の合併，味覚異常などを訴える．

3) 歯科金属分析
歯科治療後に生じた難治性湿疹，歯科金属接触部の歯肉や頬粘膜に異常があるとき，あるいは口腔内違和感，味覚異常を訴える症例などでは挿入されている歯科金属との因果関係を検討する必要がある．施設によりX線マイクロアナライザ（EPMA）蛍光X線分析装置（XRF）などにより挿入されている金属の同定や口腔内電流，DMAメーター（歯科用金属溶出傾向測定装置）により金属溶出傾向の測定ができることもある．

いずれにしても，金属パッチテスト結果と挿入金属歯との因果関係を追求する必要がある．

4) パッチテスト
経皮感作成立の有無を確認する検査としてはもっとも信頼性は高いが，全身性金属アレルギーをパッチテストで見極めることはむずかしい．原因アレルゲンを貼付することにより軽快していた皮疹を悪化させる可能性もあるのを患者に説明し，承諾を得て貼布検査をする．パッチテスト標準手技と判定時期を正確に行わないと偽性陽性，偽性陰性を招くことがあるので注意する．

従来わが国では金属アレルゲンとして貼付されてきた金アレルゲン（塩化金）が偽性陰性であったにもかかわらず，金アレルギーは少ないと評価されてきた可能性がある．皮膚免疫アレルギー学会共同研究としてジャパニーズスタンダードアレルゲン陽性率を評価してきた日本接触皮膚炎研究班（JCDRG）ではスタンダードアレルゲンをT.R.U.E. test®［（パッチテストパネル®（S）］に変更後，金アレルゲン陽性率が急激に上昇，あるいはパッチテストによる感作についても検討している．わが国では通常，金属歯として金銀パラジウムが使用されていることが多く，金やパラジウムなどの金属アレルゲンは反応が遅発性のことがあるので，貼付後1〜3週間後まで必ず観察をする．

生体内にある金属イオンの溶出状況により遅れて陽性に出てきた反応が遷延してしまうこともあり，症状との因果関係も含め経過観察が重要である．全身型金属アレルギーは経粘膜感作，経口感作で発症することが多いと考えられるので，経皮感作が成立していない症例もある．すなわち，必ずしもパッチテスト陽性とならず，食事負荷試験で陽性反応を確認する．金属アレルギーは生体内金属や食事の影響あるいは免疫応答状況で強くなることや減弱することがあると考えている．

また，人工関節置換術前にあらかじめ金属パッチテストや血液検査でアレルギー活性状況を把握することは術後合併症阻止に有用であると考え，2003年から当院では整形外科との共同研究で術前アレルギー検査を積極的に実施してきた．10年間，2,372例，内訳は皮膚疾患群1,395例，高齢者術前患者群977例の金属アレルゲンパッチテスト結果を図1，2に示した．ニッケル陽性率が高いのは両疾患群に共通している．皮膚疾患群では女性陽性率は29%，

第9章 金属，歯科金属アレルギーが疑われる患者へのパッチテスト

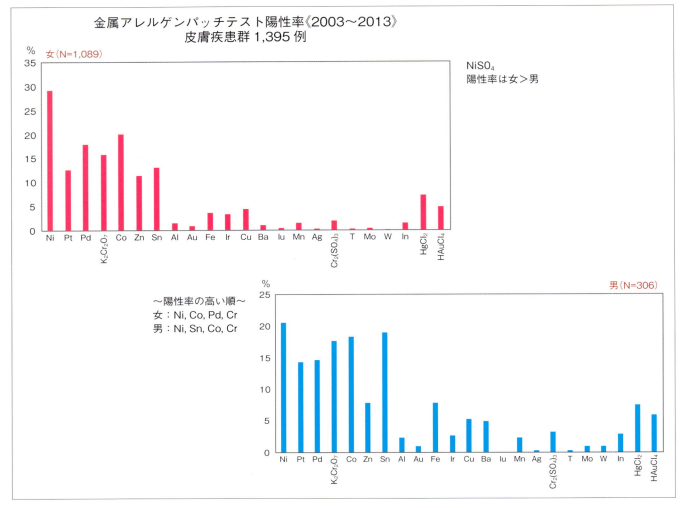

図1 金属アレルゲンパッチテスト陽性率（2003～2013）：皮膚疾患群
皮膚炎患者群では金属アレルゲンの陽性率トップはニッケルで女性が高い．

男性陽性率21％と有意差がみられたが，高齢者群では男女ともにほぼ15％の陽性率を呈していた．長く生きていれば日常生活の中で経皮，経口ともに金属に曝露される機会が多くなるので，気がつかないうちにニッケルアレルギーが成立してしまったものと考える．このような患者で病識がない状況では突然生体内に金属挿入の処置をされると，生体内金属バランスが崩れ金属アレルギーは発症境界域を超えて，顕症化してしまうことが推測される．すなわち局所の異物除去反応が重症化して感染を誘発，周囲組織の融解壊死を生じる場合や，中毒疹も発症する可能性がある．当院では術前検査で金属アレルゲンに陽性を呈した患者には整形外科医と連絡をとり，反応した金属を除去して手術を実施してもらった．ある時，クロムアレルギーを術前に把握した患者でチタン合金使用手術を行うように依頼をしたが，局所固定の状況から一部にクロム含有金属を使用したいとの回答があった．このような場合は，術前から積極的に抗アレルギー剤投与とクロム含有食品の一時的制限指導をして対応したところ，異物反応，感染，皮膚症状も問題なく手術を終えることができた症例も経験した．血液検査でIgE高値，アトピー素因があり，加えて金属アレルゲン強陽性患者には術前後に抗アレルギー剤投与を継続して経過観察をすれば，術後の中毒疹発症も阻止できる．

5）リンパ球刺激試験（LST）

薬疹と同様機序で発症すると考えられる全身型金属アレルギー症例では，LSTを実施することは意義がある．当院では術前アレルギー検査として金属パッチテストに加え

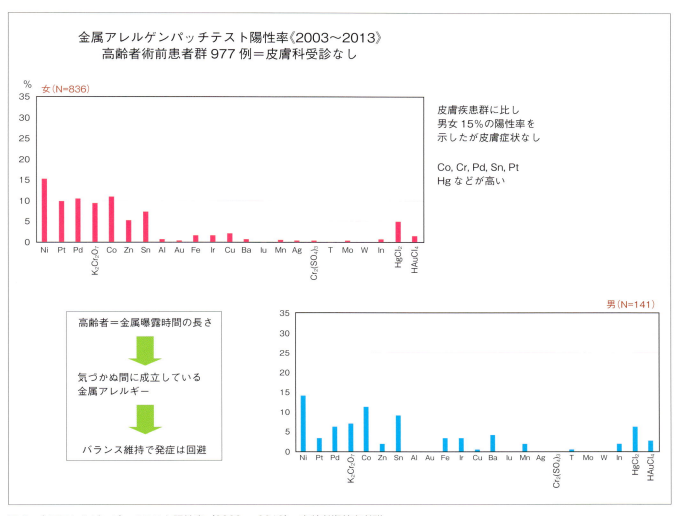

図2　金属アレルゲンパッチテスト陽性率（2003～2013）：高齢者術前患者群
高齢者群でも金属アレルゲン陽性率トップはニッケルで男女ほぼ同等の約15%．

血液検査でアトピー素因の有無を把握し，内服試験用に準備した硫酸ニッケル2.5 mgを用いてLSTを実施している．

6）内服試験

全身型金属アレルギーは上記のように経皮感作が成立していない症例もある．すなわち必ずしもパッチテスト陽性とならず，内服試験で陽性反応を確認するのがもっとも確実な検査法である．NiではNiSO₄で2.5 mg，CrではK₂Cr₂O₇で2.5 mg，CoではCoCl₂で1 mg，内服投与により皮膚炎の誘発あるいは悪化を観察する．ただし，内服試験は患者の承諾がむずかしい場合があり，金属含有食品表を参考に食事負荷試験で皮疹が誘発されれば代用試験として有効な症例もある．

2．金属アレルギー患者への生活指導

金属アレルゲンの経皮感作が成立しているかどうかをパッチテストで確認後は，当科では全身型金属アレルギー合併の有無についてニッケルLSTを実施している．自身の汗で難治性汎発湿疹をくり返すような症例では表1，2に示した金属含有食品表を参考に，発汗時期には金属制限食指導をすることがある．内服試験が信頼性に優れてはいるものの，全身型金属アレルギーの簡便な検査方法としてニッケル，コバルト，クロムを多く含有するチョコレート，豆類，ナッツ類，貝類などの食事負荷試験で症状が悪化し，これらの食品を制限して症状が改善するかをくり返し確認

第9章 金属，歯科金属アレルギーが疑われる患者へのパッチテスト

表1 金属制限食指導表（金属を多く含む食品）

	Ni	Co	Cr	Mn	Zn	Cu
豆類	すべて	すべて		すべて	すべて	すべて
木の実	すべて	すべて		すべて	すべて	すべて
穀類	玄米，蕎麦，オートミール			玄米・小麦	玄米，小麦，小麦胚芽	
野菜	ほうれん草，かぼちゃ，レタス，キャベツ	キャベツ	馬鈴薯，玉葱	わらび，パセリ，レンコン		
きのこ類	マッシュルーム		マッシュルーム	椎茸	椎茸	椎茸
海藻	すべて			海苔	海苔	
肉類		肝臓		肝臓	肝臓，牛肉	肝臓
卵					卵黄	
魚介類	カキ，サケ，ニシン	ホタテ貝			カキ，カニ，タコ，干しタラ，貝	カキ，シャコ
香辛料	すべて	すべて	すべて	すべて	すべて	すべて
飲み物	紅茶，ココア，ワイン	紅茶，コーヒー，ココア，ビール	紅茶，ココア	紅茶，日本茶	日本茶	紅茶，日本茶
菓子	チョコレート	チョコレート	チョコレート	チョコレート	チョコレート	チョコレート
嗜好品	タバコ					
薬剤	大黄末					

表2 食品に含まれる微量元素（文献9より引用，一部改変）

	Cr	Ni	Co	Sn		Cr	Ni	Co	Sn		Cr	Ni	Co	Sn
蕎麦	34	85	8	160	チョコレート	42	260	0	430	くるみ	30	510	0	0
オート麦	34	160	0	37	アーモンド	30	180	0	0	栗	10	270	0	5
キビ	22	220	0	200	ココナッツ	21	1400	0	0	甘栗	?	220	0	190
小麦胚芽	60	140	0	1300	カシューナッツ	29	370	0	0	大豆	26	590	0	0
松の実	42	150	0	0	マカデミアンナッツ	31	110	0	420	きなこ	43	1000	0	830
ゴマ	31	230	0	0	ブラジルナッツ	75	380	51	510	納豆	14	320	0	430
落花生	33	820	7	0	ヘーゼルナッツ	32	360	0	360	柿	3	62	0	0
枝豆（生）	19	96	5	0	グリンピース	7	160	4	0	ライム	3	65	0	0
豆味噌	23	270	0	320	ポップコーン	48	61	0	230	カレー粉	70	87	0	930
あずき	21	440	14	0	とうもろこし	23	40	7	100	クローブ	170	90	46	850
インゲン豆	43	180	23	0	しそ（実）	28	390	20	0	セイジ	230	280	0	1800
えんどう豆	43	160	13	0	干ししいたけ	31	?	0	16	タイム	220	140	0	2000
ささげ	23	470	25	370	なめこ	3	140	0	0	麦茶	41	670	0	0
たけのこ	15	100	0	27	平茸	12	180	0	0	黒こしょう	29	71	0	550
干しわらび	29	330	130	1100	干しヒジキ	270	260	87	0	山椒	88	480	0	780
あおさ	85	0	0	2200	茎わかめ	99	150	23	0	あさり	74	110	0	480
青海苔	480	870	170	0	ピュアココア	180	610	97	0	はまぐり	27	120	30	0
塩昆布	63	230	0	1200	ドライイースト	51	0	75	440	うなぎ	11	0	22	88
ほうじ茶	110	570	13	0	パプリカ	95	140	0	1600	いか	33	130	0	450
紅茶	49	480	23	0	いわし煮干	110	?	0	1700	生うに	35	150	17	0
煎茶	79	650	0	0	ズワイガニ	12	0	20	0					
インスタントコーヒー	?	99	0	730	ペカン	?	130	0	330					

可食部100g当たり（単位：μg）

することが重要である．口腔粘膜と金属歯との関係も頻回に観察し金属歯が当たる部位の頬粘膜に白色調の異常角化局面がある，あるいはびらんや出血を伴うなどの症例では歯科金属イオン溶出を，積極的におこさせないように炭酸や柑橘類，酢を飲むことを制限してみる．悪化すると頻回に口内炎を発症したり味覚異常がおきたりするので，歯科金属除去が必要な症例も稀にある．

引用・参考文献

1) 太田久吉：皮膚と美容 47: 40, 2015
2) 東口高志：治療 91（臨増）: 18, 2009
3) 川村龍吉：臨皮 69: 38, 2015
4) 細木真紀ほか：Environ Dermatol Cutan Allergol 8: 12, 2014
5) 足立厚子, 堀川達弥：臨皮 46: 883, 1992
6) 戸倉新樹：医学のあゆみ 256: 30, 2016
7) 西嶋達也ほか：九州リウマチ 32: 69, 2012
8) 忽那龍雄, 西川英夫, 芦原 愛：臨床リウマチ 13: 207, 2001
9) 鈴木泰夫：食品の微量元素含量表：第一出版, 東京, 1993

第10章 アトピー性皮膚炎患者へのパッチテスト

第10章 アトピー性皮膚炎患者へのパッチテスト

1 アトピー性皮膚炎患者へのパッチテスト

関東 裕美

はじめに

アトピー性皮膚炎は年齢による特徴があり，乳児期〜2歳未満では皮膚保湿に努めて食物アレルギー合併を適切に診断しながらスキンケアをすることで，皮膚炎の発症は抑制できる症例もみられる．一方，飛散アレルゲンによる感作は2歳過ぎから頻度が高くなるようで，慢性難治性顔面皮膚症状の悪化を避けるためにも，乳幼児期の皮膚管理が重要である．思春期〜成人期では心身症的側面の考慮が必要になり，顔面症状を隠そうとして不適切な洗顔，外用薬，化粧品の使用による悪化が生じることもあり，これらの検討も必要である．適切な指導ができずに顔面症状が遷延すると精神的ストレスで皮膚炎はさらに増悪し，精神症状で行動抑制を強いられ，引きこもりになる症例もある．皮膚科医は症例により種々のアレルゲンや生活環境など悪化因子を把握して治療にあたるが，治療抵抗症例には生活

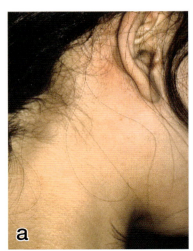
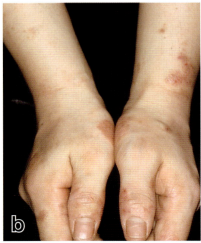
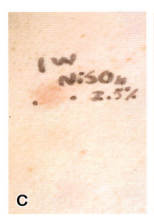
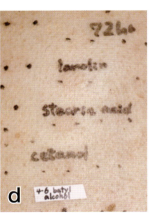
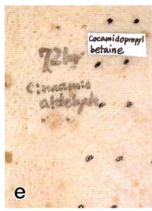
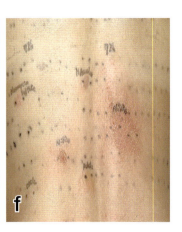

図1（症例1） 28歳，女性．シャンプーによる接触皮膚炎の疑い
アトピー性皮膚炎治療に加え食事指導，禁煙により発汗時期の皮膚増悪が減少した．
(a) 顔〜頸部，耳後の皮疹．
(b) 手指〜前腕は皮膚の乾燥が目立っている．
(c〜f) パッチテストの結果，ニッケル，ラノリン，シナモンが陽性．また，アトピー性皮膚炎＋ニッケルアレルギーの合併が判明した．

1. アトピー性皮膚炎患者へのパッチテスト

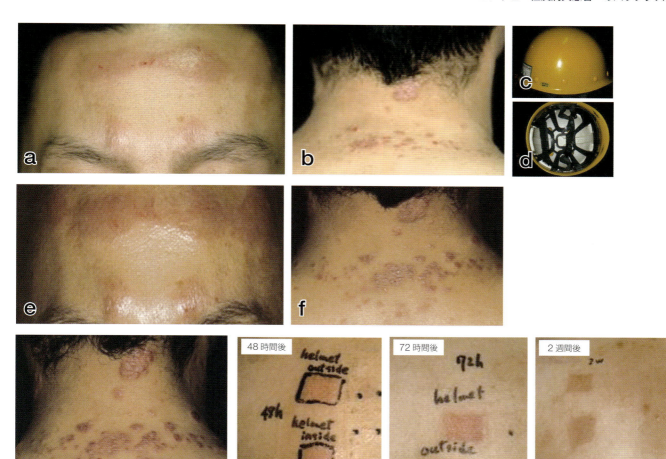

図2（症例2） 25歳，男性．アトピー性皮膚炎患者に生じた職業性皮膚炎
軽症アトピー性皮膚炎がヘルメット装着で悪化したが，検査後の配置転換で軽快した．
(a, b) 初診時臨床：接触部前額に皮疹新生，しだいに増悪拡大した．
(c, d) 患者が使用していたヘルメット．
(e, f) パッチテスト時臨床像：治療に抵抗性であった．
(g) パッチテスト後臨床像：皮疹がさらに拡大していた．
(h～j) パッチテスト結果：前額部に当たるヘルメット内の布小片を貼付，表裏側ともに陽性．関連アレルゲン，スタンダードアレルゲンはすべて陰性．

指導目的にパッチテストの実施を考慮し，心因反応についても探りながら治療に臨むようにする．

1．パッチテストが必要な症例

1）アトピー性皮膚炎（図1，2）

アトピー性皮膚炎患者の生活指導のためにはパッチテストが有益な症例もあるが，貼付に適する部位がない場合もある．香粧品添加剤，界面活性剤などの刺激反応を観察するには24時間貼付で十分であることを筆者らは報告した[1]が，脆弱皮膚に金属アレルゲンや界面活性剤などをパッチテストする場合は24時間貼付で過剰に反応してしまう場合もあるので，48時間貼付ができず，24時間貼付で判断せざるを得ない症例もある．患者自身が実施できる検査法として被疑物質を自身で観察しやすい健常部位にくり返し塗布する方法（repeated open application test：

症例3　33歳，男性．メッキ職人（nickel sulfate / アトピー性皮膚炎に合併）

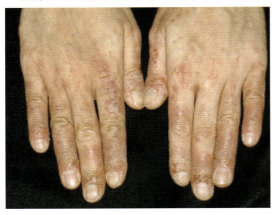
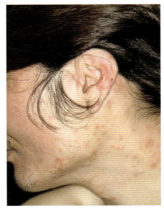
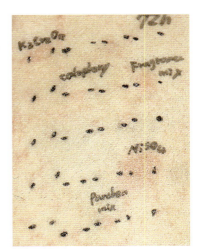

症例4　65歳，男性．左官工（potassium dichromate / AD素因（+））

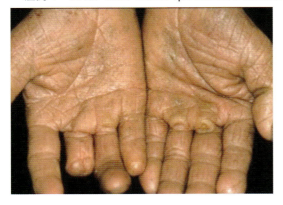
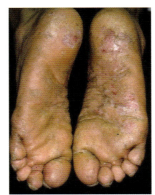
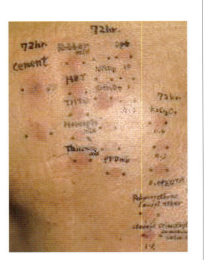

職業性接触皮膚炎の内訳【2004〜2014年：60例】
男女比＝35：25（人）
アトピー素因：43/60人（71.67％）

図3（症例3，4）　職業性接触皮膚炎の2例

ROAT）があり，使用可能な製品と増悪製品の区別をすることができる．症例により適切なアレルゲンを選択して貼付できる部位を見極め，背部あるいは上腕外側に貼付してパッチテストチャンバーが剥がれないようにその上から絆創膏で固定する．

図1（症例1）は28歳の女性で，顔〜頸部，耳後の皮疹をくり返し，シャンプーによる接触皮膚炎精査目的で紹介受診．血液検査はIgE 545 IU/mL，MAST検査でスギが6と高値で，スギ花粉飛散時期には顔面の皮疹は悪化するという．パッチテストで持参のシャンプーとクレンジング剤を1％に稀釈して貼付したが反応はみられず，同時に貼付したスタンダードアレルゲンでニッケル，ラノリン，シナモンアレルギーが判明した．パッチテストにより耳後，頭皮の皮膚症状は自身の汗で悪化をくり返した可能性が高く，ニッケルアレルギーによるものと考え，食事指導を実施した．同症例では皮膚の乾燥が目立っていたが，皮膚バリア機能異常を思わせる手指〜前腕の症状は，アトピー性皮膚炎に加えて洗浄剤による刺激反応もおきたものと考えた．

原因物質が判明し，日常生活でアレルゲン除去が成功すれば皮膚炎の管理は良好になる症例もあるので，パッチテストはアトピー性皮膚炎の増悪因子有無の判定には試みる

1. アトピー性皮膚炎患者へのパッチテスト

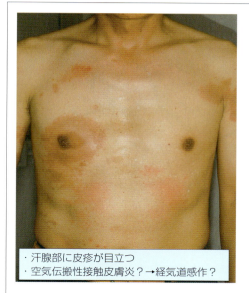
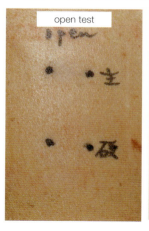
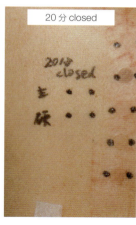
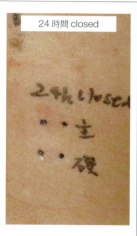
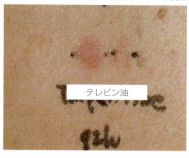
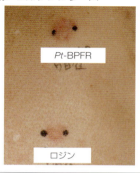

図4（症例5） 58歳，男性．エポキシ樹脂就業者
MDSを確認後，原因確認のため工夫してパッチテストを実施した．

価値のある検査である．検査結果は患者のアレルギー歴を物語るものである．感作が強く関連アレルゲンの反応もみられるとき，すなわち原因アレルゲンと関連アレルゲンの交差感作成立症例ではかぶれのリスクを詳細に指導することで，将来患者に発症しうる接触皮膚炎を回避することができる．

図2（症例2）は25歳の男性で，小児期からアトピー性皮膚炎加療を継続していたが，成人後は自身で保湿薬外用のみで軽快していた．職場でヘルメット装着部署に移動，約半年後に接触部前額に皮疹新生，しだいに増悪拡大したため就業先に相談し，原因確認目的で当科を紹介受診．血液検査でIgE 230 IU/mL，MAST検査でハウスダスト：3，ダニ：3であった．受診時，前額に境界明瞭な浸潤性紅斑局面があり，被髪頭部〜項部に漿液性丘疹を混じる紅斑が散在しておりパッチテストを予定したが，その間も就業でヘルメット装着が続いたため，パッチテスト時には皮疹がさらに拡大していた．前額部に当たる布小片を貼付したところ，表裏側ともに陽性を示したが，関連アレルゲン，スタンダードアレルゲンはすべて陰性．ヘルメット布小片の製品分析や成分テスト追加検査は患者が望まず原因成分は不明だが，就業先に検査結果の診断書を提出して配置転換が可能になった．ヘルメット装着中止によりステロイド外用薬は著効し，以後自己管理のみで軽快した．

2）職業性接触皮膚炎（図3，4）

当科で2004〜2014年まで実施した職業性接触皮膚炎患者のパッチテスト60症例のうち，7割以上にアトピー素因があることが判明している．

図3a（症例3）に示した33歳の男性は，メッキ職人でアトピー性皮膚炎加療中であったが，治療を継続しているにもかかわらず，スギ花粉飛散時期に顔面〜頸部〜耳の皮膚炎が新生，悪化した．就業継続で手指湿疹病変も悪化したが，小規模経営者で転職も不可能とのことで，日常生活

や治療外用薬の適切使用とその指導目的でパッチテストを実施した．

結果，ニッケル，クロムアレルギーが判明したが，香料，パラベン，ロジンアレルギーもあることが確認できた．男性患者でも香粧品使用は欠かせないものであるので，これらの検査結果から，無香料でパラベンフリーの洗浄剤と保湿外用薬の変更指導ができた．

最近でも図3b（症例4）に提示した65歳，男性のセメントによるクロム皮膚炎の症例報告があり，就業時防御の不完全さでセメントによる感作成立や防御目的で使用するゴム手袋やゴム長靴によるゴム加硫促進剤感作も生じるようである[2,3]．いずれにしても手掌足底に落屑性角化性局面が目立つ皮膚症状は，典型的な臨床像だと考えられる．この症例は重症遷延化しており，精査目的で実施したパッチテストではクロムアレルギーに加えてゴム加硫促進剤にも陽性を示し，現場で履くゴム長靴に起因するものであることが判明した．60代で退職が近づいていたこともあり，継続就業を断念された症例である．

職業性接触皮膚炎のパッチテストでは，就業時に使用する化学物質の検査時に化学物質の調査が必要である．SDS（Safety Data Sheet：安全データシート）は化学製品を安全に取り扱うために必要な情報提供および化学製品にかかわる事故を未然に防止することを目的に，製品の供給事業者から取扱事業者へ，該当製品ごとに配布する説明書である．化学物質管理促進法（PRTR法）において，指定化学物質（第一種指定化学物質，第二種指定化学物質）やその物質を含む製品を譲渡または提供する際，相手方に対して当該製品の性状と取扱いに関する情報を提供することが，2001（平成13）年1月から義務づけられた．就業時に扱う物質は，就労者への提供義務があるので入手は容易であるが，実際にパッチテストを実施する場合は，慎重な検討が必要である．持参されたSDSにはその腐食性／刺激性に関する区分の記載を確認しているが，「ヒトへの短期暴露の影響として皮膚を軽度に刺激する可能性が示唆されているが症例報告はない」といった記述も多いので，SDSの内容だけでは皮膚への影響が捉えにくい現状がある．

当科では，図4（症例5）に示した症例のように持参の化学物質を貼付する際にはSDS確認後，患者に就業時に扱う稀釈方法，混合状況を再現してもらって化学物質を塗布するだけのオープンテストと20分閉鎖貼付を行い，同時に市販の関連アレルゲンおよびスクリーニングアレルゲンを貼付する．2日後の判定時にオープンテストも20分閉鎖部にも反応がなく，関連アレルゲンの反応がない場合は，患者と相談し，検討のうえ必要に応じて24時間閉鎖貼付を追加するようにしている．

おわりに

現在，皮膚疾患を生じさせる化学物質について詳細に把握できるようになることを期待して，化学物質の職業性皮膚疾患ネットワーク「職業性皮膚疾患NAVI」（http://www.research.johas.go.jp/hifunavi/）が構築されている[4]．ここでは有益情報，パッチテスト推奨濃度，文献などの情報が得られるが，いまだ十分な情報提供にはなっておらず，今後の症例報告蓄積が待たれる．

参考文献

1) Kanto H et al: J Dermatol 40: 363, 2013
2) 若林祐次郎, 中野倫代, 松江弘之：臨皮 70: 1035, 2016
3) 山元 修, 西尾大介, 徳井教孝：産業医大誌 23: 169, 2001
4) 織茂弘志ほか：J Environ Dermatol Cutan Allergol 4: 192, 2010

付録

反応を正しく理解しよう

反応を正しく理解しよう

鈴木　加余子

● ？＋ : Doubtful reaction ; faint erythema only

貼付部位全体に紅斑が生じているが浸潤を伴っていない場合や，紅い丘疹が生じていても浸潤を伴う紅斑を伴わない場合は？＋とする．

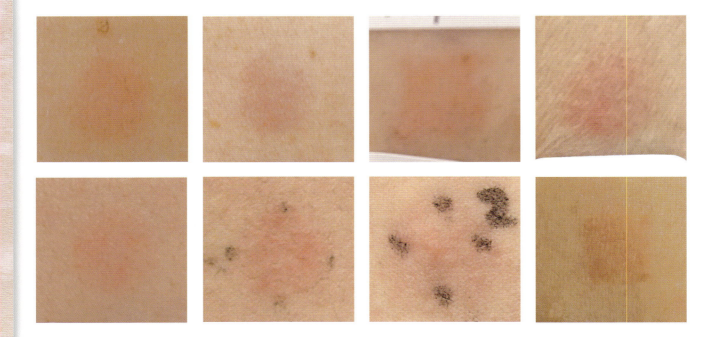

◆「反応を正しく理解しよう p.242~249」は下記の URL よりダウンロードすることができます．
　また，配布も可能です．　　https://gakken-mesh.jp/book/detail/9784780909531.html

● ＋：Weak（nonvesicular）reaction；erythema, slight infiltration

浸潤を伴う紅斑が一部にしかないものは＋とは判定せず，貼付部位全体に生じているものを＋とする．

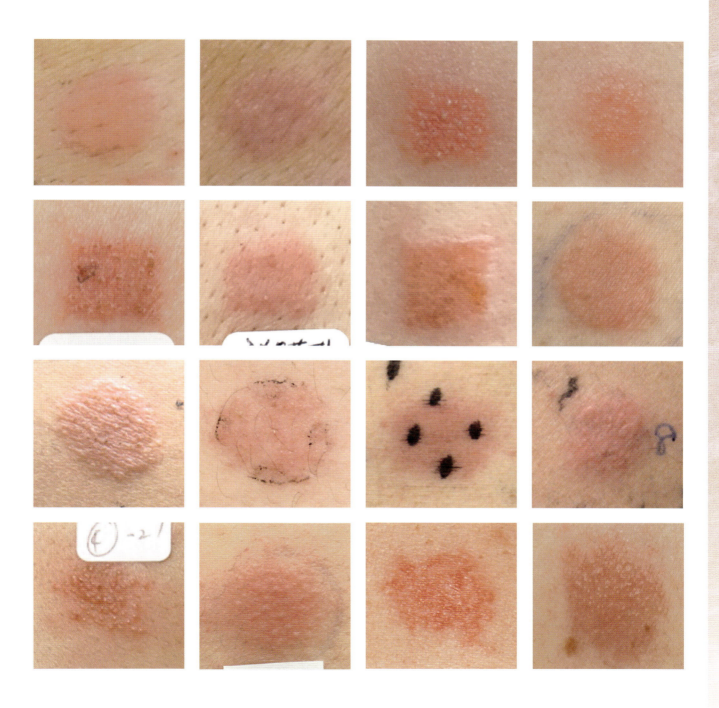

● ++：Strong（edematous or vesicular）reaction； erythema, infiltration, vesicles

浸潤を伴う紅斑が貼付部位全体に生じているうえに，小水疱や膿疱が生じているものを++とする．
水疱や膿疱を認めても，浸潤を伴う紅斑が一部にしかないものは＋とは判定しない．

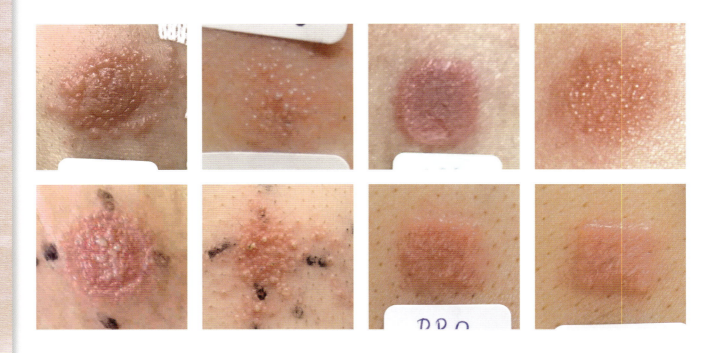

明らかな小水疱を認めなくても，貼付部位を超えた反応を認める場合には++と判定してもよい．

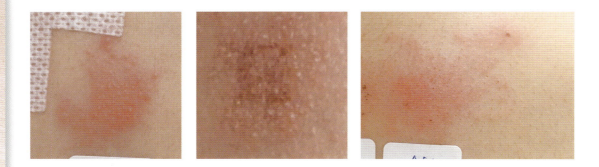

● +++ : Extreme (bullous or ulcerative)
きわめて強いアレルギー反応で，大水疱，または小水疱が融合して水疱を形成する．

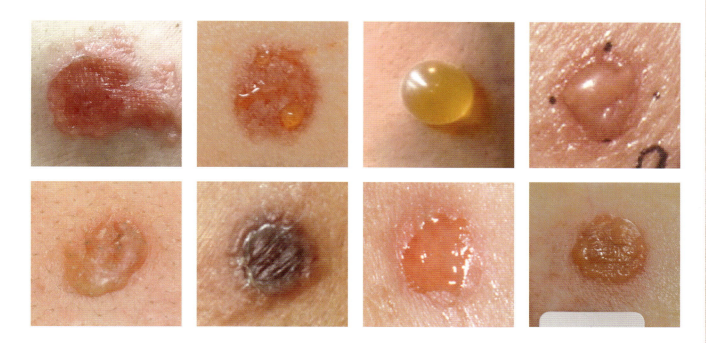

● オープンテスト陽性所見
試料塗付部全体に浸潤を伴う紅斑を認めた場合，陽性と判定する．

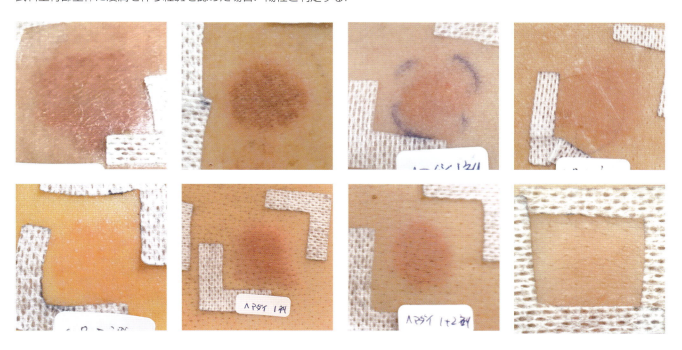

● IR：Irritant reactions of different types

1）丘疹
数個の丘疹を生じていても，浸潤を伴う紅斑が貼付部位全体に生じていない場合は＋とは判定しない．

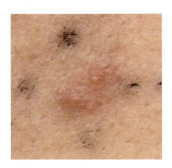 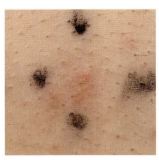 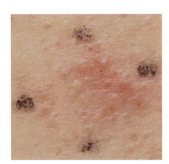 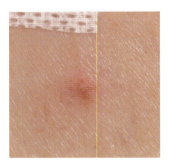

2）膿疱
膿疱を生じていても，浸潤を伴う紅斑が貼付部位全体に生じていない場合は＋とは判定しない．

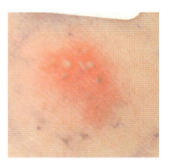 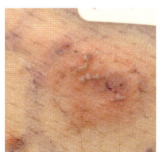 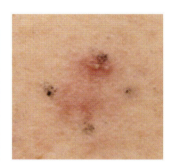 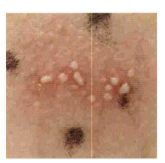

3）痂皮
痂皮を生じているが，浸潤を伴う紅斑が貼付部位全体でないものは＋とは判定しない．

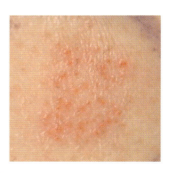 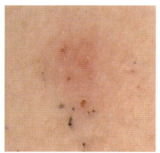

4）潰瘍，びらん

びらん，潰瘍を生じても，貼付部位全体には生じていないものは＋とは判断しない．

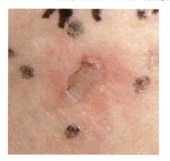
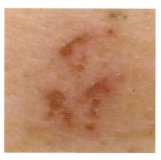
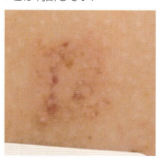
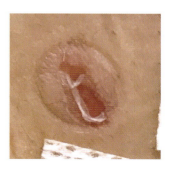

5）環状紅斑

浸潤を伴う紅斑であるが，環状であり，貼付部位全体には生じていないものは＋とは判断しない．

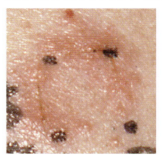
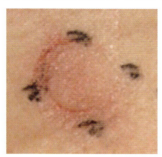
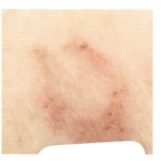

6）落屑，かさつき

落屑やかさつきは，刺激反応である．

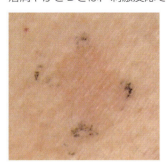
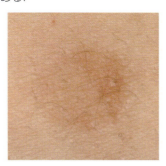
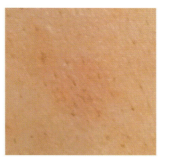

● IR の経過

刺激反応は浸潤を伴う紅斑を生じておらず，時間の経過により反応が減弱する．

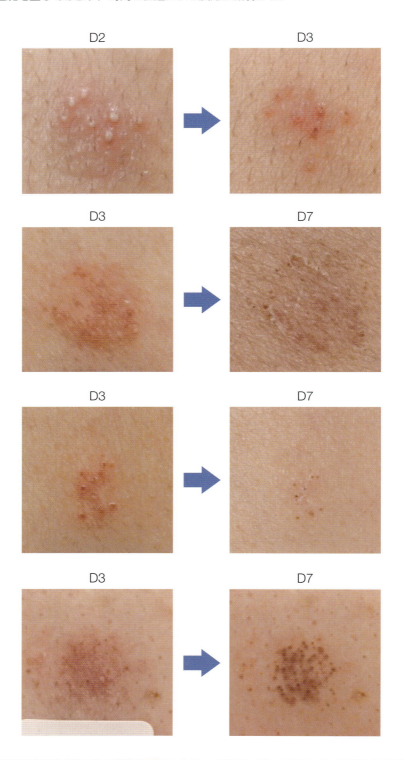

● むずかしい反応

下記はいずれも判定に迷うむずかしい反応であるが,「＋（アレルギー反応）は浸潤を伴う紅斑が貼付部位全体に生じている」ことを判定の基本とすれば,いずれも IR である.

e, f はフィンチャンバーの型が残っていることから 48 時間判定の写真であり,72 時間または 96 時間判定,1 週間判定の反応で,浸潤を伴う紅斑が貼付部全体に生じるかどうかを確認して最終判定をする.それでも迷う場合には,再度濃度や試薬を検討し,再度パッチテストを施行して確認するか,Repeated Open Application Test（ROAT）を行って判断するのが適切である.

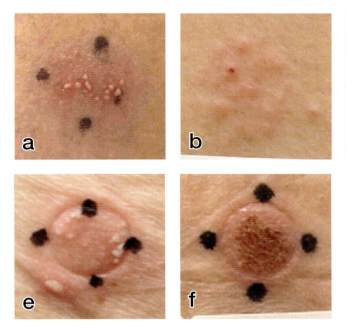
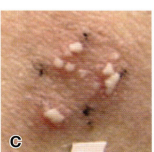
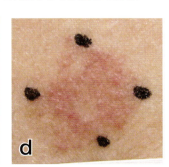

参考文献

1) 川村太郎ほか：日皮会誌 80: 301, 1970
2) Jean-Marie Lachapelle, Howard I Maibach: Patch Testing and Prick Testing, a practical guide official publication of the ICDRG 2nd ed, Springer-Verlag, Berlin, 2009
3) Jean-Marie Lachapelle, Magnus Bruze, Peter U Elsner: Patch Testing Tips Recommendations from the ICDRG, Springer-Verlag, Berlin, 2014

索引

数字
3-ジメチルアミノプロピルアミン …… 83
3価クロム …………………………… 114
6PPD ………………………………… 158
6価クロム …………………………… 114
18金ネックレス ……………………… 140

A
α-アミルシンナムアルデヒド ……… 122
Acid（酸性染料，アニオン）………… 74
ACS Document（アメリカ化学会ドキュメント）………………………………… 71
adjuvant and patch test ………… 209
airbone contact dermatitis ……… 168
airborne allergic contact dermatitis
 ………………………………………… 187
airborne contact dermatitis …… 123
alantolactone ……………………… 84
American Association of Textile Chemists and Colorists（AATCC）
 ………………………………………… 73
arteglasin-A ………………………… 84
Azoic Coupling Component …… 73
Azoic Diazo Component ………… 73

B
baboon syndrome ………………… 190
Balsam of Peru（Myroxylon pereirae）…………………………… 134
Basic（塩基性染料，カチオン）…… 74
buehler test ………………………… 209

C
CAS登録番号(CAS RN®)…………… 71
　──の検索方法 …………………… 72
CFA（Consumer Federation of America）………………………… 85
CIR（Cosmetic Ingredient Review）85
CIR Ingredient Status Report … 86
Colour Index Constitution Number
 ………………………………………… 73
Colour Index™ ……………………… 73

Consumer Federation of America（CFA）………………………………… 85
CosIng ……………………………… 84
Cosmetic Drugs …………………… 211
Cosmetic Ingredient Review …… 84
Cosmetic-Info.jp ………………… 84

D
direct peptide reactivity assay（DPRA）…………………………… 210
DPPD ………………………………… 158

E
E-カドヘリン ………………………… 14
E-セレクチン ………………………… 14
EDX …………………………………… 197
EPMA ………………………………… 198

F
FDA（Food and Drug Administration）……………………………… 85
Fiddler's neck ……………………… 129
flare up ……………………………… 94
Fluorescent Brightener（蛍光増白剤）
 ………………………………………… 74

G
GC/MS ……………………………… 200
Global New Products Database（GNPD）……………………………… 84
guinea pig maximization test（GPMT）…………………………… 210

H
Henna（ヘナ）……………………… 159
HPLC ………………………………… 200
human Cell Line Activation Test（h-CLAT）………………………… 210
hydroxycitronellal ………………… 124

I
ICDRG基準 …………………………… 90

ICU（immunological contact urticaria）……………………………… 16
immunological contact urticaria 16
INCI（International Nomenclature Cosmetic Ingredient）…… 79,211
IPPD ………………………………… 158
Irritant reactions of different types（IR）………………………………… 246
IRの経過 …………………………… 248
isoeugenol ………………………… 124
IUPAC（International Union of Pure and Applied Chemistry）……… 71

J
JSA2008，JSA2015 ………………… 98
JSA2015の陽性率 ………………… 45

K
Kathon™ CG ………………………… 71
KeratinoSens™ assay …………… 210

L
late reaction（遅発反応）………… 94
LC/MS ……………………………… 200
LLNA-BrdU-ELISA ………………… 209
LLNA-DA …………………………… 209
LST …………………………………… 230

M
MAST検査 ………………………… 238
maximization test ………………… 209
mix試薬に陽性反応を認めた場合 95

N
Naphthol AS ………………………… 73
NCBI（National Center for Biotechnology Information）… 73
NICU ………………………………… 16
NK細胞 ……………………………… 14
NKT細胞 …………………………… 14
non-immunological contact urticaria
 ………………………………………… 16

O

OECD テストガイドライン ………… 209
oil of lemon grass ………………… 124
Oxidation Base（酸化染料）
　　……………………………………… 74

P

*p-tert-*ブチルフェノール - ホルムアルデヒド樹脂 ………………………………… 146
Parsol MCX ………………………… 197
PCPC（The Personal Care Products Council） ……………………………… 84
pH 調整剤 …………………………… 82
PMDA（独立行政法人医薬品医療機器総合機構） ………………………… 211
PPD …………………………………… 158
ProClin 200 ………………………… 165
PRTR 法 …………………………… 240
PTBP-FR …………………………… 147

R

reactive oxygen species（ROS） … 13

S

SDS（Safety Data Sheet）…… 153,240
sodium lauryl sulfate（SLS）…… 14
Solvent ……………………………… 74
SSCI-Net（皮膚安全性症例情報ネット）
　　………………………………… 46,208

T

T.R.U.E. Test® (Thin-layer-Rapid Use Epicutanation Test) ………… 98
The Personal Care Products Council (PCPC) ……………………………… 84
The Society of Dyers and Colourists (SDC) ………………………………… 73

V~X

Vat（バット染料，建染染料）………… 74
wINCI（オンライン国際化粧品成分辞典）
　　……………………………………… 84
XRF ………………………………… 197

あ行

アクセサリー中のニッケル含有規制　142
アジア製化粧品 …………………… 178
汗をかく夏季 ……………………… 139
アゾイック染料（ナフトール染料）…… 74
新しい靴の使用 …………………… 184
アトピー性皮膚炎 ………………… 125
　　——患者に生じた職業性皮膚炎 … 237
　　——患者へのパッチテスト …… 236
アナフィラキシー ……………………… 16
アビエチン酸 ……………………… 126
アビエチン酸の誘導体化 ………… 217
アマルガム ………………………… 181
アミノグリコシド系抗菌薬 ………… 110
アメリカ化学会ドキュメント (ACS Document) ………………………… 71
アレルギー性接触皮膚炎（ACD）…… 13
　　——に関係する家庭用品 ……… 197
　　——を含む多因子皮膚炎 ……… 20
アレルギー性皮膚障害事例 …… 46,208
アレルギー反応 …………………… 90
アレルギー反応か否かで迷ったとき　92
アレルゲン探索事例 ……………… 202
アレルゲンの検索 ………………… 196
アロマオイル ……………………… 123
安全データシート（SDS）…… 153,240
イオン化 …………………………… 138
　　——傾向 ………………………… 141
イオンバランスの崩れ …………… 228
医原性の接触皮膚炎 ……………… 131
医師と分析技術者との協力の必要性　205
イソオイゲノール ………………… 122
イソチアゾリノン系化合物 ……… 162
イソチアゾリノンミックス ……… 162
イチョウ …………………………… 186
胃腸鎮痛鎮痙薬 …………………… 118
医薬品，医療機器等の品質，有効性及び安全性の確保等に関する法律（薬機法） ………………………… 78,208
医薬品によるアレルギー性接触皮膚炎
　　…………………………………… 211
医薬部外品（薬用化粧品）……… 78,209
医療機器 …………………………… 209
　　——，化粧品の化学分析 ……… 208
　　——の感作性試験 ……………… 211
　　——の製造販売承認申請等 …… 210
医療用弾性ストッキング ………… 212
植木職人 …………………………… 127
ウエットスーツ …………………… 146
ウエットティッシュ ……………… 164
ウルシ ……………………………… 186
　　——かぶれ ……………………… 221
　　——塗りの箸 …………………… 187
　　——の抗原性 …………………… 187
ウルシオール ……………………… 186
　　——による接触皮膚炎 ………… 187
液体クロマトグラフ - タンデム質量分析計（LC-MS/MS） ……………… 213
壊死 …………………………………… 93
エチル水銀 ………………………… 179
エチルパラベン …………………… 130
エネルギー分散型蛍光 X 線装置（EDX）
　　…………………………………… 197
エポキシ樹脂 ……………………… 150
塩化コバルト ……………………… 142
塩化第二水銀 ……………………… 190
塩化ビニル製手袋 ………………… 183
塩基性染料（カチオン）…………… 74
塩素ラジカル吸収剤 ……………… 75
オイゲノール ……………………… 122
オークモス ………………………… 123
オープンテスト …………………… 66
オープンテスト陽性所見 ………… 245
オクチルイソチアゾリノン ……… 163
お香 ………………………………… 122

か行

海外製化粧品 ……………………… 174
海外製洗髪料 ……………………… 174
界面活性剤 ………………………… 82
　　——の蓄積 ……………………… 197
カインミックス …………………… 118
化学合成成分 ……………………… 83
化学物質管理促進法（PRTR 法）… 240
化学物質の職業性皮膚疾患ネットワーク「職業性皮膚疾患 NAVI」……… 240
化学分析 …………………………… 208
　　——事例 ………………………… 212
牡蠣 ………………………………… 102
カシュー塗料 ……………………… 187

索引

カシューナッツシェルオイル ………… 186
加水ラノリン ……………………… 107
ガスクロマトグラフ質量分析計(GC/MS)
　…………………………… 200,213
可塑剤 ……………………………… 75
活性剤 ……………………………… 82
活性酸素(ROS) …………………… 13
家庭用創傷パッド ………………… 217
家庭用品中のアレルゲン ………… 200
家庭用品に含まれる化学物質 …… 74
家庭用品の化学分析 ……………… 196
家庭用品品質表示法 ……………… 74
カナマイシン一硫酸塩 …………… 110
痂皮(IR) …………………………… 246
髪の強壮剤 ………………………… 190
カラーインデックス(Colour Index™)
　………………………………… 73
カラムクロマトグラフィー ……… 212
加硫促進剤 ………………………… 154
カルダノール ……………………… 186
カルドール ………………………… 186
カルバミックス …………………… 154
カレー ……………………………… 223
革製品からのコバルト検出 ……… 142
還元ラノリン ……………………… 107
韓国製化粧品 ……………………… 179
感作性分散染料の分析方法 ……… 202
患者が判定に来院できないとき …… 92
患者への説明と同意 ……………… 54
環状(ring shaped)の反応 ………… 91
環状紅斑(IR) ……………………… 247
環状の浸潤を伴う紅斑 …………… 91
乾燥皮膚 …………………………… 220
汗貯留部 …………………………… 228
顔面の難治性皮疹 ………………… 133
管理医療機器 ……………………… 217
偽陰性反応の原因 ………………… 95
既存の湿疹疑似 …………………… 20
キーパーグローブ ………………… 148
揮発性成分 ………………………… 83
キャリーオーバー成分 …………… 80
丘疹(IR) …………………………… 246
強アルカリや強酸の化学物質の貼付 … 93
夾雑成分 …………………………… 83
偽陽性反応の原因 ………………… 94

業務用洗剤 ………………………… 93
魚介類 ……………………………… 178
局所麻酔注射薬 …………………… 118
金アレルギー ……………………… 138
金属，歯科金属アレルギー ……… 228
金属アレルギー …………………… 197
　　──患者への生活指導 ……… 231
　　──診断 ……………………… 229
　　──の解析事例 ……………… 199
　　──の原因究明 ……………… 70
金属アレルゲンパッチテスト陽性率… 230
金属加工油剤 ……………………… 176
金属制限食指導表 ………………… 232
金属製品による接触アレルギー … 228
金属と金属パッチテストアレルゲン… 71
金属曝露時間の長さ ……………… 231
金属パッチテスト ………………… 193
金属分析 …………………………… 197
金チオ硫酸ナトリウム …………… 138
金継ぎ ……………………………… 186
ギンナン …………………………… 186
クインケ浮腫 ……………………… 180
空気伝播性接触皮膚炎 …………… 23
口紅・リップクリーム ……… 106,220
クマリン …………………………… 135
クローブ …………………………… 135
黒胡椒 ……………………………… 122
クロム ……………………………… 114
　　──アレルギー ……………… 115
　　──感作 ……………………… 115
　　──含有金属 ………………… 230
　　──含有酸性金属染料 ……… 115
　　──の過剰摂取 ……………… 115
　　──メッキ製品 ……………… 114
蛍光X線分析装置(XRF) ………… 197
蛍光増白剤 ………………………… 74
経皮感作成立 ……………………… 229
桂皮酸ベンジル …………………… 134
ケーソンCG ……………………… 162
化粧品 ……………………………… 78
　　──薬用化粧品を取り巻く法規則 … 78
　　──，医薬品等の法規制 …… 208
　　──基準 ……………………… 84
　　──の原料(成分)についての調査法
　　………………………………… 85

　　──原料国際命名法(INCI) … 211
　　──制度改定 ………………… 81
　　──成分審査委員会 ………… 85
　　──成分に関わる規制 ……… 81
　　──による接触皮膚炎 ……… 133
　　──の刺激 …………………… 109
　　──の成分表示リスト ……… 84
　　──の成分名称 ……………… 81
　　──の成分例 ………………… 82
化粧用パフ ………………………… 133
結婚指輪 …………………………… 139
ゲラニオール ……………………… 122
原因物質の特定 …………………… 41
原因物質の分析方法 ……………… 212
原因別パッチテスト ……………… 220
検索オプション例 ………………… 87
顕色剤 ……………………………… 73
ゲンタマイシン硫酸塩 …………… 110
建築業 ……………………………… 168
原料(成分)に関する情報 ………… 84
合金 ………………………………… 114
　　──の成分を調べる検索キーワード 70
口腔内接触皮膚炎 ………………… 31
口腔粘膜扁平苔癬 ………………… 178
交差反応 …………………………… 96
抗真菌薬 …………………………… 118
口唇の痺れ ………………………… 180
口唇浮腫 …………………………… 223
香水 ………………………………… 122
合成ゴム手袋 ……………………… 183
厚生労働省医薬安全局審査管理課医療
　機器審査管理室長通知 ………… 210
高速液体クロマトグラフ(HPLC) … 200
高速液体クロマトグラフ-フォトダイオード
　アレイ検出器(HPLC-PDA) …… 213
肛門用薬 …………………………… 118
紅皮症／剥脱性皮膚炎 …………… 31
抗リウマチ薬 ……………………… 138
香料アレルギー …………………… 137
香料による接触皮膚炎 …………… 123
香料ミックス ……………………… 122
　　──陽性 ……………………… 94
ゴーグル …………………………… 182
コカミドプロピルベタイン ……… 83
呼吸器と粘膜症状 ………………… 31

索引

国際化粧品成分命名法 …………… 79
国際純正・応用化学連合 ………… 71
黒色ゴム製品の老化防止剤 ……… 158
黒色ゴムミックス ………………… 158
血管浮腫疑似 ……………………… 23
ココア ……………………………… 142
コバルト …………………………… 142
　　──酸リチウム ……………… 145
　　──接触皮膚炎 ……………… 144
　　──の感作原 ………………… 142
　　──を含む製品 ……………… 142
ゴム加硫促進剤 …………………… 167
ゴム製品 …………………………… 154
ゴム手袋の使用歴 ………………… 155

さ行

サイトカインの放出 ……………… 15
サイレントチェンジ ……………… 197
酸化染料 …………………………… 74
酸化チタン ………………………… 79
酸化防止剤 ……………………… 75,82
酸性染料(アニオン) ……………… 74
サンダルウッドオイル …………… 123
残留モノマー ……………………… 75
ジエチルジチオカルバミン酸亜鉛 … 154
紫外線吸収剤 …………………… 75,82
歯科金属 …………………………… 104
　　──イオン溶出 ……………… 233
　　──除去 ……………………… 233
歯科治療 ……………………… 176,191
　　──直後の爪病変 …………… 180
歯科定期検診 ……………………… 178
歯科との連携 ………………… 139,191
歯科用表面麻酔薬 ………………… 118
指間の皮疹 ………………………… 224
色素沈着型接触皮膚炎 …………… 12
色素の名称 ………………………… 73
色素番号 …………………………… 73
シクロスポリン内服歴 …………… 125
ジクロロオクチルイソチアゾリノン … 163
刺激性接触皮膚炎 ………………… 14
刺激反応 …………………………… 92
刺激反応か陽性反応か迷う例 …… 92
歯根管治療薬 ……………………… 176

持参品の調整(洗い流す製品，工業製品，
　植物，日用品，布製品，手袋，農薬，
　肌につけたまま使用する製品)…… 61
持参品表 …………………………… 59
ジスルフィラム …………………… 182
下漬剤 ……………………………… 73
漆器 ………………………………… 186
湿度の高い時期 …………………… 139
シナモン …………………………… 122
　　──アレルギー ……………… 238
　　──スティック ……………… 134
紫斑型接触皮膚炎 ………………… 12
耳鼻科用薬 ………………………… 118
ジフェニルグアニジン …………… 154
ジブカイン塩酸塩 ………………… 118
ジブチルジチオカルバミン酸亜鉛 … 154
ジベンゾチアジルジスルフィド …… 166
ジペンタメチレンチウラムテトラスルフィド
　(DPTT) ………………………… 182
試薬をユニットに載せる ………… 63
ジャパニーズスタンダードアレルゲン … 98
シャンプーによる接触皮膚炎 …… 236
重クロム酸カリウム ……………… 114
樹状細胞の活性化・遊走 ………… 15
樹脂類によるACD ………………… 75
純金のアクセサリー ……………… 140
消毒薬 ……………………………… 120
小膿疱 ……………………………… 93
職業性接触皮膚炎 …………… 150,168
職業性のコバルトアレルギー …… 145
食品衛生法第10条 ………………… 130
食品に含まれる微量元素 ………… 232
シリカゲルクロマトグラフィー … 212
試料の物理的圧迫 ………………… 93
新化粧品ハンドブック …………… 84
沈香 ………………………………… 123
人工関節置換術 …………………… 229
シンナミアルコール ……………… 122
シンナムアルデヒド(ケイ皮アルデヒド)
　……………………………………… 122
水銀アマルガム …………………… 190
水銀アレルギー …………………… 191
水銀化合物 ………………………… 178
水銀感作率 ………………………… 179
水銀血圧計・体温計 ……………… 191

水疱・びらん ……………………… 93
スイミング用ゴーグル …………… 185
水溶性保湿剤 ……………………… 82
スギ花粉飛散時期 ………………… 238
スギ花粉陽性 ……………………… 221
スクラッチパッチテスト ………… 66
塗香 ………………………………… 124
スタンダードアレルゲンシリーズ …… 98
ステロイド眼軟膏 ………………… 112
ストリッピングパッチテスト ……… 66,95
制御性T細胞(Treg) ……………… 14
精製ラノリン ……………………… 107
生体内金属バランス ……………… 230
成分パッチテスト ………………… 78
成分不明な家庭用品の原因アレルゲンの
　検索 ……………………………… 196
セスキテルペンラクトン系物質 ……… 84
接触アレルギーの臨床像 ICDRG 分類…
　……………………………………… 18
接触蕁麻疹 …………………… 16,27
接触皮膚炎診断のアルゴリズム …… 40
接触皮膚炎の疑うべき原因物質 …… 18
接触皮膚炎の疫学 ………………… 44
接触皮膚炎の原因物質を特定する手順
　……………………………………… 41
接触皮膚炎の定義・分類 ………… 12
接触皮膚炎の皮疹の部位と原因物質 … 42
接触皮膚炎のメカニズム ………… 15
セミオープンテスト ……………… 66
洗顔後の悪化 ……………………… 133
線香 ………………………………… 122
洗浄剤による手湿疹 ……………… 176
染色時に用いられる薬剤 ………… 204
全身型金属アレルギー …………… 104
全身型コバルトアレルギー ……… 144
全身性接触皮膚炎 ………………… 24

た行

苔癬型接触皮膚炎 ………………… 12
耐摩耗性コーティング …………… 115
代理人(By proxy) ACD ………… 23
多形紅斑様接触皮膚炎 …………… 12
弾性ストッキング ………………… 163
蛋白質接触皮膚炎 ………………… 27
チウラム系化合物 ………………… 185

253

索引

(continued)

チウラム系加硫促進剤 …………… 183
チウラム系加硫促進剤除去ゴム手袋 223
チウラムミックス ………………… 182
遅発反応(late reaction) …………… 94
チメロサール ……………………… 178
着色剤 ……………………………… 75
丁子 ………………………………… 123
貼付剤 ……………………………… 110
貼付前の剃毛……………………… 37
直接染料 …………………………… 74
チョコレート ……………………… 102
治療抵抗症例 ……………………… 236
剃毛………………………………… 37
データベース検索 ………………… 73
テープストリッピング …………… 95
手湿疹 ……………………………… 129
テトラエチルチウラムジスルフィド
　(TETD) ………………………… 182
テトラカイン塩酸塩 ……………… 118
テトラブチルチウラムジスルフィド
　(TBTD) ………………………… 182
テトラメチルチウラムジスルフィド
　(TMTD) ………………………… 182
テトラメチルチウラムモノスルフィド
　(TMTM) ………………………… 182
デヒドロアビエチン酸 …………… 126
点眼液(薬) …………………… 110,118
電子線マイクロアナライザー(EPMA)
　…………………………………… 198
点状紫斑 …………………………… 93
電池材料 …………………………… 145
天然ゴム …………………………… 154
　——手袋 ………………………… 183
天然由来成分……………………… 83
東京都消費生活条例 ……………… 75
特異的 IgE 抗体検査 ……………… 176
特殊な金属アレルギーの事例 …… 199
独立行政法人医薬品医療機器総合機構
　(PMDA) ………………………… 211
時計のベルト ……………………… 146
塗装業者 …………………………… 127
塗装用コーティング ……………… 115
トブラマイシン …………………… 110
トランス体からシス体への変換 …… 204

な行

ナイーブ T 細胞 …………………… 14
内因性アトピー性皮膚炎 ………… 228
内服試験 …………………………… 231
長靴 ………………………………… 168
ナッツ類 ……………………… 102,122
ナフトール染料 …………………… 73
ニッケル／コバルトスポットテスター
　「reveal & conceal™」………… 143
ニッケルアレルギー ……………… 103
ニッケル硬貨 ……………………… 102
ニッケル合金製品 ………………… 102
ニッケルスポットテスター ……… 103
ニッケルの使用規制 ……………… 228
ニッケル陽性率 …………………… 229
日本化粧品工業連合会(粧工連)…… 79
乳幼児期の皮膚管理……………… 236
ネオシネジンコーワ点眼薬 ……… 95
ネオメドロール®EE 軟膏 ………… 106
ネロリドール ……………………… 134

は行

バイオリン用の松脂 ……………… 128
白斑被害症例 ……………………… 137
ハゼノキ …………………………… 189
発癌性物質 ………………………… 167
パッチテスト
　——が必要な症例 ……………… 237
　——検査説明・同意書 ………… 55
　——試薬 ………………………… 54
　——の基本手技 ………………… 54
　——の判定 ……………………… 90
　——の歴史 ……………………… 220
　——ユニット …………………… 63
バット染料(建染染料) …………… 74
バニリン …………………………… 134
ハプテン …………………………… 13
　——蛋白結合物 ………………… 228
　——の免疫系への作用メカニズム 13
パラオキシ安息香酸 ……………… 130
パラベン …………………………… 130
パラベンフリー …………………… 240
パラベンミックス ………………… 130
パラホルムアルデヒド …………… 176
バリア機能低下 ……………… 107,184
バリア破壊 ………………………… 15
バルサム …………………………… 134
判定時間 …………………………… 92
反応の正しい理解 ………………… 242
ピアス ……………………………… 138
　——による金属アレルギー …… 228
ビーズワックス(蜜蠟) …………… 134
皮革製品製造業 …………………… 146
光接触皮膚炎 ……………………… 15
光パッチテスト …………………… 64
　——の判定基準 ………………… 91
光変換 ……………………………… 204
光誘発性接触皮膚炎 ……………… 24
飛散アレルゲンによる感作 ……… 236
非湿疹型接触皮膚炎 ……………… 12
ビスフェノール A 型(エポキシ樹脂)
　…………………………………… 150
ビスフェノール F 型(エポキシ樹脂)
　…………………………………… 150
ビタミン B_{12} 製剤 ………………… 142
ヒドロキシシトロネラール ……… 122
美白化粧品 ………………………… 136
皮膚安全性症例情報ネット(SSCI-Net)
　…………………………………… 208
皮膚感作性試験 …………………… 210
皮膚疾患を生じさせる化学物質 …… 240
皮膚に接触する可能性の高い樹脂の含有
　成分 ……………………………… 75
皮膚粘膜の刺激と腐食…………… 114
皮膚の安全性症例情報 …………… 46
ピマール酸 ………………………… 126
白檀 ………………………………… 123
ビューラー ………………………… 105
美容液マスク ……………………… 202
標準アレルゲン …………………… 98
美容成分 …………………………… 82
表皮細胞障害 ……………………… 15
表面麻酔外用薬 …………………… 118
ファルネソール …………………… 134
副腎皮質ステロイド薬 …………… 110
ブチルパラベン …………………… 130
ブチレングリコール(BG) ………… 79
フラジオマイシン ………………… 107
　——硫酸塩 ……………………… 110
　——との交差反応……………… 111

ブラジャー ……………………… 117		
プロカイン ……………………… 119		
プロカイン塩酸塩 ……………… 118		
プロピルパラベン ……………… 130		
プロポリス ……………………… 135		
分散染料 ………………………… 74		
ヘアダイによる接触皮膚炎 …… 161		
米国化粧品工業会（PCPC）…… 84		
米国国立生物工学情報センター（NCBI） ……………………………… 73		
米国消費者連合(CFA) ………… 85		
米国食品医薬品局(FDA) ……… 85		
閉鎖貼布試験 …………………… 54		
ベースラインシリーズ ………… 98		
ペルーバルサム ………………… 134		
ベルトのバックル ……………… 104		
ヘルメット ……………………… 239		
ベンジルパラベン ……………… 130		
ベンゾイン酸ベンジル ………… 134		
ベンゾカイン …………………… 118		
扁平苔癬 ………………………… 192		
膀胱癌 …………………………… 167		
防腐剤 …………………………… 82		
ポリ塩化ビニル手袋によるACD … 202		
ホルマリン ……………………… 174		
ホルムアルデヒド ……………… 174		
──アレルギー ……………… 174		
──遊離物質 ………………… 177		

ま行

マーキングと判定 ……………… 63
松の木 …………………………… 128
松脂 ……………………………… 126
マンゴー ………………………… 186
　　──ジュース ……………… 223
慢性関節リウマチの治療薬 …… 139
ミックスアレルゲンの構成 …… 100
ミドリン®M点眼薬 ……………… 95
ミドリン®P点眼薬 ……………… 95
むずかしい反応 ………………… 249
メガネフレームによるACD …… 70
メガネフレームによる金属アレルギー事例 ……………………………… 200
メチルイソチアゾリノン ……… 162
メチルクロロイソチアゾリノン … 162
メチルパラベン ………………… 130
メッキ製品 ……………………… 142
メッキの露出 …………………… 197
メルカプトベンゾチアゾール … 166
メルカプトミックス …………… 166
木工職人 ………………………… 127
問診票 …………………………… 58

や行

薬用化粧品 ……………………… 209
薬用化粧品と医薬品との違い … 78
薬機法における定義 …………… 210

油剤 ……………………………… 82
ユニットがはがれていた例 …… 93
ユニット貼付と固定 …………… 63
油溶性染料 ……………………… 73

ら～わ行

ラウリル硫酸ナトリウム ……… 14
ラッカーゼ(脱水素酵素) ……… 186
ラノリンアルコール …………… 106
ラノリンアレルギー …………… 238
ラノリン含有の化粧品 ………… 107
ラノリンによるアレルギー性接触皮膚炎 ……………………………… 109
硫酸ニッケル …………………… 102
硫酸パロモマイシン …………… 110
留置外套針 ……………………… 214
リンパ球刺激試験(LST) ……… 230
リンパ腫様接触皮膚炎 ………… 12
冷感タオル ……………………… 164
冷却ジェル ……………………… 163
ローレル(月桂樹) ……………… 122
ロジン …………………………… 126
ロジン酸 ………………………… 126
ロジンを含有する医療用医薬品および市販医薬品 ……………………… 127
ロドデノール配合美白剤 ……… 136
ワクチン ………………………… 178

監修者略歴

松永 佳世子 （まつなが かよこ）

1976年	名古屋大学医学部卒業
1977年	名古屋大学医学部皮膚科入局
1991年	藤田保健衛生大学（現藤田医科大学）医学部皮膚科学講師
2000年	同教授
2009年	同大学病院副院長
2014年	同大学副学長
2016年	藤田医科大学医学部アレルギー疾患対策医療学教授
	一般社団法人 SSCI-Net 理事長 現在に至る
学会活動	International Contact Dermatitis Research Group（ICDRG）班員，日本接触皮膚炎研究班 事務局担当

症例情報でつなぐ皮膚の安全
一般社団法人 SSCI-Net　URL: http://info.sscinet.or.jp/
接触皮膚炎等の皮膚健康被害症例でお困りの場合は SSCI-Net にご連絡ください．症例登録もお願いします．

接触皮膚炎とパッチテスト

2019年 3月15日　第1版第1刷発行

監　修　　松永佳世子（まつながかよこ）

発行人　　影山博之
編集人　　向井直人
（企画編集）松塚愛
発行所　　株式会社 学研メディカル秀潤社
　　　　　〒141-8414 東京都品川区西五反田 2-11-8
発売元　　株式会社 学研プラス
　　　　　〒141-8415 東京都品川区西五反田 2-11-8
印刷・製本　図書印刷 株式会社

この本に関する各種お問い合わせ
【電話の場合】●編集内容については Tel. 03-6431-1211（編集部）
　　　　　　　●在庫については Tel. 03-6431-1234（営業部）
　　　　　　　●不良品（落丁・乱丁）については Tel 0570-000577
　　　　　　　　学研業務センター
　　　　　　　　〒354-0045 埼玉県入間郡三芳町上富 279-1
　　　　　　　●上記以外のお問い合わせは Tel 03-6431-1002（学研お客様センター）
【文書の場合】〒141-8418　東京都品川区西五反田 2-11-8
　　　　　　　学研お客様センター『接触皮膚炎とパッチテスト』係

©Kayoko Matsunaga 2019 Printed in Japan.
●ショメイ：セッショクヒフエントパッチテスト

本書の無断転載，複製，頒布，公衆送信，翻訳，翻案等を禁じます．
本書に掲載する著作供物の複製権・翻訳権・上映権・譲渡権・公衆送信権（送信可能化権を含む）は株式会社 学研メディカル秀潤社が管理します．
本書を代行業者等の第三者に依頼してスキャンやデジタル化することは，たとえ個人や家庭内の利用であっても，著作権法上，認められておりません．
学研メディカル秀潤社の書籍・雑誌についての新刊情報・詳細情報は，下記をご覧ください．
https://gakken-mesh.jp/

JCOPY〈出版者著作権管理機構委託出版物〉
本書の無断複写は著作権法上での例外を除き禁じられています．複写される場合は，そのつど事前に，
出版者著作権管理機構（電話 03-5244-5088，FAX 03-5244-5089，e-mail: info@jcopy.or.jp）の許諾を得てください．

装幀・本文デザイン　花本浩一（株式会社麒麟三隻館）
DTP・イラスト　　　有限会社ブルーインク
協力　　　　　　　　藤本優子